全国高等医学院校教材

# 康复医学

（供临床、中医类、中西医结合、护理、预防及其他医学相关专业用）

主　编　柴铁劬

副主编　赵　琛
郭永明
常小荣
陈朝晖

上海科学技术出版社

**图书在版编目(CIP)数据**

康复医学/柴铁劬主编. —上海:上海科学技术出版社,2008.6(2016.1重印)

全国高等医学院校教材. 供临床、中医类、中西医结合、护理、预防及其他医学相关专业用

ISBN 978-7-5323-9264-3

Ⅰ.康… Ⅱ.柴… Ⅲ.康复医学—医学院校—教材 Ⅳ.R49

中国版本图书馆CIP数据核字(2008)第025946号

**康复医学**

**主　编　柴铁劬**

上海世纪出版股份有限公司
上 海 科 学 技 术 出 版 社 出版

(上海钦州南路71号　邮政编码200235)

上海世纪出版股份有限公司发行中心发行

200001　上海福建中路193号　www.ewen.co

浙江新华数码印务有限公司印刷

开本787×1092　1/16　印张:13.5

字数:320千

2008年6月第1版　2016年1月第6次印刷

ISBN 978-7-5323-9264-3/R·2480

定价:24.00元

---

# 《康复医学》编委会名单

**主　　编**　柴铁劬（广州中医药大学）

**副 主 编**　赵　琛（上海中医药大学）
郭永明（天津中医药大学）
常小荣（湖南中医药大学）
陈朝晖（安徽中医药大学）

**编　　委**　（以姓氏笔画为序）
王东岩（黑龙江中医药大学）
齐　瑞（上海中医药大学）
李　丽（山东中医药大学）
李　霞（浙江中医药大学）
李文迅（北京中医药大学）
何　坚（福建中医药大学）
胡　斌（河南中医学院）
谢　芹（广州中医药大学）

**学术秘书**　谢　芹（广州中医药大学）

全国高等医学院校教材

# 康复系列教材编审委员会名单

主任委员　余曙光（成都中医药大学）

委　　员（以姓氏笔画为序）

方剑乔（浙江中医药大学）
朱　江（北京中医药大学）
刘旭光（成都中医药大学）
孙忠人（黑龙江中医药大学）
李万瑶（广州中医药大学）
吴　强（福建中医药大学）
陈以国（辽宁中医药大学）
陈邦国（湖北中医药大学）
胡　玲（安徽中医药大学）
高树中（山东中医药大学）
郭　义（天津中医药大学）
崔　瑾（贵阳中医学院）
彭楚湘（湖南中医药大学）
葛林宝（上海中医药大学）
褚立希（上海中医药大学）

# 前　　言

康复医学是一门新兴的医学科学，它主要通过医学手段防止残疾产生，减轻残疾对人的个体活动能力和社会参与能力的影响，最终达到提高生活质量和回归社会的目的。

随着社会经济发展、老龄化社会进程加快和疾病谱改变，医学模式发生了两个重大转变，即从生物医学模式向“生物—心理—社会”医学模式转变，从疾病治疗医学模式向“预防—保健—治疗—康复”医学模式转变。人们对疾病、功能、残疾和健康等概念有了全新的认识，患者和医务人员不再满足于单纯的治疗疾病、稳定病情，而是要求人体功能和能力得到最大限度的保存和恢复，以使患者能获得较高的生活质量并重返社会。上述改变和需求对康复医学的发展起到了有力的推动作用。

康复医学创始于20世纪40年代，至20世纪80年代传入我国并得到较大发展，尤其是在沿海地区和经济发达地区。90年代中期，国家卫生部明确提出了在二级以上医院必须建立康复医学科的要求，并明确康复医学科为临床科室。由于康复医学的快速发展，对康复医学专门人才的培养也提出了急迫的要求，根据中医学、针灸推拿学独特的康复理念与技术特色，90年代末期国内一些中医院校开始探索培养具有中西医知识和技能的复合型康复医学专门人才，先后在中医专业、针灸推拿专业设立了康复医学方向，经过10多年的发展和完善，部分院校已经开办了康复治疗学专业，建立了康复治疗学硕士授位点，为我国康复医学的发展和人才培养作出了积极贡献。

但与康复专业发展和人才培养不相称的是，中医院校一直没有统一的康复医学专业教材，成为影响人才培养质量和制约中医康复医学教育发展的重要瓶颈。因此，整合全国中医院校康复医学教育资源和教育经验，编写一套具有中医特色的康复医学教材，对于建立有中国特色的康复医学体系和促进我国康复医学事业发展具有十分重要的意义。

本系列教材综合了全国主要中医院校康复医学专业培养计划和教学大纲要求，由《康复医学基础》、《康复评定学》、《康复疗法学》、《临床康复学》、《康复工程学》、《中医康复学》和《康复医学》七本教材组成，涵盖康复医学的基础理论、基本治疗技术及其临床应用等主要内容，坚持“系统全面、简明实用、内容精炼、突出特色”的编写原则，注重把握“科学、严谨、知识公认”等教材编写特点。在编写方法上，尝试在每个章节前引入精炼的“导学”，概括各章节的主要内容和重要知识点，以帮助学生更好地理解和掌握教材内容，提高教学质量和教学效果。

本系列教材除了供中医院校康复治疗学专业、康复治疗技术专业学生使用外，还可供中医、中西医结合、针灸推拿、中医骨伤等专业必修（或选修）课使用，也可作为参考书，供相关学科专业的医师、治疗师、教师参考。

由于编写者知识和水平的限制，教材中难免有不当之处，敬请广大读者指正，以便不断修正和完善。

全国高等医学院校康复系列教材编审委员会

2007 年 9 月

# 编写说明

随着社会和科学技术发展，人类的疾病谱发生了重大的转变，现代医学已进入到生物—心理—社会模式的发展阶段，康复医学也越来越受到人们的重视。现代高等医学院校的医学生必须掌握康复医学的基本知识，才能拓展临床思维，适应社会发展的需要。本书作为高等医学院校各临床及相关专业的康复医学教材，对康复医学的基本理论、评定与治疗方法以及在临床中的应用作了全面系统的介绍。祖国传统医学在康复领域有着独特的优势，在康复治疗技术和常见疾病的临床康复部分，我们融入了中医康复的相关知识，鉴于针灸、推拿在相关学科中有详细的阐述，本书只对其进行了简述，而重点放在传统体育疗法、饮食疗法、娱乐疗法等方面。在疾病的临床康复部分，由于篇幅有限，我们选择了康复医学临床常见疾病进行介绍，病因、病理、临床表现等内容只作简述，重点阐述疾病的康复评定和康复治疗方法。吞咽困难与言语功能障碍关系密切，附在言语功能评定与治疗之后。

尽管我们认真地对本书进行了反复的审核与修改，但由于编者水平有限，书稿中难免存在不足与错误，我们诚恳地希望广大同道和读者进行批评与指正，以帮助我们对本书进行修订和完善。

《康复医学》编委会

2007 年 12 月

# 目　录

## 第一章　康复医学概论

## 第二章　康复评定

## 第三章 康复治疗技术

## 第四章　临床常见疾病的康复



## 主要参考书目

# 第一章
# 康复医学概论

## 导学

本章主要介绍康复与康复医学的概念、内涵、服务方式;康复医学的发展过程;康复医学的组成和工作方式以及残疾问题。通过学习,要求掌握康复及康复医学的概念、内涵,康复医学的组成和工作方式;熟悉康复医学与临床医学的关系;了解康复医学的发展历史。

## 第一节　康复及康复医学定义

### 一、康复的概念、内涵和服务方式

(一) 概念

康复一词 rehabilitation 由前缀 re-和词根 habilitation 构成,意为重新获得某种能力、资格或适应正常社会生活的意思。rehabilitation 并非一开始就用于医学上,原来是指教徒违反了教规而被逐出教门,如得到赦免恢复其教籍就称为 rehabilitation;在近代,它又用在法律上,囚徒服刑期满或得到赦免就称为 rehabilitation;及至现代,美英等国将残疾人的医疗福利事业综合称之为 rehabilitation,意为使残疾人重新适应正常的社会生活,重新恢复做人的权利、资格和尊严。

1942 年,美国的全美康复讨论会给康复下了第一个著名的概念:“所谓康复,就是使残疾者最大限度地复原其身体、精神、社会职业和经济的能力。”1969 年,世界卫生组织(WHO)对康复的概念为:“康复是指综合地和协调地应用医学的、社会的、职业的和教育的措施,对患者进行训练和再训练,使其能力达到尽可能高的水平。”1981 年,WHO 给了康复一个新概念:“康复是指应用各种有用的措施以减轻残疾的影响和使残疾人重返社会。康复不仅是训练残疾人使其适应周围的环境,而且也需要调整残疾人周围的环境和社会条件以利于他们重返社会。在拟订康复实施计划时,应有残疾者本人和他们的家属以及他们所在的社区参与。”

综上所述，康复是通过综合、协调地应用各种措施，消除或减轻病伤残者的身心、社会功能障碍，达到和保持生理、感官、智力、精神和(或)社会功能上的最佳水平，从而使病伤残者能重返社会，提高其生存质量。

(二) 内涵

人的生活是多方面的，主要有日常生活活动、学习、工作、体育、文娱活动等。因此，要达到“恢复全部生存权利”的目的，需要多方面的措施，康复领域包括以下四个方面。

1. 医疗康复(medical rehabilitation) 即利用医疗手段促进康复。历来医学领域内使用的一切方法都可以应用，也包括康复医学所特有的各种功能训练。

2. 教育康复(educational rehabilitation) 通过各种教育促进聋哑儿童、弱智儿童、肢体伤残儿童等的康复，包括“九年制义务教育”及中、高等教育。对能接受普通教育的残疾人应创造条件使其进入普通学校接受教育；对不能接受教育的残疾人，应开设特殊的教育，如专门学校、访问学校、医学康复和教育康复相结合的学校，使其接受特殊的教育。

3. 社会康复(social rehabilitation) 从社会的角度推进和保证医疗康复、教育康复、职业康复的进行，如残疾人就业、环境改造、社会福利、制订有关法律法规等；维持残疾者的尊严和公平待遇，使其适应家庭、邻里、工作环境，充分参与社会活动。

4. 职业康复(vocational rehabilitation) 使残疾人获得较合适的职业，适应岗位要求并维持下去，对于发挥其潜能，实现人的价值和尊严，取得独立的经济能力、贡献社会很有意义，包括职业评定、职业训练、选择介绍职业和就业后的随访。

以上四个领域的康复，首先实施的是医疗康复，其他三个部分在医疗康复之后开展，社会康复需要持续相当长的时间，也有的不需要教育康复或职业康复就可回归社会。

康复针对病伤残者的功能障碍，以提高局部与整体功能水平为主，以整体的人为对象。即使局部或系统功能无法恢复，但仍可在某些功能障碍存在的情况下过着有意义、有成效的生活。康复以提高生存质量、最终融入社会为目标。

康复不仅是训练患者提高其能力，以适应环境；还需要环境和社会作为一个整体来参与，以利于患者重返社会。要求患者本人、其家庭及所在的社区均参与康复服务计划制订和实施。康复也是一种理念、指导思想，应渗透到医疗的各个环节，包括预防、早期识别、门诊、住院和出院后的医疗计划中。

(三) 康复的服务方式

WHO提出康复的服务方式有三种：

1. 康复机构内康复(institution-based rehabilitation, IBR) 包括综合医院中的康复医学科(部)、康复门诊、专科康复门诊、康复医院(中心)、专科康复医院(中心)和特殊的康复机构等。康复机构有较完善的康复设施，有经过正规训练的各类专业人员，有较高专业技术水平，能解决病伤残者各种康复问题，但病伤残者必须在该机构内方能接受康复服务。

2. 上门康复服务(out-reaching rehabilitation, ORS) 指具有一定水平的康复人员，走出康复机构到病伤残者家庭或社区进行康复服务。此类康复服务对象和内容均受一定限制。

3. 社区康复(community-based rehabilitation, CBR)或基层康复 指依靠社区资源(人、财、物、技术)为本社区病伤残者就地服务。强调发动社区、家庭和患者参与，以医疗、教育、社会、职业等全面康复为目标，但应建有固定的转诊(送)系统，解决当地无法解决的各类康复问题。

三种康复服务相辅相成，并不互相排斥。没有良好的康复机构建设，就难有良好的社区康复；没有社区康复，康复机构的康复就无法解决占人口7%～10%残疾、残障者的所有康复问题。

## 二、康复医学的概念、对象、范围

（一）概念

康复医学（rehabilitation medicine）是具有基础理论、评定方法及治疗技术的独特医学学科，是医学的一个重要分支，是促进病伤残者康复的医学。它研究有关功能障碍的预防、评定和处理（治疗、训练）等问题，与保健、预防、临床共同组成全面医学（comprehensive medicine），是卫生保健不可缺少的部分。功能障碍是指身体、心理不能发挥正常的功能，可以是潜在的或现存的、可逆的或不可逆的、部分的或完全的，可以与疾病并存或为后遗症。康复介入的时间，不仅在功能障碍以后，更应在功能障碍出现之前。良好的预防康复可以有效地减少残疾的数量与程度。

康复医学是一门研究残疾人及患者康复的医学应用学科，其目的在于通过各种康复手段，使病伤残者尽快地得到最大限度的恢复，使身体残留的部分功能得到最充分的发挥，最大可能地恢复其生活自理、劳动和工作等能力，为病伤残者重返社会打下基础。现代康复医学的核心思想是全面康复、整体康复，即不仅在身体上，而且在心理上使病伤残者得到全面康复；不仅要保全生命，还要尽量恢复其功能。

（二）对象、范围

康复医学的对象十分广泛，主要包括以下四种人群。

1. *急性伤病后及手术后的患者* 急性伤病及手术后的患者，无论是处在早期、恢复期或是后遗症期，只要存在功能障碍，就是康复医学的对象。

2. *各类残疾者* 包括肢体、器官和脏器等损害所引起的各类残疾者，有肢体残疾、听力语言残疾、视力残疾、精神残疾、智力残疾、脏器残疾等。全世界有5亿多残疾者，占全球人口10%左右，且每年残疾人的总数还有增加的趋势。

3. *各种慢性疾病患者* 慢性疾病患者病程缓慢进展或反复发作，相应的脏器与器官出现功能障碍，而功能障碍又加重了原发病的病情，形成恶性循环。对慢性患者的康复治疗既可以帮助其功能恢复，也有助于防止原发病的进一步发展。

4. *年老体弱者* 按照自然规律，老年人的脏器与器官功能逐渐衰退，其功能障碍严重影响健康，需要康复医学的帮助。康复措施有助于延缓衰老过程，提高生活质量。随着全球人口老龄化的出现，其康复正受到更多的关注。

康复医学的主要病种包括截肢、关节炎、手外伤、腰腿痛、颈椎病、肩周炎、脑卒中、脊髓损伤、儿童脑性瘫痪、颅脑损伤、周围神经疾病及损伤等，骨科和神经科疾病是康复医学最早和最主要的适应证。近年来，心肺疾病、慢性疼痛、糖尿病、癌症、艾滋病的康复也在逐渐展开。按照西方国家的康复医学传统，精神、智力、感官方面的残疾一般不列入康复医师的处理范围，而分别由各科医师处理，但随着全面康复理念的传播，有的康复医师也开始配合其他专科医师处理此三类残疾。

21 世纪的康复医学不仅应注意功能恢复或重建的康复处理，还应对引起功能改变的病理变化进行干预，使其逆转或终止，从而创建新的理论和技术，提高康复医学的效果，提高投入、产出的效率，这样才能适应社会发展与患者需要。

（柴铁劬）

## 第二节 康复医学的发展

### 一、现代康复医学的形成与发展

康复医学是一门较年轻的学科，20 世纪 20 年代以前为初创期，20～40 年代末为建立期，50～80 年代为成熟期，20 世纪 80 年代以后为发展壮大期。

古代的罗马、希腊有采用电、光、运动、海水等治疗方法的记载，认为其有镇静、止痛、消炎等作用，是朴素的物理治疗的前身。2 世纪，开始对瘫痪患者使用滑轮悬挂肢体进行治疗，提倡创伤后早期运动，以加速愈合。文艺复兴时期后，提倡为了保持健康而运动，并且认为应根据患者的不同情况进行，过度运动会引起疾病发作，出现不良反应时要及时停止运动。16 世纪，出现了早期的作业治疗。18 世纪，开始用运动促进伤后关节肌肉的功能恢复，并出现对盲聋儿童的特殊教育和职业训练。19 世纪，运动疗法开始系统化，采用抗阻力练习发展肌力；对心脏病患者进行有控制的体操和步行，以促进心功能恢复；直流电和感应电用于治疗，出现离子透入疗法；并在医学、教育、职业、社会福利各领域出现为残疾人服务的多项工作。

20 世纪是现代康复医学迅速发展的时期，尤其是两次世界大战极大推动了创伤康复的发展。1947 年，美国物理医学和康复学会成立，康复作为一个医学专门名词从此正式使用。50 年代，康复医学成为一门独立的医学学科。

1949 年后，我国成立了荣军疗养院、荣军康复院，制订了残废军人伤残定级、抚恤政策，开办了盲聋哑学校、残疾人工厂及福利院。综合医院成立了物理治疗科、针灸按摩科，医学院校开设了物理治疗学、物理医学课程，为康复医学的发展打下了基础。

20 世纪 80 年代初期，现代康复医学进入我国并取得了飞速发展。卫生部规定二级以上医院必须建立康复医学科，是综合医院必须建立的 12 个一级临床学科之一。明确提出综合医院康复医学科的任务是在康复医学理论指导下，应用功能评定和物理治疗、作业治疗、传统康复治疗、言语治疗、心理治疗、康复工程等康复医学诊疗技术，着重为急性期、恢复早期的躯体或内脏器官功能障碍患者提供专业诊疗服务，同时为其他功能障碍患者提供相应的后期诊疗服务，并为所在社区的残疾人康复工作提供康复医学培训和技术指导。此外，国家还批准建立了一些独立的康复医院。许多大学开设了康复医学课程，逐步确立了康复专科医生的培养及考核制度。康复治疗学专业也开始纳入国家全日制高等教育计划，开始制订统一的教学计划、教学大纲，编写出版统一教材。随着康复医学的深入发展，其方法学已进入到神经学和高级神经功能学领域。近 10 年来已出现专科化趋势，已初步形成骨科康复、神经康复、心脏康复、儿童康复、老年康复等专科。2001 年“中华人民共和国国民经济和社会发展第十个五年计划纲要”重申“发展康复医疗”的决策，2002 年 8 月国务院卫生部转发了“关于进一步加强残疾人康复工作的意见”，要求到2015年实现残疾人“人人享有康复服务”，促使了我国康复医学事业的更快发展。

康复医学的发展是人们在医学观念上的一个进步，从单纯的生物学观点，只注意器官与系统的病理变化，研究其消除、治疗技术，进步到注意对患者局部和整体功能的恢复与提高，从而为患者的伤病痊愈后回归社会、工作打下良好的基础。

## 二、中国传统医学康复疗法的发展

中国传统康复疗法往往与养生学融为一体，其发展大致分为两个时期。

从战国至南北朝为中国传统康复疗法创立和发展时期。1984年出土的汉简《引书》记载了治疗落枕的仰卧位颈椎拔伸法，是最早的脊柱复位法。马王堆汉墓出土的帛书记载了推拿治疗伤科、外科、小儿科、妇科疾病17种以上，并用温泉保健治病，其中《导引图》内容极为丰富，已开始应用锻炼腰背肌和活动关节的方法治疗腰痛和关节活动困难的疾病。《庄子·刻意篇》中有“吹呴呼吸，吐故纳新，熊经鸟申，为寿而已”的记载。中医四大经典之一的《内经》在论述瘫痪、麻木、肌肉挛缩等病证的治疗时，提倡应用针灸、导引、体操、气功、按摩、熨(热疗)、角(拔罐)等治疗方法。《素问·血气形志篇》中有“病生于脉，治之以灸刺……病生于肉，治之以针石……病生于筋，治之以熨引……病生于咽嗌，治之以百药……经络不通，病生于不仁，治之以按摩醪药”的论述。汉代广泛运用针灸和导引治病，张仲景《金匮要略》以“导引吐纳、针灸膏摩”等防治疾病。汉末名医华佗模仿虎、鹿、熊、猿、鸟五种动物的动作，编制“五禽戏”，以治病健身、延年益寿。晋代葛洪著《抱朴子》，提倡道家“吐纳导引”、“胎息法可以难老……”等。梁代陶宏景著《养生延命录》从气功、按摩、饮食、精神和卫生等方面论述了疾病的康复治疗。此外，还根据五行相生相克的原理，提出了“以情治情”的治疗原则，倡用“悲胜怒”、“怒胜思”、“思胜恐”、“恐胜喜”、“喜胜忧”等心理行为疗法。

隋、唐至清代为中国传统康复疗法的发展时期。隋代巢元方的《诸病源候论》列举了诸多疾病，如痹证、风痹手足不遂等的“养生方导引法”，并提出了康复治疗的适应证和禁忌证。唐代孙思邈著《备急千金要方》、王焘著《外台秘要》均重视饮食在康复治疗中的作用。宋代陈直的《养老奉亲书》、蒲虔贯的《保生要录》、苏东坡的《养生说》和元代丘处机的《摄生消息论》均有众多康复实践的记载。明代首次出现推拿这一名称，体现了人们对手法治疗认识的提高。明代李时珍的《本草纲目》、龚廷贤的《寿世保元》、冷谦的《修龄要旨》，清代汤灏的《保生篇》、唐千倾的《大生要旨》、曹滋山的《老老恒言》等，均保存了大量的康复理论与实践经验。

中国传统康复疗法对世界康复医学的发展有一定的影响。17世纪末针灸术传入欧洲，18世纪末导引术传入西方，而我国的太极拳、气功、推拿等康复治疗都具有独特的疗效，至今为世界医学界所瞩目。

## 三、康复医学发展的基础

近几十年来，康复医学迅速发展并日益为社会所重视，原因如下。

(一) 社会的迫切需求

在医学取得巨大进步的今天，慢性病已成为医学研究的重要课题。心血管疾病、脑血管疾病、肿瘤成为人类的三大死因，这些患者除急性期病死外，还有很大部分患者可以存活较长时期，其生存质量的提高成为康复医学的重要内容。研究证实心肌梗死患者，参加康复治疗的病死率比不参加者低36.8%。脑卒中患者通过积极的康复治疗，90%的存活患者可重新步行和生活自理，30%的患者可恢复适当工作。相反，不进行康复治疗，上述两方面恢复的百分率相应的只有6%和5%。在病死率方面进行康复较未进行康复者也低12%。肿瘤患者目前有40%左右可以治愈，在60%不可治愈的患者中又有60%可以存活15年之久。这些患者在15年中，或有沉重的思想负担，或因癌瘤进行手术而不能重新恢复原来的工作，需要另选职业，或因遗留的慢性疼痛或身体衰竭而备受折磨，所有这些均需要给予积极的康复措施解决，如心理治疗、整形治疗、作业治疗、物理治疗等。

在创伤方面，以严重创伤导致的截瘫为例。1950年前截瘫只能存活2.9年，1950年后虽然延长至5.9年，但这些患者的残障成为社会和家庭的负担。由于采取了积极的康复治疗，1976年已有53%的截瘫患者能重返学习和工作岗位。及至1980年，这个比例已达到83%，使许多严重残疾的患者不但没有成为家庭和社会的负担，而且以不同的方式为社会继续作出贡献，这也是康复医学日益受到社会重视的原因之一。再如肢体伤残，由于现代假肢技术的发展，肌电手等先进假肢或自助器具使更多的患者生活自立和重新选择一种合适的职业成为可能。

人们的需求从低水平向高水平逐步发展，在经济发展、文化科学技术提高的前提下，人们从治病保命的认识水平，逐渐提高到以一个有意义、有成效的生活为目标，这是医疗发展的必然规律。

（二）经济发展的必然结果

在经济发达和生活水平提高后，下述各方面变化都向康复医学提出了更迫切的需求。

1. *人口平均寿命延长* 人口平均寿命的延长，使全社会老年人的比例明显增高，60%的老年人又患有多种老年病或慢性病，迫切需要康复性治疗。老年人心肌梗死、脑卒中和癌症的发病率比年轻人高，更使老年康复问题越来越突出。

2. *工业、交通日益发达* 面对工业、交通的繁荣，尽管采取了多种安全防护措施，也只能降低工伤和车祸的发生率，其致残的绝对人数却大幅增加。这部分残疾人迫切需要积极的康复治疗，使他们残而不废。

3. *文体活动的多样化* 文体活动随着经济和生活水平的提高而蓬勃发展。杂技、体操、跳水、赛车、摔跤等难度较高、危险性大的文体活动，无论在训练还是竞赛过程中，每时每刻都有受伤致残的危险，参与者的普及化更使其致残人数急剧上升。

（三）应付重大自然灾害和战争

在目前人类还不能完全控制自然灾害和战争，如唐山大地震、印尼海啸均在短时间内造成数十万伤者，伊拉克战争同样产生了众多肢体和心理伤残者，对这些患者进行积极的康复治疗是非常重要的，这也是必须重视发展康复医学的主要原因之一。

（四）医学进步促进康复需求

随着科技进步、医疗技术的提升，能早期认识、诊断、治疗许多疾病，如脑瘫、心脏病等先天性残障患儿的存活率提高，这些均增加了对康复医疗的需求。

（柴铁劬）

## 第三节 康复医学的组成

康复医学的组成包括康复医学理论基础、康复评定、康复治疗技术和临床康复。

### 一、康复医学理论基础

康复医学是一门独立的医学分支,与其他医学分支有很多交叉和联系,同时也是应用性很强的临床学科。康复医学的基本课程包括解剖学、运动学、运动生理学、运动生物力学、病理生理学、医学心理学、医学工程学和一定的临床各科基本知识等。

### 二、康复评定

康复评定(rehabilitation evaluation and assessment)是康复治疗的基础,没有评定就无法规划治疗、评价治疗。评定不同于诊断,远比诊断细致而详尽。由于康复医学的对象是患者及其功能障碍,康复治疗的目的是最大限度地恢复、重建或代偿其功能。康复评定不是寻找疾病的病因和诊断,而是客观地、准确地评定功能障碍的原因、性质、部位、范围、严重程度、发展趋势、预后和转归,为康复治疗计划打下牢固的科学基础。这种评定可以借助仪器,至少应在治疗的前、中、后各进行 1 次。根据评定结果,制订、修改治疗计划,对康复治疗效果、结局作出客观的评定。康复医疗始于评定,止于评定。常用的康复评定有肌力测定、关节活动度评定、步态分析、心肺功能评定、言语功能评定、心理功能评定、日常生活活动能力评定、神经电生理学评定等。

### 三、康复治疗技术

康复治疗技术是根据康复评定所明确的障碍部位和程度,规划、设计康复治疗方案。完整的康复治疗方案包括有机地、协调地运用各种治疗手段,在康复治疗方案中常用的治疗方法有以下方面。

1. *物理疗法*(physical therapy,PT)　物理疗法指利用电、光、声、磁、水、冷、热、力等物理因素治疗疾病、促进功能恢复的方法。物理治疗包括运动疗法和物理因子疗法。运动疗法是通过徒手或借助器械,让患者进行各种运动以改善功能的方法,目的是增强肌肉的力量,改善关节活动范围,增强和改善运动的协调性,改善机体的平衡,改善机体对运动的耐力和改善异常运动模式等。物理因子疗法是利用电、光、声、磁、水、冷、热等因素进行治疗的方法,对炎症、疼痛、痉挛和局部血液循环障碍有较好的治疗效果。

2. *作业疗法*(occupational therapy,OT)　是针对患者的功能障碍,从日常生活活动、手工操作劳动或文体活动中,选出针对性强、能恢复患者功能和技巧的作业,让患者按照指定的要求进行训练,以逐步复原其功能的方法。

3. *言语疗法*(speech therapy,ST)　是对卒中、颅脑外伤或小儿脑瘫等引起的言语障碍进行矫治的方法。通过评价、鉴别出言语障碍的性质、类型,然后选用不同的练习方法,以恢复患者交流能力。

4. *心理疗法*(psychotherapy)　是对心理、精神、情绪和行为异常的患者进行个别的或集体的心理治疗的方法。

5. 文体疗法(recreational therapy,RT) 是选择患者力所能及的一些文娱体育活动,对患者进行功能恢复训练。一方面恢复其功能,另一方面使患者得到娱乐,达到锻炼身体和参加集体活动等目的。

6. 中国传统疗法(traditional chinese medicine, TCM) 是将中国传统针灸、按摩、体育锻炼的方法运用于康复治疗。

7. 康复工程(rehabilitation engineering,RE) 是运用现代工程学的原理和方法,恢复、代偿或重建患者的功能,如设计制造假肢、矫形器、自助器具和进行环境改造等。

8. 康复护理(rehabilitation nursing,RN) 不同于一般的治疗护理,是在治疗护理的基础上,采用与日常生活有密切联系的运动治疗、作业治疗的方法,帮助残疾者自立生活的护理方法。

9. 社会服务(social work,SW) 在患者住院时,帮助患者尽快熟悉和适应环境,正确对待现实和将来,与家人一起向社会福利服务、保障救济部门求得帮助;在治疗期间协调患者与专业组各成员的关系;在出院前,帮助患者做好出院后的安排,并在出院后进行随访,帮助其与社会有关部门联系以解决困难。

### 四、临床康复

临床各科的疾病在所有阶段均可以有康复的介入、结合,且介入越早,结果越好。目前已经形成多个临床康复亚专业,如神经康复(neurorehabilitation)、骨科康复(orthopedic rehabilitation)、儿科康复(pediatric rehabilitation)等。

(柴铁劬)

## 第四节　康复医学的原则和工作方式

### 一、康复医学的原则

康复医学的基本原则为功能训练、整体康复、重返社会。康复医学强调恢复人体的功能活动,它重视功能评估,并针对残疾者生理、心理的功能缺陷,采用多种方式进行功能训练,因而被称为功能医学。

康复医学不仅研究功能障碍的器官或肢体,还把人作为一个整体来研究。它研究患者功能障碍的所有侧面及其治疗补偿的办法,使其虽然有一些生理功能不能恢复(或不能完全恢复),但仍能够以科学的方式达到生活自理、重返社会。其注重人的整体综合能力(如日常生活活动、步行能力等全身性活动)的变化和评估,注重患者整体能力的康复,因而也被称为个体水平的医学。

残疾使人暂时离开社会,康复医学的最终目的是使残疾人通过功能与环境条件的改善重返工作岗位、家庭和社会,从而恢复其“全部生存权利”,因而康复医学又被称为复权的医学。

### 二、康复医学的工作方式

康复医疗需要多种专业服务,采用多专业联合作战的方式,共同组建治疗组(teamwork)。

小组领导为物理医学与康复医师(physiatrist),成员包括物理治疗师(或治疗士)(physical therapist,PT)、作业治疗师(或治疗士)(occupational therapist,OT)、言语矫治师(speech therapist,ST)、心理治疗师(psycholigist)、康复工程师(rehabilitation engineer,RE)或假肢与矫形器师(prosthetist and orthotist,P&O)、文体治疗师(recreational therapist,RT)、社会工作者(social worker,SW)、职业顾问(vocational counselor,VC)等(图1-1)。在组长领导下,各种专业人员对患者进行检查评定,在治疗方案设定中各抒己见,讨论患者功能障碍的性质、部位、严重程度、发展趋势、预后、转归,提出各自对策(包括近期、中期、远期),然后由物理医学与康复医师归纳总结为一个完整的、分阶段性的治疗计划,由各专业人员分头实施。治疗中期,再召开小组会议,对计划的执行结果进行评价、修改、补充。治疗结束后,小组成员对康复效果进行总结,并为下一个阶段治疗或出院后康复提出意见。

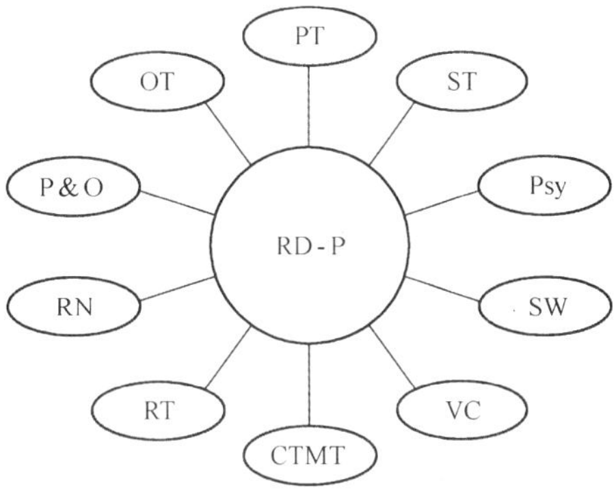


**图1-1 康复治疗组的组成**

RD:康复医师 P:患者 PT:物理治疗师 OT:作业治疗师 ST:言语矫治师 Psy:心理治疗师 P&O:假肢与矫形器师 SW:社会工作者 VC:职业顾问 CTMT:中医技师 RT:文体治疗师 RN:康复护士

## 三、康复流程

病伤痊愈,并不意味着能立刻恢复工作,故痊愈出院不等于康复。康复工作必须从伤残病的早期进行,直至患者回归家庭或社会。急性期康复一般只进行1～2周,其后需要经过相当长时间的慢性阶段康复治疗,时间可能为数周至数月,以使患者能最大程度达到生活、行动自理,进一步可以回归家庭或社会,直至恢复工作。而在回归家庭或社会之前,往往还需要一个过渡阶段。

有些病伤残者可能只经历某一阶段即可恢复工作,而有些病伤残者经过努力仍不能生活自理,终身需要他人帮助。所以,在整个治疗流程中的各种康复机构,均应提供良好的康复服务,以满足病伤残者的需要。从医疗和社会机构方面,亦应有相应的组织帮助其解决问题。

在医疗机构方面,需要有急性病医院、慢性病医院、日间医院或护理中心、社会医疗站等系列组织,形成服务康复对象的相互联系、层层负责的网络体系,这样病伤残者的康复才能得到保障;对于需要终身护理的患者,社会应建立相应的机构收护;病伤残人员的再就业,社会也应建立相应的教育、培训机构。

## 四、自我康复意识

康复成功的关键在于康复对象本人有争取生活自理和融入社会、进行生存斗争的坚强意志和努力。即使在康复机构进行康复工作,也需要康复对象的主动参与、积极投入,才能取得良好的康复效果。康复工作者对患者的功能恢复固然重要,但任何康复措施如果失去了患者的良性配合,均难以取得良好的康复效果。如常见一些患者在治疗室有治疗师指导监督下训练认真,但在病房或者家里就不认真进行康复训练,故总体康复成效不高。社会上也有许多丧失双上肢的人,虽无康复专业人员的指导、治疗,但是具有强烈的自我康复意识,经过成年累月的学习、锻炼，不仅达到生活自理，而且能够掌握一些职业技能，自立于社会，成就于社会，如有的能够使用双脚做木工，有的能用双脚修理手表。人们对治疗师的培训，往往强调其教师和监督职能，从事康复的人员被称为监督员（supervisor）而不是治疗员。因此，在整个康复过程中，唤起、强化康复对象的自我康复意识是极其重要的任务。

（柴铁劬）

## 第五节　残疾问题

英文disability指能力的减弱或消失，亦可译为弱能、失能，社会上多译为残疾。残疾学是研究残疾的原因、流行病学、表现特点、发展规律、后果及评定、康复与预防的学科，是自然科学与社会科学结合的产物。康复医学对象是各类身心功能障碍的病伤残者，其目的是使病伤残者丧失或受损的功能得到最大限度的恢复、重建或代偿。

### 一、概念

（一）残疾

残疾是指因外伤、疾病、发育缺陷或精神因素造成明显的身心功能障碍，以至不同程度地丧失正常生活、工作和学习能力的一种状态。广义的残疾包括病损、残障，是人体身心功能障碍的总称。

（二）带有弱能的人（残疾人）

最初人们常使用残疾人（disabled person）一词来指心理、生理、人体结构上某种组织缺失、功能丧失或异常，导致部分或全部失去以正常方式从事个人或社会生活功能的人，包括视力障碍（残疾）、听力障碍（残疾）、言语障碍（残疾）、肢体障碍（残疾）、智力障碍（残疾）、精神障碍（残疾）、内脏障碍（残疾）、多重障碍（残疾）和其他障碍（残疾）的人。后来感到disabled person反映不够全面，且带有一定贬义。20世纪90年代中期，联合国相关文件改用person with disability（PWD），意思为带有弱能的人，强调人是第一位的，但在我国此名称应用尚不广泛。

### 二、导致障碍（残疾）的原因

据WHO统计，当前全世界残疾人约占总人口的10%，总数约6亿，其中残疾儿童约2亿，而80%的残疾人在发展中国家。致残原因包括：

（一）疾病

1. *传染病*　如脊髓灰质炎、乙型脑炎、脊椎结核等。

2. *孕期疾病*　如风疹、宫内感染、妊娠高血压综合征等。

3. *慢性病和老年病*　如心脑血管疾病、慢性阻塞性肺疾病、类风湿关节炎、肿瘤等。

（二）营养不良

各种营养不良均可导致残疾的发生，如蛋白质严重缺乏可引起智力发育迟缓，维生素A严重缺乏可引起角膜软化而致盲，维生素D严重缺乏可引起骨的畸形等。

（三）遗传因素

可致畸形、精神发育迟滞、精神病等。

(四) 意外事故

如交通事故、工伤事故、运动损伤、产伤等，可致颅脑损伤、脊髓损伤、骨骼肌肉系统损伤等。

(五) 物理、化学因素

如噪声、烧伤、链霉素或庆大霉素中毒、酒精中毒等。在我国，抗生素的毒副作用是导致儿童听力损害的首位原因。

(六) 社会、心理因素

可致精神病等。

## 三、残疾分类

(一) 国际使用的分类法

传统的疾病模式是病因—病理—表现。1980 年 WHO 组织有关专家对多种疾病的过程做了大量调查研究后认为，这一模式未能说明与疾病有关的全部问题，应考虑器官系统和人体的功能状态。这说明疾病的后果除了治愈与病死之外，还有相当一部分遗留或伴随着残疾而存活。

1980 年发布的“国际病损、残疾、残障分类”(International Classification of Impairments, Disabilities and Handicaps, ICIDH) 将障碍分为三个独立的类别，即病损、残疾、残障。这是根据疾病对个体主要生存能力的影响，进行不同侧面的分析，根据能力的丧失情况制订对策。将人们从“病因—病理—表现”的生物医学模式引导出来，对各类医疗与康复工作人员起到了重要的指导作用。

人们赖以生存的主要能力有：①对周围环境辨时、辨向、辨人的能力；②个人生活自理能力；③行动(步行、利用轮椅以及交通工具)；④家务活动、娱乐活动；⑤社会活动；⑥劳动或就业，做到经济自立。

病损(impairment)是指心理上、生理上或解剖结构上或功能上的任何丧失或异常，是生物器官系统水平上的残疾。可分为：①智力残损；②其他心理残损；③语言残损；④听力残损；⑤视力残损；⑥内脏(心肺、消化、生殖器官)残损；⑦骨骼(姿势、体格、运动)残损；⑧畸形；⑨多种综合的残损。在每一类残损中又有许多细分项目。

残疾(disability)现改称活动受限，是由于残损使能力受限或缺乏，以至人不能按正常的方式和在正常的范围内进行活动，是个体水平上的残疾。可分为：①行为残疾；②交流残疾；③生活自理残疾；④运动残疾；⑤身体姿势和活动的残疾；⑥技能活动残疾；⑦环境适应残疾；⑧特殊技能残疾；⑨其他活动方面的残疾。每一类残疾又细分多个项目。

残障(handicap)现改称为参与限制，是由于残损或残疾而限制或阻碍一个人完成正常的(按年龄、性别、社会和文化等因素)社会作用，是社会水平的残疾。可分为：①定向识别(时、地、人)残障；②身体自主残障(生活不能自理)；③行动残障；④就业残障；⑤社会活动的残障；⑥经济自立残障；⑦其他残障。在 1～6 类残障中又分成 9 个等级，在第七类中分 4 个等级。

WHO 根据当前残疾分类发展的需要，对上述分类进行了修订。2001 年第 54 届世界卫生大会讨论通过“国际功能、残疾与健康分类”(International Classification of Functioning, Disability and Health, ICF)，简称“国际疾病分类”(ICD)。ICF 使用先进的编码方法，摈弃了一些贬义、负面的词语，强调以功能为基础，强调了环境与内因的重要性。将原来 disability 改称为“活动受限”，handicap 改称为“参与限制”。

ICF 认为疾病与异常的诊断虽然对临床和公共卫生都很重要，但还不足以描绘个人的功能状况，以及预测、指导和计划个人的各种需求。WHO 十分推介 ICF，在大会通过以后，即召开 WHO 健康与残疾的部长级会议，讨论利用创新思路来衡量功能、健康与残疾，认为应将残疾看作是更为广泛的健康概念的一部分。ICF 强调人们（包括带有残疾者）应如何生活，怎样充分发挥其生活潜能，从而有助于结束与周围环境的隔绝，消除歧视。ICF 强调生活的含义，亦即在患病的情况下如何生活、怎样改善其功能，以享有活力、发挥潜能地生活。ICF 提供了一种比较框架，使疾病和健康问题处于平等地位。

ICF 的基础是人体功能而不仅是残疾，是整体模式而不是单一局部模式，是综合模式而不是单一的医学或社会模式，是互动模式而不是线性发展，是适合多种文化而不是只适应近代的西方观念，是可操作性的而不是仅仅强调理论的，是适用所有患病人群而不是仅对成人患者的。

ICF 有两部分，每一部分有两个成分：第一部分是功能与残疾，包括身体功能和结构与活动和参与；第二部分是背景性因素，包括环境因素和个人因素。功能是健康状况和背景性因素交互作用和复杂联系的结果。干预一个方面可能导致一个或多个方面的改变。交互作用是双向的，经常情况下并非简单的一对一的可测关系。

每一成分均可用正面和负面术语表述，由不同领域构成。类目分类的单位、个体的健康和与健康有关的状况，可以通过选择适当的类目或编码加以限定值进行记录，这些数字编码用于具体显示在该类目上功能或残疾的范围或程度，或显示环境因素是否有利或障碍因素的程度。

1. *身体功能与结构*　ICF 所用的“身体结构”，意思是指身体的各个单位或整体。身体功能和结构按身体系统进行分类。

身体功能分精神功能、感觉功能和疼痛、发声和言语功能、心血管血液免疫和呼吸系统功能、消化代谢和内分泌系统功能、泌尿生殖和生育功能、神经肌肉骨骼和运动有关功能，以及皮肤和有关结构功能。每一类下分若干项，每一项下有 4～15 个小项。身体功能限定值使用负性度量法表示损伤的范围和幅度。检查的某一项目以 XXX 表示，其后所加数字代表损伤的不同程度。如 XXX. 0，表示没有损伤（无、缺乏、微不足道等），0～4%；XXX. 1，表示轻度损伤（略有一点、很低等），5%～24%；XXX. 2，表示中度损伤（中等程度、一般等），25%～49%；XXX. 3，表示重度损伤（很高、非常等），50%～95%；XXX. 4，表示完全损伤（全部等），96%～100%；XXX. 8，表示未特指；XXX. 9，表示不适用。

身体结构分神经系统结构、眼耳和有关结构、涉及发声和言语的结构、心血管免疫和呼吸系统的结构、与消化代谢和内分泌系统有关结构、与泌尿和生殖系统有关的结构、与运动有关的结构、皮肤和有关结构。每一类下分 5～10 个小项，身体结构损伤分三级限定值。①一级限定值是：XXX. 0，表示没有损伤（无、缺乏、微不足道等），0～4%；XXX. 1，表示轻度损伤（略有一点、很低等），5%～24%；XXX. 2，表示中度损伤（中等程度、一般等），25%～49%；XXX. 3，表示重度损伤（很高、非常等），50%～95%；XXX. 4，表示完全损伤（全部等），96%～100%；XXX. 8，表示未特指；XXX. 9，表示不适用。②二级限定值用来指身体各部位的变化性质：0，表示结构上没有变化；1，表示完全缺失；2，表示部分缺失；3，表示附属部位；4，表示异常纬度；5，表示不连贯；6，表示偏度位置；7，表示结构上的性质改变，包括积液；8，表示未特指；9，表示不适用。③三级限定值指出残疾的部位：0，多于一个部位；1，右侧；2，左侧；3，两侧；4，前端；5，后端；6，近端；7，远端；

8，未特指；9，不适用。

2. *活动和参与*　活动是由个体执行一项任务或行动，参与是投入于生活环境之中。活动和参与包括学习和应用知识、一般任务和要求、交流、活动、自理、家庭生活、人际交往和人际关系、主要生活领域，以及社区社会和公民生活。每一类下分若干项，每一项下有4～10个小项。活动受限是指个体在进行活动时可能遇到的困难，参与限制是指个体投入生活环境时可能体验到的问题。其限定值是：XXX.0，表示没有损伤（无、缺乏、微不足道等），0～4%；XXX.1，表示轻度损伤（略有一点、很低等），5%～24%；XXX.2，表示中度损伤（中等程度、一般等），25%～49%；XXX.3，表示重度损伤（很高、非常等），50%～95%；XXX.4，表示完全损伤（全部等），96%～100%；XXX.8，表示未特指；XXX.9，表示不适用。

3. *环境因素*　包括用品和技术、自然环境和对环境的人为改变、支持和相互关系、态度，以及服务体制和政策。每一类下有13～20个小项。环境的影响有正、负两方面限定值以表示其妨碍或促进程度。XXX.0，表示无障碍因素（无、缺乏、微不足道等），0～4%；XXX.1，表示轻度障碍因素（略有一点、很低等），5%～24%；XXX.2，表示中度障碍因素（中等程度、一般等），25%～49%；XXX.3，表示重度障碍因素（很高、非常等），50%～95%；XXX.4，表示完全障碍因素（全部等），96%～100%。正面的限定值：XXX.+0，表示无有利因素（无、缺乏、微不足道等），0～4%；XXX.+1，表示轻度有利因素（略有一点、很低等），5%～24%；XXX.+2，表示中度有利因素（中等程度、一般等），25%～49%；XXX.+3，表示充分有利因素（很高、非常等），50%～95%；XXX.+4，表示完全有利因素（全部等），96%～100%；XXX.8，表示未特指障碍因素；XXX.9，表示不适用。

WHO为了方便医师应用ICF，特别制订了临床检查表（check list），引起各国康复界的广泛注意。为使ICF更加切合实际应用，目前正在进行深入具体化的研究。

**（二）中国残疾人实用标准（试用）**

1987年全国残疾人抽样调查是按照五类残疾分类，即视力残疾、听力和语言残疾、智力残疾、肢体残疾、精神残疾。1995年修订为六类残疾标准，以中国残疾人联合会文件（[1995]残联组联字第61号）下发执行。本分类主要根据残疾部位，立足于我国国情设计，暂未包括内脏残疾。相信将来也必然要与国际接轨，使用国际通用的ICF。

1. *视力残疾标准*　视力残疾是指由于各种原因导致双眼视力障碍或视野缩小，通过各种药物、手术及其他疗法而不能恢复视力功能者（或暂时不能通过上述疗法恢复视力功能者），以至不能进行一般人所能从事的工作、学习或其他活动。视力残疾的分级：

盲：

一级盲：好眼的最佳矫正视力低于0.02；或视野半径小于5°。

二级盲：好眼的最佳矫正视力等于或优于0.02，而低于0.05，或视野半径小于10°。

低视力：

一级低视力：好眼的最佳矫正视力等于或优于0.05，而低于0.1。

二级低视力：好眼的最佳矫正视力等于或优于0.1，而低于0.3。

说明：①盲或低视力均指双眼而言，若双眼视力不同，则以视力较好的一眼为准。②如仅有一眼为盲或低视力，而另一眼的视力达到或优于0.3，则不属于视力残疾范围。③最佳矫正视力是指以适当镜片矫正所能达到的最好视力，或以针孔镜所测得的视力。④视野＜5°或＜10°者，不论其视力如何，均属于盲。

2. 听力残疾标准　听力残疾是指由于各种原因导致双耳不同程度的听力丧失，听不到或听不清周围环境声及言语声(经治疗 1 年以上不愈者)。听力残疾包括听力完全丧失及有残留听力但辨音不清，不能进行听说交往。听力残疾分为聋及重听两类。

聋：

一级聋：言语频率平均听力损失大于 91dB。

二级聋：言语频率平均听力损失大于 71dB，等于或小于 90 dB。

重听：

一级重听：言语频率平均听力损失大于 56dB，等于或小于 70dB。

二级重听：言语频率平均听力损失大于 41dB，等于或小于 55dB。

3. 言语残疾标准　言语残疾指由于各种原因导致的言语障碍(经治疗 1 年以上者)，而不能进行正常的言语交往活动。言语残疾包括言语能力完全丧失及言语能力部分丧失而不能进行正常言语交往两类，言语残疾的分级如下。

一级：指只能简单发音而言语能力完全丧失者。

二级：指具有一定的发音能力，语音清晰度在 10%～30%，言语能力等级测试可通过一级，但不能通过二级测试水平。

三级：指具有发音能力，语音清晰度在 31%～50%，言语能力等级测试可通过二级，但不能通过三级测试水平。

四级：指具有发音能力，语音清晰度在 51%～70%，言语能力等级测试可通过三级，但不能通过四级测试水平。

4. 智力残疾标准　智力残疾是指人的智力明显低于一般人的水平，并显示适应性障碍。智力残疾包括在智力发育期间，由于各种原因导致的智力低下；智力发育成熟以后，由于各种原因引起的智力损伤和老年智力明显衰退而导致的痴呆。智力残疾的分级是根据 WHO 和美国智力低下协会(AAMD)智力残疾的分级标准，按其智力商数(IQ)及社会适应行为划分智力残疾等级。

一级智力残疾(极重度)：IQ 值在 20 或 25 以下，适应行为极差，面容明显呆滞；终身生活全部需要他人照料；运动、感觉功能极差，如通过训练仅在下肢、手及颌的运动方面有所反应。

二级智力残疾(重度)：IQ 值在 20～35 或 25～40，适应行为差；生活能力即使经过训练，也很难达到自理，仍需要他人照料；运动、言语功能发育差，与人交往能力也差。

三级智力残疾(中度)：IQ 值在 35～50 或 40～55，适应行为不完全；实用技能不完全；生活仅能部分自理，能做简单的家务劳动；具有初步卫生和安全常识，但阅读和计算能力很差；对周围环境辨别能力差，能以简单方式与人交往。

四级智力残疾(轻度)：IQ 值在 50～70 或 55～75，适应行为低于一般人水平；具有相当的实用技能，如生活能自理，能承担一般的家务劳动或工作，但缺乏技巧和创造性；一般在指导下能适应社会，经过特别教育可以获得一定的阅读和计算能力；对周围环境有较好的辨别能力，能比较恰当地与人交往。

5. 肢体残疾标准　肢体残疾是指人的肢体残缺、畸形、瘫痪所致人体运动功能障碍。肢体残疾包括：

脑瘫：四肢瘫、三肢瘫、二肢瘫、单肢瘫。

偏瘫、脊髓疾病及损伤：四肢瘫、截瘫；小儿麻痹后遗症；先天性截肢；先天性缺肢、短肢、肢体畸形、侏儒症；两下肢不等长。

脊柱畸形：驼背、侧弯、强直；严重骨、关节、肌肉疾病和损伤；周围神经疾病和损伤。

肢体残疾的分级：以残疾者在无辅助器具帮助下，对日常生活活动的能力进行评价计分。日常生活活动分为 8 项，即端坐、站立、行走、穿衣、洗漱、进餐、如厕、写字。能实现 1 项算 1 分，实现困难算 0.5 分，不能或基本上不能实现算 0 分，据此划分以下三个等级。

重度（一级）：完全不能或基本上不能完成日常生活活动。①四肢瘫或严重三肢瘫。②截瘫、双髋关节无主动活动能力。③严重偏瘫，一侧肢体功能全部丧失。④四肢均截肢或先天性缺肢。⑤三肢截肢或缺肢（腕关节和踝关节以上）。⑥双大腿或双上臂截肢或缺肢。⑦双上肢或三肢功能严重障碍。

中度（二级）：能够部分完成日常生活活动。①截瘫、两肢瘫或偏瘫，残肢有一定功能。②双下肢膝关节以下或双上肢肘关节以下截肢或缺肢。③一上肢肘关节以上或一下肢膝关节以上截肢或缺肢。④双手拇指伴有示指（或中指）缺损。⑤一肢功能严重障碍，两肢功能重度障碍，三肢功能中度障碍。

轻度（三级）：基本上能够完成日常生活活动。①一上肢肘关节以上或一下肢膝关节以下截肢或缺肢。②一肢功能中度障碍，两肢功能轻度障碍。③脊柱强直：驼背畸形大于 70°；脊柱侧凸大于 45°。④双下肢不等长大于 5 cm。⑤单侧拇指伴示指（或中指）缺损；单侧保留拇指，其余四指截除或缺损。⑥侏儒症（身高不超过 130 cm 的成人）。

以上级别程度计分为。①一级（重度）：完全不能或基本上不能完成日常生活活动，0～4 分。②二级（中度）：能够部分完成日常生活活动，4.5～6 分。③三级（轻度）：基本上能够完成日常生活活动，6.5～7.5 分。但下列情况不属于肢体残疾范围：①保留拇指和示指（或中指），而失去另三指者。②保留足跟而失去足前半部者。③ 双下肢不等长，相差小于 5 cm。④小于 70°驼背或小于 45°的脊柱侧凸。

6. 精神残疾标准　精神残疾是指精神病患者患病持续 1 年以上未痊愈，同时导致其对家庭、社会应尽职能出现一定程度的障碍。精神残疾可由精神分裂症、情感性和反应性精神障碍、脑器质性与躯体疾病所致的精神障碍、精神活性物质所致的精神障碍、儿童和少年期精神障碍、其他精神障碍引起。

对于患有上述精神疾病持续 1 年以上未痊愈者，应用"精神残疾分级的操作性评估标准"评定精神残疾的等级，对个人生活自理能力、家庭生活职能表现、对家人的关心与责任心、职业劳动能力和社交活动能力 5 个项目进行评分，每个项目正常或有轻度异常为 0 分，确有功能缺陷为 1 分，严重功能缺陷为 2 分。精神残疾等级划分为：①重度（一级），5 项评分中有 3 项或多于 3 项评为 2 分。②中度（二级），5 项评分中有 1 项或 2 项评为 2 分。③轻度（三级），5 项评分中有 2 项或多于 2 项评为 1 分。5 项总分为 0 分或 1 分示无精神残疾。

## 四、残疾评定

### （一）意义

对残疾的性质、范围、类别及严重程度作出判断，为估计预后、制订和调整康复治疗方案、评估治疗效果以及提出进一步全面康复计划提供依据。

(二) 步骤

1. 病史询问　主要询问患者及其家属障碍史和与障碍有关的个人生活史、家族史。

2. 体格检查　体格检查重点是皮肤、视力、听力、肌肉骨骼系统、心血管系统、呼吸系统、泌尿生殖系统、神经系统及直肠功能。

3. 综合功能检查　运用康复评定检查方法,着重综合功能检查,如转移能力、步态、日常生活活动能力、心理状态、语言能力、职业能力、社会生活能力等。

4. 专科会诊　如遇言语和精神障碍、骨科情况复杂者,进行耳鼻喉科、神经科、精神科、骨科等专科会诊。

5. 检查　进行实验室检查、影像检查等。

6. 总结结果　汇总资料,写出残疾评定报告。

## 五、残疾的康复目标及治疗原则

(一) 康复目标

基本目标是改善身心、社会、职业功能,使残疾人能在某种意义上像正常人一样过着积极的、生产性的生活。

(1) 在可能的情况下,使残疾人能够生活自理,回归社会,劳动就业,经济自主。

(2) 由于残疾严重、残疾人老龄等,不能达到上述目标的情况下,增进残疾人自理程度,保持现有功能或延缓功能衰退。

(二) 基本对策

针对 ICIDH 的三个类别,也就是障碍的三个侧面,予以不同对策。

1. 病损　采取的基本对策:①恢复或改善存在的功能障碍;②预防和治疗并发症;③调整心理状态,加强接受与克服的心理。

2. 残疾　采取相应的基本对策:①利用和加强残存的功能,如偏瘫的健肢单手操作、截瘫的上肢训练,以代偿功能的不足,以及必要的矫形手术等;②假肢、支具、轮椅、辅助器的装配和使用,以补偿功能。

3. 残障　采取改善环境、给予支持的基本对策:①改善居住和社会环境,包括住宅、公共建筑、街道、交通工具等;②改善家庭环境,包括家属在心理上、护理上、经济上的支持;③促进就业,保证受教育和过有意义的生活。

因以上三个侧面的问题同时存在,故三方面的原则不可偏废。

## 六、残疾预防

残疾预防应在国家、地方、社区、家庭不同层次进行,应在胎儿、儿童、青年、成年、老年不同时期进行。

(一) 一级预防

一级预防的目的是减少各种病损的发生,此最为有效,可降低残疾发生率 70%。采取的措施包括:优生优育、严禁近亲结婚、加强遗传咨询、产前检查、孕期及围生期保健;预防接种,积极防治老年病、慢性病;合理营养;合理用药;防止意外事故;加强卫生宣教,注意精神卫生。

（二）二级预防

二级预防的目的是限制或逆转由病损造成的残疾，可降低残疾发生率 10% ～20% 。采取的措施包括：早期发现，早期治疗；适当的药物治疗，如治疗结核病、高血压病等；基本的手术治疗，如创伤、骨折、白内障手术等。

（三）三级预防

三级预防的目的是防止残疾转化为残障，以减少残疾残障给个人、家庭和社会所造成的影响。采取的措施包括：康复医疗，如运动疗法、作业疗法、心理治疗、言语治疗，以及假肢、支具、辅助器、轮椅等；健康教育；职业康复；社会康复；应有的社会教育。

在前两个阶段，残疾是潜在的可预防的危险阶段；在第三个阶段，残疾在一定时间内是可逆的，及早介入康复措施可能逆转或减轻残疾；如果疾病后期才介入康复措施，残疾则不易逆转，可能长期存在。因此，康复医学措施应该在疾病急性期早期介入，与临床医学并列实施，这样才能够达到良好的防治效果。

残疾预防需要卫生、民政、教育、司法、残联多部门共同努力。我国所实行的残疾分类，亦将随着国内情况的改变、国际分类的执行而有所变化。

（柴铁劲）

# 第六节　社 区 康 复

## 一、社区康复的概念与目标

社区康复(community-based rehaiblitation，CBR)是 WHO 在 20 世纪 70 年代所倡导的一种行之有效的康复服务形式，在世界各地区中开展，为广大残疾人服务。由于各国、各地在应用中产生了许多不同的理解和不同的模式，甚至有些偏离。因此，1994 年由 WHO、国际劳工组织(ILO)和联合国教科文组织(UNESCO)三大机构联合讨论，共同制订了关于 CBR 的联合意见书，提出了 CBR 的概念、目标、方法、持续发展的条件、加强部门间的合作等要点。强调残疾人参与，残疾人受益。目标是：确保残疾人能充分发挥其身心能力，能够获得正常的服务与机会，能够完全融入所在社区与社会之中。联合意见书对 CBR 的概念是“社区康复是社区发展的一项策略，是使所有残疾人得到康复、具有平等的机会和达到社会一体化”，故 CBR 应该纳入社区发展的计划之中。

## 二、社区康复的工作特点

(1) 由本社区行政部门领导或参与领导，由专业、业余或志愿人员负责具体的康复工作。

(2) 依靠基层卫生组织及民政、残联工作网点进行工作。

(3) 组织残疾者本人及家属参与活动。

(4) 采用因地制宜、价廉有效的康复方法。

(5) 由社区解决必要的经费。

(6) 由专业康复机构包括康复医院、康复中心、医院中的康复医学科、职业培训中心进行业务工作及转诊等。

## 三、社区康复的工作内容

(1) 进行本社区残疾普查,在此基础上制订出本社区康复工作计划。

(2) 建立和完善本社区康复医疗体系,包括建立必要的组织机构,提供门诊及住院服务,组织护士和物理治疗师(或治疗士)、作业治疗师(或治疗士)开展多层次的康复治疗、进行家庭随访、培训家庭或志愿人员,使其掌握最基本的康复治疗方法,帮助或督促患者进行自我康复治疗。

(3) 建立和完善特殊教育系统,进行残疾儿童特别是智残儿童的教育。

(4) 组织就业咨询、就业能力评定、就业技能培训、安置就业或就业后随访等工作。

(5) 组织残疾人和健康人一起参加文娱、体育活动及其他社会活动,增进残疾人之间和与健康人之间的联系和理解,增进残疾人所处社会环境的和谐。

(6) 开展各种宣传教育工作,预防残疾或继发性残疾的发生,同时呼吁全社会关心、重视和支持残疾人的各项工作。

(柴铁劬)

# 第二章
# 康 复 评 定

## 导学

本章主要介绍康复评定的概念、内涵、内容及其意义。康复评定是康复治疗的基础，康复医疗始于评定，止于评定。通过学习，要求掌握康复评定的概念及其意义，常用的运动功能、日常生活活动能力的评定方法；熟悉生存质量评定、言语功能评定、心理功能评定与认知功能评定的有关内容；了解神经电生理评定的有关内容。

## 第一节　运动功能和感觉功能评定

运动功能评定是运动治疗的基础，没有评定就无法规划实施运动治疗和评价治疗效果。通过运动功能评定来客观、准确地评定功能障碍的性质、部位、范围和程度，找出问题点，并估计其发展、预后和转归，确定康复目标，制订切实可行的康复治疗措施。

### 一、关节活动度评定

关节活动度又称关节活动范围(range of motion，ROM)，是指关节运动时所通过的运动弧。因关节运动有主动和被动之分，故关节活动度也分为主动和被动活动度。主动关节活动度(AROM)是指作用于关节的肌肉随意收缩使关节运动时所经过的运动弧，被动关节活动度(PROM)是指由外力使关节运动时所经过的运动弧。许多病理因素可使关节活动度发生改变，而检测 ROM 是评定运动系统功能状态的最基本、最重要的手段之一。

(一) 关节活动异常的原因

关节活动度异常分为活动度减少和活动度过度两类，临床上以前者更为多见。造成关节活动度异常的原因很多，概括起来可以分为以下两大类。

1. 关节本身的疾病　关节内骨折或软骨损伤、关节内游离体、关节积血或积液、类风湿关节炎、骨关节炎、关节先天性畸形均可引起疼痛、肌肉痉挛或软组织粘连，导致关节活动度减少。

2. 关节外的疾病　关节周围软组织(肌腱、韧带等)损伤及粘连、瘢痕挛缩、骨折、肌肉痉挛、严重的肢体循环障碍均可引起关节活动度下降。周围神经损伤引起关节活动度下降，中枢神经损伤早期引起关节活动度过度，痉挛期则导致关节活动度明显减少。

(二) 测评方法

1. 测量用具

(1) 通用测角器：又称关节角度尺。通用测角器通常有两臂，分别称为固定臂和移动臂，两者由一轴心连接，且有足够的摩擦力，以防读数时两臂滑动，影响结果的精确性。使用时，在标准的测量体位下，使关节绕一个轴心向另一个方向运动到最大限度，把测角器的轴心点放于代表关节旋转中心的骨性标志点，将测角器的两臂分别放到关节两端肢体的长轴上，然后在圆规上读出关节所处的角度。

(2) 方盘量角器：为一正方形、中央有圆形分角刻度的木盘，其刻度自 0 °点向左右各为 180° 连线平行，指针由于重心在下而始终指向上方。使用时使肢体在垂直位，以方盘的一条边紧贴另一端肢体即可读得关节所处的角度。

(3) 电子量角器：能比较准确地测量关节活动范围，重复性好，使用方便，精确度优于通用测角器。可以从单关节运动到复合关节运动，评测工作较简便。

2. 测量步骤

(1) 向患者解释 ROM 测量的目的和方法，消除紧张与不安，争取合作。

(2) 暴露被检查部位，确定测量体位。

(3) 固定关节近端以防止其他关节参与活动，并示范。

(4) 测量主动关节活动度。

(5) 测量被动关节活动度。

(三) 主要关节活动度测量

以下内容参考日本标准，见缪鸿石《康复医学理论与实践》。

1. 上肢关节　见表 2 - 1。

**表 2 - 1　上肢关节ROM测量**

| 关节 | 运　动 | 受检者体位 | 测角器放置方法 | | | 正常活动范围 |
|---|---|---|---|---|---|---|
| | | | 轴心 | 固定臂 | 移动臂 | |
| 肩关节 | 屈曲、伸展 | 站位，上肢伸直，前臂中立位，手掌朝向躯干 | 肩峰 | 通过一侧肩峰的垂直线 | 肱骨长轴 | 屈曲 0°～180°，伸展 0°～50° |
| | 内收、外展 | 坐或站位，臂置于体侧，肘关节伸直，前臂旋后 | 肩峰 | 通过一侧肩峰的垂直线 | 肱骨长轴 | 内收 0°，外展 0°～180° |
| | 内、外旋 | 仰卧位，肩关节外展 90°，肘关节屈曲 90°，前臂旋前 | 尺骨鹰嘴 | 通过尺骨鹰嘴与地面垂直线 | 与尺骨长轴平行 | 内旋 0°～90°，外旋 0°～90° |
| | 水平屈曲、伸展 | 坐位，肩外展 90°，上肢伸直，掌心向下 | 肩峰 | 与两侧肩峰连线平行 | 伸直上肢的长轴 | 水平屈曲 0°～135°，水平伸展 0°～30° |
| 肘关节 | 屈曲、伸展 | 坐位或站位，上臂紧贴躯干，肘关节伸展，前臂旋后 | 肱骨外上髁 | 与肱骨长轴平行 | 与桡骨长轴平行 | 屈曲 0°～145°，伸展 0°～5° |
| 前臂 | 旋前、旋后 | 坐位，上臂紧靠身旁，肘关节屈曲 90°，前臂中立位 | 中指尖 | 与地面垂直线 | 桡骨茎突与尺骨茎突的连线 | 旋前 0°～90°，旋后 0°～90° |
| 腕关节 | 掌屈、背伸 | 坐位，肩关节适度外展，肘关节屈曲 90°，前臂中立位 | 桡骨茎突 | 与桡骨长轴平行 | 与第二掌骨长轴平行 | 掌屈 0°～90°，背伸 0°～70° |
| | 桡屈、尺屈 | 坐位，屈肘 90°，前臂旋前，腕中立位 | 腕关节背侧中点 | 与前臂长轴平行 | 与第三掌骨长轴平行 | 桡屈 0°～25°，尺屈 0°～55° |

（续表）

| 关节 | 运动 | 受检者体位 | 测角器放置方法 | | | 正常活动范围 |
|---|---|---|---|---|---|---|
| | | | 轴心 | 固定臂 | 移动臂 | |
| 拇指腕掌关节 | 桡侧外展、尺侧内收 | 坐位，前臂旋后，腕关节呈中立位，运动方向与手掌面相同 | 第一腕掌关节 | 与示指长轴平行 | 与拇指长轴平行 | 桡侧外展 0°～60°，尺侧内收 0° |
| | 掌侧外展、掌侧内收 | 坐位，前臂旋后，腕关节呈中立位，运动方向与手掌面垂直 | 第一腕掌关节 | 与示指长轴平行 | 与拇指长轴平行 | 掌侧外展 0°～90°，掌侧内收 0° |
| 拇指掌指关节 | 屈曲、伸展 | 坐位，前臂、手放于桌面，前臂旋后，腕关节呈中立位 | 第一掌指关节 | 与第一掌骨长轴平行 | 与拇指近节指骨长轴平行 | 屈曲 0°～60°，伸展 0°～10° |
| 拇指指骨间关节 | 屈曲、伸展 | 拇指指骨间关节呈中立位 | 指骨间关节 | 与拇指近节指骨长轴平行 | 与拇指末节指骨长轴平行 | 屈曲 0°～80°，伸展 0°～10° |
| 掌指关节 | 屈曲、伸展 | 坐位，腕关节呈中立位 | 第二至第五掌指关节 | 分别沿第二至第五掌骨长轴 | 分别沿第二至第五近节指骨的长轴 | 屈曲 0°～90°，伸展 0°～45° |
| 手指近端指骨间关节 | 屈曲、伸展 | 坐位，腕关节呈中立位 | 第二至第五近端指骨间关节 | 分别沿第二至第五近节指骨长轴 | 分别沿第二至第五中节指骨长轴 | 屈曲 0°～100°，伸展 0° |
| 手指远端指骨间关节 | 屈曲、伸展 | 坐位，腕关节呈中立位 | 第二至第五远端指骨间关节 | 分别沿第二至第五中节指骨长轴 | 分别沿第二至第五远节指骨的长轴 | 屈曲 0°～80°，伸展 0° |

注：手指的综合屈曲运动也可以用尺来评定。用从手指尖到远端掌横纹和近端掌横纹的距离分别表示远端指骨间关节和近端指骨间关节的综合屈曲活动度、远端指骨间关节和近端指骨间关节以及掌指关节的综合屈曲活动度。

2. 下肢关节　见表 2-2。

**表 2-2　下肢关节 ROM 测量**

| 关节 | 运动 | 受检者体位 | 测角器放置方法 | | | 正常活动范围 |
|---|---|---|---|---|---|---|
| | | | 轴心 | 固定臂 | 移动臂 | |
| 髋关节 | 屈曲 | 仰卧或侧卧位，对侧下肢伸直，要固定骨盆 | 股骨大转子 | 躯干长轴 | 股骨长轴 | 屈曲 0°～90°；0°～125°（屈膝时） |
| | 伸展 | 俯卧或侧卧位，对侧下肢伸直 | 股骨大转子 | 躯干长轴 | 股骨长轴 | 伸展 0°～15° |
| | 内收、外展 | 仰卧位，要固定骨盆，膝关节伸直，测内收时对侧下肢需伸直抬高 | 腹股沟韧带中点 | 与两侧髂前上棘连线的垂线平行 | 腹股沟韧带中点与髌骨中点的连线 | 内收 0°～30°，外展 0°～45° |
| | 内旋、外旋 | 仰卧位，膝以下部分垂床沿下，从床脚端测 | 髌骨中心 | 通过髌骨中心与地面的垂线 | 与胫骨长轴平行 | 内旋 0°～45°，外旋 0°～45° |
| 膝关节 | 屈曲、伸展 | 一般在俯卧位测，如髋关节挛缩可在侧卧位测 | 膝关节或股骨外侧髁 | 与股骨长轴平行 | 与胫骨长轴平行 | 屈曲 0°～130°，伸展 0° |
| 踝关节 | 背伸、跖屈 | 仰卧位，从侧面测，膝关节屈曲 90°，踝关节呈中立位 | 腓骨长轴线与第五跖骨长轴线的交点 | 与腓骨长轴平行 | 与第五跖骨长轴平行 | 背伸 0°～20°，跖屈 0°～45° |

3. 躯干部关节　见表 2-3。

表 2-3　躯干关节活动度测量

| 关节 | 运　动 | 受检者体位 | 测角器放置方法 | | | 正常活动范围 |
|---|---|---|---|---|---|---|
| | | | 轴心 | 固定臂 | 移动臂 | |
| 颈椎 | 前屈、后伸 | 在头和躯干的侧方测，坐位或立位 | 肩峰 | 与通过肩峰的垂直线平行 | 头顶与外耳道的连线 | 前屈 0°～60°，后伸 0°～50° |
| | 左、右旋转 | 坐位或仰卧位，从头顶方向测 | 头顶中心点 | 与两侧肩峰连线平行 | 鼻梁与枕骨结节连线 | 左旋 0°～70°，右旋 0°～70° |
| | 左、右侧屈 | 坐位，固定脊柱，在背面测 | $C_7$ 棘突 | $C_7$ 棘突和 $L_5$ 棘突的连线 | 头顶正中与 $C_7$ 棘突的连线 | 左侧屈 0°～50°，右侧屈 0°～50° |
| 胸腰椎 | 前屈、后伸 | 站位，在侧面进行 | $L_5$ 棘突 | 经过 $L_5$ 棘突的垂线 | $C_7$ 棘突和 $L_5$ 棘突的连线 | 前屈 0°～80°<br>后伸 0°～30° |
| | 左、右旋转 | 坐位，在头上方测 | 头顶中心点 | 双侧髂嵴上缘连线的平行线 | 双侧肩峰连线的平行线 | 左旋 0°～40°，右旋 0°～40° |
| | 左、右侧屈 | 坐位，在躯干后面测 | $L_5$ 棘突 | 通过两侧髂嵴水平线中点的垂线 | $C_7$ 棘突和 $L_5$ 棘突的连线 | 左侧屈 0°～50°，右侧屈 0°～50° |

注：胸腰椎前屈也可用站立位时身体向前运动指尖与地面或与小腿之间的垂直距离表示。此外，前屈还可以用站立位时和身体向前运动时第七颈椎棘突到第一骶椎棘突之间的距离差表示。

### （四）关节活动度测量的注意事项

（1）必须严格操作，最好由专人进行，以提高准确性。

（2）关节活动度有一定正常差异，宜做左右对比检查。若两者有差别，应分别记录其关节 ROM 或与另一侧相比损失的百分比。

（3）如果对侧肢体已不存在，其 ROM 应与相同年龄、相似体形的个体的 ROM 比较。同样，脊柱的 ROM 也应与相同年龄、相似体形的个体的 ROM 相比较。

（4）临床上应同时检查主动和被动两种关节活动度。关节的主动与被动活动范围明显不一致时，提示神经-肌肉方面存在问题，如肌肉瘫痪。应将主动和被动关节活动度分别记录，以供临床参考。评价关节本身活动范围时，应以关节被动活动度为准。

（5）测试前，可做几下简单的主动准备活动，但不应在关节活动锻炼后进行关节活动度检查。

（6）检查前对患者讲明目的及方法，以使患者充分合作。

（7）检查时患者应充分暴露受检部位，保持舒适体位，测定时不得移动，以免代偿性活动影响检查结果。

（8）使用双臂测角器时，测角器轴心必须与关节活动轴心一致，两臂与关节两端肢体长轴平行。肢体活动时，轴心及两臂不得偏移。

（9）记录检查结果应写明关节活动的起止度数，如记录肘关节屈伸活动 70°～120°，说明肘关节伸可达 70°，屈可达 120°；又如记录为 0°～50°，说明肘伸可达 0°，而屈可达 50°。虽然两者活动范围均为 50°，但因起止度数不同，两者的关节功能截然不同，故临床上的诊断和决策也截然不同。

（陈朝晖）

## 二、肌力评定

（一）肌力、肌力测定的概念及意义

肌力（muscle strength）指肌肉运动时最大收缩的力量。肌力测定是测定受试者在主动运动时肌肉或肌群的最大收缩力量，以评定肌肉的功能状态。肌力评定是康复评定的重要内容之一，对于神经系统和运动系统疾患，尤其是周围神经疾患的功能评定十分重要，主要用来判断有无肌力障碍以及障碍的范围和程度，有助于确定预后，是评定治疗进度和有效性的基础，并为制订治疗计划提供依据。

（二）肌肉的分类

根据肌肉在运动中所起的作用不同，将其分为下列几种。

1. *原动肌*　在运动的发动和维持中一直起主动作用的肌肉称为原动肌，如屈肘动作中的肱二头肌和肱肌。其中起协助完成动作或仅在动作的某一阶段起作用者称为副动肌，如在屈肘动作中的旋前圆肌和肱桡肌。

2. *拮抗肌*　是指那些与运动方向完全相反或发动和维持相反运动的肌肉。原动肌收缩时，拮抗肌协调地放松或做适当的离心性收缩，以保持关节活动的稳定性及增加动作的精确性，并能防止关节损伤。如屈肘中的肱三头肌，在屈肘中需协调合拍地松弛或做适当的离心性收缩，以保证动作的流畅和稳定。

3. *固定肌*　为了发挥原动肌对肢体运动的动力作用，必须将肌肉相对固定的一端（定点）所附着的骨骼或更近的一连串骨骼充分固定。参与这种固定作用的肌群通称为固定肌，如屈肘时固定肩胛带的肌肉。

4. *中和肌*　是抵消原动肌收缩时产生的一部分不需要动作的肌肉。如扩胸时，菱形肌和斜方肌均为原动肌，但同时又互相使肩胛骨的回旋作用抵消，因而又互为中和肌。

副动肌、固定肌和中和肌通常统称为协同肌。在不同的运动中，某块肌肉可担当原动肌、拮抗肌、固定肌或中和肌等不同的角色。即使在同一运动中，由于重力的协助或抵抗力不同，同一块肌肉的作用也会改变。

（三）肌收缩的类型

1. *等长收缩*（isometric contraction）　是一种静态的收缩，收缩时关节不活动，肌肉长度不变，张力增加，又称静力性收缩。

2. *等张收缩*（isotonic contraction ）　是一种动态的收缩，收缩时关节活动，肌肉缩短，但张力保持相对恒定。分为向心性收缩和离心性收缩。

（1）向心性收缩：主要指主动肌的收缩。肌肉收缩时，肌肉的两端相互靠近，肌纤维的长度变短，又称向心性缩短。

（2）离心性收缩：主要指拮抗肌的收缩。肌肉收缩时，肌肉的两端相互分开，肌纤维的长度被拉长，又称离心性延伸。

机体在自然条件下进行活动时，不会产生单纯的等张收缩和等长收缩，而是既有长度改变又有张力改变的混合性收缩。

3. *等速收缩*（isokinetic contraction）　又称恒定速度运动，指利用专门设备，根据运动过程的肌力大小变化，相应调节外加阻力，使整个关节运动依预先设定速度运动。运动过程中肌肉用力仅使肌张力增高，力矩输出增加，不能增加速度。

等速收缩与等长、等张收缩相比，显著特点是运动速度相对稳定，不会产生加速运动，且在整个运动过程中所产生的阻力与作用的肌力成正比，即肌肉在运动全过程中的任何一点都能产生最大的力量，且等速收缩不借助特定仪器则无法进行。

（四）影响肌力的因素

1. *肌肉的横截面积* 衡量肌肉发达程度的指标是肌肉的生理横断面，肌肉生理横断面说明肌肉中肌纤维的数量和肌纤维的粗细，即说明肌肉的发达程度。生理横断面越大，肌肉收缩时产生的力量也越大。

2. *肌肉的募集* 同时投入收缩的运动单位数量越大，肌力也越大，这称为肌肉的募集。肌肉募集受中枢神经系统功能状态的影响，当运动神经发出的冲动强度大时动员的运动单位就多，当运动神经冲动的频率高时激活的运动单位也多。如果运动中枢兴奋过程的强度适当加强，可动员肌肉中较多的运动单位参加工作，加强肌肉的收缩强度。

3. *肌肉的初长度* 肌肉收缩前的长度称为肌肉的初长度。在一定生理范围内，肌肉初长度越长，收缩时发挥的力量越大。

此外，肌纤维走向与肌腱长轴的关系、骨关节的杠杆效率等也会对肌力产生影响。

（五）肌力检查

肌力检查方法可分为徒手肌力检查（manual muscle testing，MMT）和器械检查两大类。

1. *徒手肌力检查* MMT是检查者用自己的双手，凭借自身的技能和判断力，按照一定的标准，通过观察肢体主动运动的范围和感觉肌肉收缩的力量，来判断肌力是否正常及其等级的一种检查方法。它只能表明肌力的大小，不能代表肌肉收缩的耐力，且它的定量分级标准比较粗略，存在测试者主观评价的误差。

（1）评定标准：目前，国际上普通应用的徒手肌力检查方法是1916年由美国哈佛大学的矫形外科学教授Robert Lovett提出。检查时，根据受检肌肉或肌群的功能，让患者处于不同的受检体位，然后嘱患者分别在减重、抗重力或抗阻力的条件下做一定的动作，按照动作的活动范围及抗重力或抗阻力情况，将肌力分为0～5级。1936年，英国治疗师Henry和Flerence创立了一种肌力百分数分级的方法，根据抗重力或抗阻力时运动的幅度将肌力从0～100%分为6级，与Lovett的分级法相对应（表2-4）。

**表2-4 Lovett分级法与Kendall百分数分级法**

| 级别 | 名　称 | 标　　准 | 相当正常肌力的百分数(%) |
|---|---|---|---|
| 0 | 零(zero,O) | 无肌肉收缩 | 0 |
| 1 | 微弱(trace,T) | 有轻微收缩，但不能引起关节运动 | 10 |
| 2 | 差(poor,P) | 在减重状态下能做关节全范围运动 | 25 |
| 3 | 尚可(fair,F) | 能抗重力做关节全范围运动，但不能抗阻力 | 50 |
| 4 | 良好(good,G) | 能抗重力和抗一定阻力运动 | 75 |
| 5 | 正常(normal,N) | 能抗重力和抗充分阻力运动 | 100 |

1983年，英国医学研究委员会（Medical Research Council）在Lovett肌力分级基础上进一步细分，如被测的肌力比某级稍强时，可以在此级右上角加“＋”，稍差时则在右上角加“－”，以补分级不足。若检查时有痉挛加“S”或“SS”（S～Spasticity），如有挛缩可加“C”或“CC”（C～

Contracture)，以表示该肢体有特殊情况。

(2) 检查方法：以下内容主要参考1998年卫生部医政司编写的《中国康复医学诊疗规范》，人体主要肌肉的徒手检查方法如下。

1) 三角肌前部、喙肱肌

3级、4级、5级：坐位，肩内旋，屈肘，掌心向下，阻力加于上臂远端。无阻力下完成肩关节全范围前屈活动者为3级，对抗中等阻力者为4级，对抗较大阻力者为5级。

2级：向对侧侧卧位，受检上肢置于滑板上，可主动完成肩前屈活动。

1级与0级：仰卧位，试图前屈肩关节时能触及肌肉收缩者为1级，触及不到者为0级。

2) 三角肌后部、大圆肌、背阔肌

3级、4级、5级：俯卧位，肩伸展30°～40°，阻力加于上臂远端。无阻力下完成肩关节全范围后伸活动者为3级，对抗中等阻力者为4级，对抗较大阻力者为5级。

2级：向对侧侧卧位，受检上肢放于滑板上，肩关节可主动伸展。

1级与0级：俯卧位，试图后伸肩关节时可触及大圆肌、背阔肌收缩者为1级，触及不到者为0级。

3) 三角肌中部、冈上肌

3级、4级、5级：坐位，屈肘，肩外展至90°，阻力加于上臂远端。无阻力下完成肩关节全范围外展活动者为3级，能对抗中等阻力者为4级，对抗较大阻力者为5级。

2级：仰卧位，上肢放于滑板上，肩关节可主动外展。

1级与0级：仰卧位，试图肩关节外展时可触及三角肌收缩者为1级，触及不到者为0级。

4) 冈下肌、小圆肌

3级、4级、5级：俯卧位，肩外展，屈肘，前臂在床缘外下垂，阻力加于前臂远端。无阻力下完成肩关节全范围外旋活动者为3级，能对抗中等阻力者为4级，对抗较大阻力者为5级。

2级：俯卧位，上肢在床缘外下垂，肩关节可主动外旋。

1级与0级：体位同上，试图肩关节外旋时在肩胛骨外缘可触及肌收缩为1级，触及不到者为0级。

5) 肩胛下肌、大圆肌、胸大肌、背阔肌

3级、4级、5级：俯卧位，肩外展，屈肘，前臂在床缘外下垂，阻力加于前臂远端。无阻力下完成肩关节全范围内旋活动者为3级，能对抗中等阻力者为4级，对抗较大阻力者为5级。

2级：俯卧位，上肢在床缘外下垂，肩关节可主动内旋。

1级与0级：体位同上，试图肩关节内旋时在腋窝前、后壁可触及相应肌肉收缩者为1级，触及不到者为0级。

6) 肱二头肌、肱肌、肱桡肌

3级、4级、5级：坐位，上肢自然下垂，前臂旋后(测肱二头肌)或旋前(测肱肌)或中立位(测肱桡肌)，阻力加于前臂远端。无阻力下完成肘关节全范围屈曲活动者为3级，能对抗中等阻力者为4级，对抗较大阻力者为5级。

2级：坐位，肩外展，上肢放于滑板上，肘关节可主动屈曲。

1级与0级：体位同上，试图肘关节屈曲时可触及相应肌肉收缩者为1级，触及不到者为0级。

7）肱三头肌、肘肌

3级、4级、5级：俯卧位，肩外展，屈肘，前臂在床缘外下垂，伸肘关节，阻力加于前臂远端。无阻力下完成肘关节全范围伸展活动者为3级，能对抗中等阻力者为4级，对抗较大阻力者为5级。

2级：坐位，肩关节外展，上肢放在滑板上，肘关节可主动伸展。

1级与0级：体位同上，试图肘关节伸展时可触及肱三头肌收缩者为1级，触及不到者为0级。

8）肱二头肌、旋后肌

3级、4级、5级：坐位，屈肘90°，前臂置于旋前位，握住腕部施加反方向阻力。无阻力下完成前臂旋后活动者为3级，能对抗中等阻力者为4级，对抗较大阻力者为5级。

2级：俯卧位，肩外展，前臂在床缘外下垂，前臂可主动旋后。

1级与0级：体位同上，试图前臂旋后时可于前臂上端桡侧触及肌收缩者为1级，触及不到者为0级。

9）旋前圆肌、旋前方肌

3级、4级、5级：坐位，屈肘90°，前臂置于旋后位，握住腕部施加反向阻力。无阻力下完成前臂旋前活动者为3级，能对抗中等阻力者为4级，对抗较大阻力者为5级。

2级：俯卧位，肩外展，前臂在床缘外下垂，前臂可主动旋前。

1级与0级：体位同上，试图前臂旋前时可在肘下、腕上触及肌收缩者为1级，触及不到者为0级。

10）尺侧腕屈肌

3级、4级、5级：向同侧侧卧位，肘屈，前臂旋后，腕关节向掌侧屈并向尺侧偏，阻力加于小鱼际。无阻力下完成腕关节全范围掌屈及尺偏活动者为3级，能对抗中等阻力者为4级，对抗较大阻力者为5级。

2级：向同侧侧卧位，肘屈，前臂旋后45°，试图腕关节掌屈及尺偏时可见大幅度腕关节掌屈及尺侧偏活动。

1级与0级：向同侧侧卧位，肘屈，试图腕关节掌屈及尺偏时可触及其止点活动者为1级，触及不到者为0级。

11）桡侧腕屈肌

3级、4级、5级：坐位，前臂旋后，腕关节向掌侧屈并向桡偏，阻力加于大鱼际。无阻力下完成腕关节全范围掌屈及桡偏活动者为3级，能对抗中等阻力者为4级，对抗较大阻力者为5级。

2级：坐位，前臂旋前45°，试图腕关节掌屈及桡偏时可见大幅度腕关节掌屈及桡偏活动。

1级与0级：坐位，前臂旋前45°，试图腕关节掌屈及桡偏时可触及其止点活动者为1级，触不到者为0级。

12）尺侧腕伸肌

3级、4级、5级：坐位，前臂旋前，阻力加于掌背尺侧。无阻力下完成腕关节全范围背伸并向尺偏活动者为3级，能对抗中等阻力者为4级，对抗较大阻力者为5级。

2级：坐位，前臂旋前45°，试图腕关节背伸及尺偏时可见大幅度腕关节背伸及尺偏。

1 级与 0 级：坐位，前臂旋前 45°，试图腕关节背伸及尺偏时可触及其止点活动为 1 级，触不到者为 0 级。

13）桡侧腕长、短伸肌

3 级、4 级、5 级：坐位，前臂旋前，腕关节背伸并向桡偏，阻力加于掌背桡侧。无阻力下完成腕关节全范围背伸及桡偏活动者为 3 级，能对抗中等阻力者为 4 级，对抗较大阻力者为 5 级。

2 级：前臂旋后 45°，试图腕关节背伸及桡偏时可见大幅度腕关节背伸及桡偏。

1 级与 0 级：坐位，前臂旋后 45°，试图腕关节背伸及桡偏时可触及其止点活动者为 1 级，触不到者为 0 级。

14）指总伸肌

3 级、4 级、5 级：伸掌指关节并维持指骨间关节屈曲，阻力加于手指近节背面。无阻力下完成掌指关节伸展活动者为 3 级，能对抗中等阻力者为 4 级，对抗较大阻力者为 5 级。

2 级：前臂中立位，手掌垂直时掌指关节可主动伸展。

1 级与 0 级：试图伸掌指关节时可触及掌背肌腱活动者为 1 级，触不到者为 0 级。

15）指浅屈肌

3 级、4 级、5 级：阻力加于手指中节掌侧。无阻力下完成近端指骨间关节屈曲活动者为 3 级，能对抗中等阻力者为 4 级，对抗较大阻力者为 5 级。

2 级：有一定的近端指骨间关节屈曲活动。

1 级与 0 级：屈近端指骨间关节时可在手指近节掌侧触及肌腱活动者为 1 级，触不到者为 0 级。

16）指深屈肌

3 级、4 级、5 级：固定近端指骨间关节，屈远端指骨间关节，阻力加于手指末节指腹。无阻力下完成远端指骨间关节屈曲活动者为 3 级，能对抗中等阻力者为 4 级，对抗较大阻力者为 5 级。

2 级：有一定的远端指骨间关节屈曲活动。

1 级与 0 级：屈远端指骨间关节时可在手指中节掌侧触及肌腱活动者为 1 级，触不到者为 0 级。

17）拇收肌

3 级、4 级、5 级：拇指伸直，从外展位内收，阻力加于拇指尺侧。无阻力下完成拇指内收动作者为 3 级，能对抗中等阻力者为 4 级，对抗较大阻力者为 5 级。

2 级：有一定的拇指内收动作。

1 级与 0 级：内收拇指时可于第一、第二掌骨间触及肌肉活动者为 1 级，触不到者为 0 级。

18）拇长、短展肌

3 级、4 级、5 级：拇指伸直，从内收位外展，阻力加于拇指桡侧。无阻力下完成拇指外展动作者为 3 级，能对抗中等阻力者为 4 级，对抗较大阻力者为 5 级。

2 级：有一定的拇指外展动作。

1 级与 0 级：外展拇指时可于桡骨茎突远端触及肌腱活动者为 1 级，触不到者为 0 级。

19）拇短屈肌

3 级、4 级、5 级：手心向上，拇指掌指关节屈曲，阻力加于拇指近节掌侧。无阻力下完成拇指屈曲动作者为 3 级，能对抗中等阻力者为 4 级，对抗较大阻力者为 5 级。

2 级:有一定的拇指屈曲动作。

1 级与 0 级:屈拇指时于第一掌骨掌侧触及肌肉活动者为 1 级,触不到者为 0 级。

20) 拇短伸肌

3 级、4 级、5 级:手心向下,拇指掌指关节伸展,阻力加于拇指近节背侧。无阻力下完成拇指伸展动作者为 3 级,能对抗中等阻力者为 4 级,对抗较大阻力者为 5 级。

2 级:有一定的拇指伸展动作。

1 级与 0 级:伸拇指时于第一掌骨背侧触及肌腱活动者为 1 级,触不到者为 0 级。

21) 拇长屈肌

3 级、4 级、5 级:手心向上,固定拇指近节,屈指骨间关节,阻力加于拇指远节指腹。无阻力下完成拇指指骨间关节屈曲动作者为 3 级,能对抗中等阻力者为 4 级,对抗较大阻力者为 5 级。

2 级:有一定的拇指指骨间关节屈曲动作。

1 级与 0 级:屈拇指时于拇指近节掌侧触及肌腱活动者为 1 级,触不到者为 0 级。

22) 拇长伸肌

3 级、4 级、5 级:手心向下,固定拇指近节,伸指骨间关节,阻力加于拇指远节背侧。无阻力下完成拇指指骨间关节伸展动作者为 3 级,能对抗中等阻力者为 4 级,对抗较大阻力者为 5 级。

2 级:有一定的拇指指骨间关节伸展动作。

1 级与 0 级:伸拇指时于拇指远节背侧触及肌腱活动者为 1 级,触不到者为 0 级。

23) 髂腰肌

3 级、4 级、5 级:仰卧位,小腿悬于床缘外,屈髋,阻力加于股骨远端前面。无阻力下完成主动屈髋关节动作者为 3 级,能对抗中等阻力者为 4 级,对抗较大阻力者为 5 级。

2 级:向同侧侧卧,托住对侧下肢,可主动屈髋关节。

1 级与 0 级:侧卧位,试图屈髋关节时于腹股沟上缘可触及肌肉活动者为 1 级,触不到者为 0 级。

24) 臀大肌、腘绳肌

3 级、4 级、5 级:俯卧位,屈膝(测臀大肌)或伸膝(测腘绳肌),髋关节伸 10°～15°,阻力加于股骨远端后面。无阻力下完成主动伸髋关节动作者为 3 级,能对抗中等阻力者为 4 级,对抗较大阻力者为 5 级。

2 级:向同侧侧卧,托住对侧下肢,可主动伸髋关节。

1 级与 0 级:侧卧位,试图伸髋关节时于臀部及坐骨结节下方可触及肌肉活动者为 1 级,触不到者为 0 级。

25) 大、长、短收肌和股薄肌、耻骨肌

3 级、4 级、5 级:向同侧侧卧,两腿伸直,托住对侧下肢,阻力加于股骨远端内侧。无阻力下完成主动髋关节内收动作者为 3 级,能对抗中等阻力者为 4 级,对抗较大阻力者为 5 级。

2 级:仰卧位,分腿 30°,下肢放于滑板上可主动内收髋关节。

1 级与 0 级:仰卧位,分腿 30°,试图髋关节内收时于股内侧部可触及肌肉活动者为 1 级,触不到者为 0 级。

26) 臀中、小肌,阔筋膜张肌

3 级、4 级、5 级:向对侧侧卧,对侧下肢半屈,阻力加于股骨远端外侧。无阻力下完成髋关节外展动作者为 3 级,能对抗中等阻力者为 4 级,对抗较大阻力者为 5 级。

2 级:仰卧位,下肢放于滑板上可主动外展髋关节。

1 级与 0 级:仰卧位,试图髋关节外展时于大转子上方可触及肌肉活动者为 1 级,触不到者为 0 级。

27) 股方肌,梨状肌,臀大肌,上、下孖肌,闭孔内、外肌

3 级、4 级、5 级:仰卧位,小腿在床缘外下垂,阻力加于小腿下端内侧。无阻力下完成髋关节外旋动作者为 3 级,能对抗中等阻力者为 4 级,对抗较大阻力者为 5 级。

2 级:仰卧位,腿伸直,可主动外旋髋关节。

1 级与 0 级:仰卧位,腿伸直,试图髋关节外旋时于大转子上方可触及肌肉活动者为 1 级,触不到者为 0 级。

28) 臀小肌、阔筋膜张肌

3 级、4 级、5 级:仰卧位,小腿在床缘外下垂,阻力加于小腿下端外侧。无阻力下完成髋关节内旋动作者为 3 级,能对抗中等阻力者为 4 级,对抗较大阻力者为 5 级。

2 级:仰卧位,腿伸直,可主动内旋髋关节。

1 级与 0 级:仰卧位,腿伸直,试图髋关节内旋时于大转子上方可触及肌活动者为 1 级,触不到者为 0 级。

29) 股二头肌、半腱肌、半膜肌(三者合称腘绳肌)

3 级、4 级、5 级:俯卧位,阻力加于小腿下端后侧。无阻力下完成膝由伸直位到屈曲位动作者为 3 级,能对抗中等阻力者为 4 级,对抗较大阻力者为 5 级。

2 级:向同侧侧卧,托住对侧下肢,可主动屈膝。

1 级与 0 级:俯卧位,试图屈膝时可于腘窝两侧触及肌腱活动者为 1 级,触不到者为 0 级。

30) 股四头肌

3 级、4 级、5 级:仰卧位,小腿在床缘外下垂,阻力加于小腿下端前侧。无阻力下完成伸膝动作者为 3 级,能对抗中等阻力者为 4 级,对抗较大阻力者为 5 级。

2 级:向同侧侧卧,托住对侧下肢,可主动伸膝。

1 级与 0 级:仰卧位,试图伸膝时可触及髌韧带活动者为 1 级,触不到者为 0 级。

31) 腓肠肌、比目鱼肌

3 级、4 级、5 级:俯卧位,伸膝(测腓肠肌)或屈膝(测比目鱼肌),阻力加于足跟。无阻力下完成踝关节跖屈动作者为 3 级,能对抗中等阻力者为 4 级,对抗较大阻力者为 5 级。

2 级:侧卧位,踝关节可主动跖屈。

1 级与 0 级:侧卧位,试图踝关节跖屈时可触及跟腱活动者为 1 级,触不到者为 0 级。

32) 胫前肌

3 级、4 级、5 级:坐位,小腿下垂,阻力加于足背内缘。无阻力下完成踝关节背屈并足内翻动作者为 3 级,能对抗中等阻力者为 4 级,对抗较大阻力者为 5 级。

2 级:侧卧位,可主动完成踝关节背屈、足内翻。

1 级与 0 级:仰卧位,试图踝关节背屈、足内翻时可触及其活动者为 1 级,触不到者为 0 级。

33) 胫后肌

3 级、4 级、5 级:向同侧侧卧,足在床缘外,阻力加于足内缘。无阻力下完成足内翻并踝关节跖屈动作者为 3 级,能对抗中等阻力者为 4 级,对抗较大阻力者为 5 级。

2 级:仰卧位,可主动完成踝关节跖屈、足内翻。

1 级与 0 级:仰卧位,试图足内翻并踝关节跖屈时于内踝后方可触及腱活动者为 1 级,触不到者为 0 级。

34) 腓骨长、短肌

3 级、4 级、5 级:向对侧侧卧,阻力加于足外缘。无阻力下完成足外翻动作并踝关节跖屈动作者为 3 级,能对抗中等阻力者为 4 级,对抗较大阻力者为 5 级。

2 级:仰卧位,可主动完成踝关节跖屈、足外翻。

1 级与 0 级:仰卧位,试图足外翻并踝关节跖屈时于外踝后方可触及腱活动者为 1 级,触不到者为 0 级。

35) 趾长、短屈肌

3 级、4 级、5 级:仰卧位,阻力加于足趾近节跖骨跖面。无阻力下完成屈趾动作者为 3 级,能对抗中等阻力者为 4 级,对抗较大阻力者为 5 级。

2 级:有主动屈趾活动。

1 级与 0 级:屈趾时于趾近节跖面可触及腱活动者为 1 级,触不到者为 0 级。

36) 趾长、短伸肌

3 级、4 级、5 级:仰卧位,阻力加于足趾近节跖骨背面。无阻力下完成伸足趾动作者为 3 级,能对抗中等阻力者为 4 级,对抗较大阻力者为 5 级。

2 级:仰卧位,有主动伸趾活动。

1 级与 0 级:仰卧位,伸趾时于足背可触及腱活动者为 1 级,触不到者为 0 级。

37) 跗趾长伸肌

3 级、4 级、5 级:坐位,固定跗趾近节,阻力加于跗趾近节背面。无阻力下完成伸跗趾动作者为 3 级,能对抗中等阻力者为 4 级,对抗较大阻力者为 5 级。

2 级:坐位,有主动伸跗趾活动。

1 级与 0 级:坐位,伸跗时于跗趾近节背侧可触及腱活动者为 1 级,触不到者为 0 级。

38) 斜方肌中部、大菱形肌

3 级、4 级、5 级:俯卧位,两臂稍抬起,阻力为将肩胛骨向外推。无阻力下完成肩胛骨内收动作者为 3 级,能对抗中等阻力者为 4 级,对抗较大阻力者为 5 级。

2 级:坐位,臂外展放于桌上,使肩胛骨主动内收时可见运动。

1 级与 0 级:坐位,臂外展放于桌上,试图使肩胛骨内收时可触及肌肉收缩者为 1 级,触不到者为 0 级。

39) 斜方肌下部

3 级、4 级、5 级:俯卧位,臂前伸、内旋,阻力为将肩胛骨向上外推。无阻力下完成肩胛骨内收及下移动作者为 3 级,能对抗中等阻力者为 4 级,对抗较大阻力者为 5 级。

2 级:俯卧位,臂前伸、内旋,试图使肩胛骨内收及下移时可见有肩胛骨内收及下移运动。

1 级与 0 级:俯卧位,臂前伸、内旋,试图使肩胛骨内收及下移时可触及斜方肌下部收缩者为 1 级,触不到者为 0 级。

40) 斜方肌上部、肩胛提肌

3 级、4 级、5 级:坐位,两臂垂于体侧,向下压的阻力加于肩锁关节上方。无阻力下完成耸肩动作者为 3 级，能对抗中等阻力者为 4 级，对抗较大阻力者为 5 级。

2 级：俯卧位，能主动耸肩。

1 级与 0 级：俯卧位，试图耸肩时可触及斜方肌上部收缩者为 1 级，触不到者为 0 级。

41）前锯肌

3 级、4 级、5 级：坐位，上臂前平举，屈肘，肘不伸，向后推的阻力加于肘部。无阻力下完成上臂向前移动动作者为 3 级，能对抗中等阻力者为 4 级，对抗较大阻力者为 5 级。

2 级：坐位，一臂向前放于桌上，上臂前伸时可见肩胛骨活动。

1 级与 0 级：坐位，一臂向前放于桌上，上臂前伸时在肩胛骨内缘可触及肌肉收缩者为 1 级，触不到者为 0 级。

42）斜角肌、颈长肌、头长肌、胸锁乳突肌

5 级：仰卧位，抬头屈颈，能对抗加于额部的较大阻力。

4 级：仰卧位，抬头屈颈，能对抗加于额部的中等阻力。

3 级：仰卧位，能抬头，不能对抗阻力。

2 级：侧卧位，托住头部时可屈颈。

1 级与 0 级：仰卧位，屈颈时可触及胸锁乳突肌收缩者为 1 级，触不到者为 0 级。

43）斜方肌、颈部竖脊肌

5 级：俯卧位，抬头时能对抗加于枕部的较大阻力。

4 级：俯卧位，能抬头并对抗中等阻力。

3 级：俯卧位，能抬头，不能对抗阻力。

2 级：侧卧位，托住头部时可仰头。

1 级与 0 级：俯卧位，抬头时触及肌肉活动者为 1 级，不能触及者为 0 级。

44）腹直肌

5 级：仰卧位，屈髋及膝关节，双手抱头后能坐起。

4 级：仰卧位，屈髋及膝关节，双手向前平举坐起。

3 级：仰卧位，屈髋及膝关节，能抬起头及肩胛部。

2 级：仰卧位，能屈颈、抬头。

1 级与 0 级：仰卧位，抬头时触及上腹部腹肌紧张者为 1 级，不能触及者为 0 级。

45）竖脊肌

5 级：俯卧位，胸以上在床缘外下垂 30°，固定下肢，抬起上身并能对抗较大阻力。

4 级：俯卧位，胸以上在床缘外下垂 30°，固定下肢，抬起上身并能对抗中等阻力。

3 级：俯卧位，胸以上在床缘外下垂 30°，固定下肢，能抬起上身，不能对抗阻力。

2 级：俯卧位，能抬头。

1 级与 0 级：俯卧位，抬头时触及其收缩者为 1 级，不能触及者为 0 级。

46）腹内斜肌、腹外斜肌

5 级：仰卧位，屈腿，固定下肢，双手抱颈后能在坐起同时向一侧转体。

4 级：仰卧位，屈腿，固定下肢，双手前平举时能坐起并转体。

3 级：仰卧位，能旋转上体至一肩离床。

2 级：坐位，双臂自然下垂，能大幅度转体。

1级与0级：坐位，试图转体时触及腹外斜肌收缩者为1级，不能触及者为0级。

(3) 注意事项

1) 如单侧肢体病变，应先检查健侧肢体同名肌的肌力，以便患侧与其比较。

2) 测试时应左右比较，尤其在4级和5级肌力难以鉴别时，更应做健侧的对比观察。

3) 肌力达4级以上时，所做抗阻力要连续施加，并保持与运动相反的方向。

4) 要选择适合的测试时机，疲劳时、运动后或饱餐后不宜进行。

5) 检查不同肌肉时需采取相应的检查体位。但是，为了方便患者，评定者应在完成一种体位时的所有肌力检查内容后再令患者变换体位，即根据体位来安排检查的顺序。

6) 肌力检查不适用于痉挛性麻痹及各种原因造成关节活动受限的患者。

7) 在施加阻力时应遵循下列原则：阻力方向与被检肌收缩方向相反；阻力施加在运动肢体的远端；施加阻力的时机应在运动范围中点和内侧之间；阻力大小应逐渐递增，以不阻止关节运动为限。

2. 器械肌力检查　当肌力超过3级时，为了进一步做较细致的定量评定，可用专门的设备进行检测。临床上目前常用的有握力计、捏力计、拉力计和等速测力器等。

(1) 握力：用握力计测定。握力计虽有多种型号，但所测结果一致，常用握力指数评定(握力指数：握力/体重×100)，高于50者为正常。检查时患者站立或坐位，上肢放在体侧，适当屈肘，前臂和腕关节呈中立位，避免用其他肌肉代偿。测试2～3次，取其最大值。两侧握力正常时右侧稍大于左侧，首次评定时应记录其差别，以供治疗后评定疗效时参考。

(2) 捏力：用拇指分别与其他手指指腹捏压捏力计测定捏力，其正常值约为握力的30%。

(3) 背肌力：用拉力计测定，以拉力指数评定(拉力指数：拉力/体重×100)。正常标准：男150～200，女100～150。注意腰部疾病患者易诱发腰痛或使症状加重。

(4) 四肢肌力：借助于牵引绳和滑轮装置，通过与肌力方向相反的重量来评定肌力。如测肘屈肌肌力时，牵引绳固定于腕部，绳的方向与前臂纵轴一致，通过固定的滑轮装置于其末端加重量，两者平衡时的最大重量即为肘屈肌的肌力。

(5) 等速肌力：肌肉在等速运动时以动力性收缩做全活动范围运动，带动仪器的杠杆绕其轴心做旋转运动。旋转的角速度预先设定，不施加速，运动只能以恒速进行。其优点是可提供最大肌力矩、肌肉爆发力、作功能力、功率和耐力等多方面数据，并可作肌肉神经控制的观察，是目前肌肉功能评定及肌肉力学特性研究的最佳方法。测试的具体方案很多，一般通过慢速测试检查肌力，通过快速测试检查肌肉耐力和功率。

(陈朝晖)

## 三、肌张力评定

肌张力(muscle tone)是指肌肉组织在静息状态下的一种不随意的、持续的、微小的收缩，是维持身体各种姿势和正常活动的基础。肌张力的产生主要取决于外周神经和中枢神经系统的支配情况，并与肌肉本身的收缩能力、弹性延展性有关。一旦这种支配情况发生改变，就可导致肌张力过强、过低或肌张力障碍等功能问题。因此，肌张力异常是中枢神经系统损伤或外周神经损伤的重要特征，肌张力的评定是中枢神经系统损伤后运动控制障碍评定的重要组成部分。

（一）肌张力的分类

1. 静止性肌张力　可在肢体静息状态下，通过观察肌肉外观、触摸肌肉的硬度、被动牵伸运动时肢体活动受限的程度及其阻力来判断。如正常情况下的坐、站时能维持正常肌张力的特征。

2. 姿势性肌张力　可在变换各种姿势的过程中，通过观察肌肉的阻力和肌肉的调整状态来判断。如正常情况下能协调地完成翻身、从坐到站等动作。

3. 运动性肌张力　可在完成某一动作的过程中，通过检查相应关节的被动运动阻力来判断。如做上肢前臂的被动屈曲、伸展运动，正常情况下感觉一定的弹性和轻度的抵抗感。

（二）肌张力异常

肌张力的水平可由于神经系统的损害而增高或降低。根据患者肌张力与正常肌张力水平的比较，可将肌张力异常分为肌张力增高、肌张力低下和肌张力紊乱。

1. 肌张力增高　肌张力增高指肌张力高于正常静息水平，分为痉挛和强直。

（1）痉挛（spasm）：是一种由牵张反射高兴奋性所致的，以速度依赖的紧张性牵张反射增强伴腱反射亢进为特征的运动障碍。在被动屈伸患者肢体时，起始阻力大，终末突然阻力减弱，又称折刀现象，为锥体系损害现象，常由锥体系障碍所致。痉挛的分布具有一些特点，如上肢易累及的肌群为屈肌群，下肢易累及的肌群为伸肌群。

（2）强直（rigidity）：亦称僵硬，无论做哪个方向的关节被动活动，对同一肌肉屈伸肢体时始终阻力增加，又称铅管样强直，常为锥体外系损害所致。

2. 肌张力低下　是指肌张力低于正常静息水平，对关节进行被动运动时感觉阻力明显减弱甚至消失的状态。见于脊髓损伤早期脊髓休克阶段，颅脑外伤、脑血管意外早期，周围神经损伤。

3. 肌张力紊乱（dystonia）　是一种以肌张力损害、持续的和扭曲的不自主运动为特征的运动功能亢进性障碍。

（三）肌张力的手法检查

1. 一般检查

（1）采集病史：病史在一定程度上可反映肌张力异常的发生频率与程度、受累的肌肉与数目、现在发作严重的程度与以往的比较、引发的原因等。肌张力异常频率或程度的增加可能是膀胱感染、尿路结石、急腹症或其他疾病导致的早期表现。

（2）视诊检查：作为最初的临床检查项目，评定者应特别注意患者肢体或躯体异常的姿态。如刻板样运动模式常表明存在肌张力异常，不自主的波动运动表明肌张力紊乱，而自动运动的减弱则表明肌张力低下。

（3）触诊检查：在患者完全静止、放松相关肢体的情况下触摸受检肌群，有助于判断肌张力情况。肌张力增高时肌腹丰满，弹性增高，触之较硬或坚硬，肌张力低下时肌肉松弛，肌腹塌陷，弹性减弱，触之软弱。

（4）反射检查：应注意检查患者腱反射（肱二头肌反射、肱三头肌反射、膝反射、跟腱反射）是否正常，有无亢进或减弱现象。

（5）被动运动检查：由评定者进行关节的被动关节活动度检查。根据评定者感受到的感觉来判断，体会其活动度和对运动抵抗时肌张力的变化。

(6) 摆动检查:以关节为中心做快速摆动运动,使主动肌和拮抗肌快速交替收缩,观察其摆动的振幅大小。肌张力低下时摆动振幅增大,肌张力增高时摆动振幅减小。

(7) 伸展性检查:检查肌肉缓慢伸展时能达到的最大伸展度。要两侧进行比较,如果一侧肢体伸展与另一侧相同部位伸展程度相比出现过伸位,提示肌张力下降。

2. 痉挛的评定

(1) 被动关节活动度检查法评定标准:做该检查时,最好从患者肌肉处于最短的位置开始,且速度要快(表 2-5)。

**表 2-5　痉挛的手法快速被动关节活动范围评定**

| 级　别 | 评　定　标　准 |
|---|---|
| 轻度 | 在 PROM 的后 1/4 出现阻力,即肌肉靠近它的最长位置时出现阻力 |
| 中度 | 在 PROM 的 1/2 时出现阻力 |
| 重度 | 在 PROM 开始的前 1/4 出现阻力,即肌肉在它最短的位置时出现阻力 |

(2) 改良的 Ashworth 分级法评定标准:见表 2-6。

**表 2-6　改良的Ashworth 分级法评定标准**

| 级别 | 肌张力程度 | 评　定　标　准 |
|---|---|---|
| 0 级 | 无痉挛 | 无肌张力的增加 |
| 1 级 | 肌张力轻微增加 | 进行 PROM 检查时,在 ROM 之末出现突然卡住然后释放,或出现最小阻力 |
| 1⁺ 级 | 肌张力轻度增加 | 进行 PROM 检查时,在 ROM 的后 50% 突然卡住,当继续 PROM 检查时始终有小的阻力 |
| 2 级 | 肌张力明显增加 | 在 PROM 检查的大部分范围内均觉肌张力增加,但受累部分的活动仍算容易 |
| 3 级 | 肌张力严重增高 | 进行 PROM 检查有困难 |
| 4 级 | 僵直 | 僵直于屈或伸的某一位置上,不能活动 |

3. 肌张力低下的评定

(1) 轻度:包括肌张力降低;肌力下降;把肢体放在可以下垂的位置并放下时,肢体只能短暂地抗重力,然后立即落下;仍能完成一定的功能活动。

(2) 中到重度:包括肌张力显著降低或消失;肌力 0 级或 1 级(徒手肌力检查);把肢体放在抗重力肢体,肢体立即落下,不能维持规定肢位;不能进行任何有功能的活动。

4. 肌张力评定的注意事项　除了神经-肌肉反射弧上的病变都可能导致肌张力的变化外,肌腱的挛缩、关节的强硬等都会影响肌张力的检查结果。肌张力的检查应在温暖的环境和舒适的体位下进行,让被测试者尽量放松。评定者活动患者肢体时,应以不同速度和幅度来回运动,并将两侧进行对比。

(陈朝晖)

## 四、平衡与协调功能评定

### (一) 平衡功能的评定

1. 概述　平衡(balance)是指人体所处的一种姿势或稳定状态,以及不论处在何种位置,当运动或受到外力作用时,能自动地调整并维持所需姿势的过程。当人体重心垂线偏离稳定的支撑面时，应能立即通过主动的或反射性的活动，使重心垂线返回到稳定的支撑面内，这种能力成为平衡能力。影响人体平衡能力的主要因素有重心高低、支撑面大小、稳定角、摩擦力。重心位置高则稳定度小，反之则稳定度大；支撑面大则稳定度大，支撑面小则稳定度小；稳定角指重力作用线与重心到支撑面边缘相应点连线的夹角，稳定角大则平衡的稳定度就大，反之则平衡的稳定度小；足底与支撑面的摩擦力也是影响平衡的因素之一。人体平衡能力的维持需要正常的肌力、肌张力、适当的感觉（包括躯体感觉系统、视觉系统和前庭系统）输入以及中枢神经系统的整合功能。

平衡反应是指当平衡改变时机体恢复原有平衡或建立新平衡的过程，是人体维持特定的姿势和运动的基本条件，是人体为恢复被破坏的平衡作出的保护性反应。平衡反应使人体在卧位、坐位、站立位均能保持稳定的状态或姿势，是一种自主反应，受大脑皮质的控制，属于高级水平的发育性反应。平衡反应可以通过训练获得，如运动员和舞蹈演员的平衡能力明显高于普通人群。人类通常在 6 个月形成俯卧位平衡反应，7～8 个月形成仰卧位和坐位平衡反应，9～12 个月形成蹲起反应，12～21 个月形成站立反应。除一般平衡反应外，还有两种特殊平衡反应，即保护性伸展反应和跨步及跳跃反应。保护性伸展反应是指当身体受到外力作用偏离原支撑点时，上肢和（或）下肢伸展，以支持身体防止摔倒。跨步及跳跃反应是指当外力使身体偏离支撑点时，身体顺着被推方向跨出一步，改变支撑点，建立新的平衡，以保护自己避免受到伤害。

平衡功能分为静态平衡和动态平衡。静态平衡是指人体在无外力作用下维持某种固定姿势的过程，即躯体在无倚靠下能坐稳或站稳，体重平均分配；动态平衡是指运动过程中调整和控制身体稳定性的能力，又可分为自动动态平衡和他动动态平衡。自动动态平衡是指人体在无外力作用下从一种姿势调整到另一种姿势的过程，即躯体能做各方向不同摆幅的摆动活动；他动动态平衡指人体在外力作用下调整姿势的过程。康复训练中患者的平衡能力一般达到三级平衡，静态平衡为一级平衡，自动动态平衡为二级平衡，他动动态平衡为三级平衡。

任何引起平衡功能障碍的疾患都有必要进行平衡功能的评定。临床常见疾患包括中枢神经损害，如脑外伤、脑血管意外、脊髓损伤等；耳鼻喉科疾病，如各种眩晕症；骨科疾病或损伤，如骨折及骨关节疾患；老年人、运动员、飞行员及宇航员等。

*2. 评定方法* ①静止状态下的平衡能力：能独自维持体位，在一定时间内对外界变化发生反应并做出必要的姿势调整，具备正常的平衡反应。②运动状态下的平衡能力：能精确地完成运动，并能完成不同速度的运动，包括加速和减速，运动后能回到初始位置，或保持新的体位平衡。③动态支撑面的平衡能力：当支撑面发生移动时能保持平衡，如在行驶的汽车或火车中行走。④姿势反射：当身体处在不同体位时，由于受到外力而发生移动，机体建立新平衡的反应时间和运动时间。

(1) 观察法：静态平衡功能评价可以在站立位或坐位进行，检查方法包括坐位、双腿站立、单腿站立、双脚前后站立、睁眼及闭眼站立。结果分析包括站立维持的时间和身体重心自发摆动或偏移的程度。

动态平衡功能评价包括稳定极限和重心主动转移能力的测定。稳定极限测定可在站立位和坐位进行，要求患者将身体尽可能地向前、后、左、右各个方向倾斜，当重心超出支持面范围时可诱发出保护性上肢伸展反应。测量方法可采用测量倾斜角度或测量支持面到身体最大倾斜度时重心位置的距离。重心主动转移能力的测定常通过观察功能活动，如站起、行走、转身、止步和起步等进行评价。

(2) 量表法:量表法评定时不需要专门的设备,应用方便,且可以进行定量的评分,临床应用十分普遍。平衡功能评定临床常用的量表主要有 Berg 平衡量表、上田平衡反应试验量表、Fugl-Meyer 平衡量表、脑卒中患者姿势评定量表等,以下主要介绍 Berg 平衡量表。

Berg 平衡量表是常用的标准化平衡功能评定量表,既可以评定被试对象在静态和动态下的平衡功能,也可以用来预测正常情况下摔倒的可能性。Berg 评定方法将平衡功能从易到难分为 14 项,满分 56 分,低于 40 分表明有摔倒的危险性,检查内容见表 2-7。

**表 2-7 Berg 平衡量表评定内容**

| 检查序号 | 评定内容 |
| --- | --- |
| 1 | 从坐位站起 |
| 2 | 无支持站立 |
| 3 | 无支持坐位 |
| 4 | 从站立位坐下 |
| 5 | 转移 |
| 6 | 无支持闭目站立 |
| 7 | 双脚并拢,无支持站立 |
| 8 | 站立时上肢向前伸展并向前移动 |
| 9 | 站立时从地面拾起物品 |
| 10 | 站立时转身向后看 |
| 11 | 转身 360° |
| 12 | 无支持站立时将一只脚放在凳子上 |
| 13 | 两脚一前一后站立 |
| 14 | 单腿站立 |

(3) 仪器评定法:平衡测试仪是近年来国际上发展较快的定量评定平衡能力的一种测试仪器。这类仪器采用高精度的压力传感器和电子计算机技术,整个系统由受力平台、显示器、电子计算机及专用软件构成。通过系统控制和分离各种感觉信息的输入来评定躯体感觉、视觉、前庭系统对于平衡及姿势控制的作用与影响,其结果以数据与图的形式显示。要能精确地测量人体重心位置、移动的面积和形态,既评定平衡功能障碍或病变的部位和程度,又评定康复治疗的效果,也可用作平衡训练。

平衡测试仪的评定包括静态平衡测试和动态平衡测试。静态平衡测试是定量评定静态站立的平衡功能,在睁眼、闭眼、外界视动光的刺激下测定人体重心平衡状态,主要参数包括重心位置、重心移动路径总长度和平均移动速度、左右向和前后向重心位移平均速度、重心摆动功率谱等。动态平衡测试是分别通过有效运用视觉、前庭和躯体感觉的输入和对不准确的挑战性的信息进行抑制或代偿来测试人体维持平衡能力的一项检查。被试者以躯体运动反应跟踪计算机荧光屏上的视觉目标,保持重心平衡;或在被测试者无意识的状态下,支撑面突然发生移动,了解机体感觉和运动器官对外界环境变化的反应以及大脑感知觉的综合能力。

(二) 协调运动的评定

1. 概述　协调运动是指人体产生平稳、准确、有控制的运动能力,它要求有适当的速度、距离、方向、节奏和肌力。协调是完成精细运动和技能动作的必要条件,也是姿势控制和每日日常活动所必须具有的基本条件。通常将协调运动分为粗大运动和精细运动两类，粗大运动包括大肌群参与的身体姿势、平衡及肢体运动，精细运动为小肌群参与的动作。中枢神经系统中参与协调运动控制的部位主要有小脑、基底节、脊髓后索。

协调运动障碍又称共济失调，根据中枢神经系统不同的病变部位分为小脑功能不全的协调运动障碍、基底节功能不全的协调运动障碍、脊髓后索功能不全的协调运动障碍。小脑病变影响精细协调及对距离的判断力，造成步态、姿势和运动方式异常，表现为辨距不良、意向性震颤、姿势性震颤、轮替运动障碍、运动分律。基底节病变主要引起运动不正常和肌张力的改变，表现为静止性震颤、运动不能、手足徐动、偏身舞蹈症、肌张力紊乱。脊髓后索病变时本体觉和辨别性触觉的信息不能传入大脑皮质，表现为闭眼站立时身体摇晃倾斜，易跌倒，步态异常，如步态摇摆不定、步距不等、两脚分开较宽、高抬腿、落地有声、走路看脚，以及辨距不良、不能准确摆放四肢位置。

2. 协调运动的评定　协调运动通常从交替和交互运动、协调功能、精细运动、固定或维持肢体、维持平衡和姿势五方面进行评价。依次检测运动是否直接、精确、容易反向做；完成动作的时间是否正常；增加速度是否影响运动质量；进行活动时有无身体无关的运动；不看时是否影响活动质量；是否有身体的近侧、远侧或一侧更多地参与活动；患者是否很快感到疲劳。常用的检查方法如下。

(1) 指鼻试验：患者由肩外展 90°、肘伸展开始，屈肘，用示指指尖接触自己的鼻尖，然后以不同的方向、速度、睁眼、闭眼重复进行，并两侧比较。

(2) 指指试验：评定者与患者相对而坐，将示指放在患者面前，让其用示指去接触评定者的示指。评定者通过改变示指的位置来评定被测试对象对方向、距离改变的应变能力。

(3) 轮替试验：患者双手张开，一手向上，另一手向下，交替转动；也可以一侧手在对侧手背上交替转动。

(4) 示指对指试验：患者由双肩外展 90°、伸肘开始，再向中线运动，双手示指相对。

(5) 拇指对指试验：患者拇指依次与其他四指相对，速度可以由慢渐快。

(6) 握拳试验：患者双手握拳、伸开，可以同时进行或交替进行，速度可以逐渐增快。

(7) 拍膝试验：患者一侧用手掌拍膝，对侧握拳拍膝；或一侧手掌在同侧膝盖上做前后移动，对侧握拳在膝盖上做上下运动。

(8) 旋转试验：肘关节屈曲 90°，并将上肢紧紧固定于身体，让患者前臂交替旋前、旋后，可逐渐加快速度。

(9) 反弹试验：患者屈肘，评定者给予足够的阻力产生肱二头肌的等长收缩，突然去掉阻力，正常时肱三头肌将收缩以阻止肢体的运动。异常现象是肢体过度回弹，见于小脑损伤患者。

(10) 拍地试验：患者足跟触地，脚尖抬起做拍地动作，可以双脚同时或分别做。

(11) 足跟至膝、足跟至足趾交替：患者仰卧位，用一侧的足跟交替接触对侧的膝和踇趾。

(12) 跟膝胫试验：仰卧位，抬起一侧下肢，先将足跟放在对侧下肢的膝盖上，再沿着胫骨前缘向下推移。

(13) 足趾触评定者手指：患者仰卧位，让患者用踇趾接触评定者的手指，评定者可以变换手指的位置，以评定患者变换方向和判断距离的能力。

(14) 固定或保持肢体位置：包括上肢坠落试验和下肢坠落试验。上肢坠落试验，即患者取坐位或立位，评定者使其上肢向前保持水平位，突然松手，观察肢体坠落情况。下肢坠落试验，即患者取仰卧位，屈膝，足跟着床，评定者突然松手，观察肢体坠落情况。

(15) 划一个圆圈：让患者用上肢或下肢在空中划一个想像的圆圈。

（李　霞）

## 五、步态分析

步态是一个人的行走模式，即行走时的表现形式。正常人步态是通过骨盆、髋、膝、踝和足趾部一系列活动完成的，躯干则基本保持在两足之间的支撑面上。正常步态是平稳、协调、有节律、两腿交替地进行，它有赖于中枢神经系统及骨骼肌肉系统的正常、协调工作。四肢、躯干、神经调节系统或某些全身性的疾病都能影响一个人的步态和行走功能。

步态分析(gait analysis)是利用力学的概念、分析手段和人体解剖学、生理学知识对人体行走的功能状态进行对比分析的一种生物力学研究方法。在临床工作中，用步态分析的数据与曲线鉴别、评定肢体伤残的程度，为制订康复计划提供客观依据；对行走功能异常或致残的机制进行深入研究，从生物力学的角度提出针对性的治疗方案；进行康复训练前后的步态对比检查，以评定康复治疗的效果；进行安装假肢、支具前后的步态对比，评定其效果。

### (一) 步行周期与基本参数

1. 步行周期　人在行走时，从一侧足跟着地到该侧足跟再次着地为止称为一个步行周期。在一个步行周期中，每侧下肢都要经历一个支撑相(站立相)和摆动相(迈步相)。支撑相是指一侧下肢足跟着地到同侧足尖离地的阶段，一般占整个步行周期的 60%。摆动相是指从一侧下肢的足尖离地到同侧足跟着地的阶段，一般占整个步行周期的 40%。支撑相与摆动相比例约为 6∶4。一条腿与地面接触并负重时称单支撑期。在一个步行周期中，当一侧下肢完成足跟抬起到足尖向下蹬踏离开地面的时期内，另一侧下肢同时进行足跟着地和全足底着地动作，产生了双足同时着地的阶段，称为双支撑期。双支撑期一般占整个步行周期的 20%，一个步行周期中出现两次双支撑期。此阶段的长短与步行速度有关，速度越快，双支撑相越短。当走变为跑时，双支撑相变为零，这点是区别走和跑的重要标志，是竞走比赛时判定犯规的唯一标准。支撑相和摆动相又可根据经历过程分别分为若干时期。美国加利福尼亚州 Rancho Los Amigos 康复医院的步态分析实验室提出了 RLA 步态时相分期方法(表 2-8)。

**表 2-8　RLA 步态分期**

| 时相 | 分期 | 定义 |
|---|---|---|
| 支撑相 | 首次着地<br>(initial contact) | 足跟或足底的其他部位第一次接触地面的瞬间，是支撑相的起始点 |
| | 承重反应期<br>(loading response) | 一侧足跟着地后到对侧下肢足趾离地的一段时间 |
| | 支撑中期<br>(mid-stance) | 从对侧下肢离地到躯干位于该侧(支撑)腿正上方的一段时间 |
| | 支撑末期<br>(interminal stance) | 从支撑腿足跟离地到对侧下肢足跟着地的一段时间 |
| | 摆动前期<br>(pre-swing) | 从对侧下肢足跟着地到支撑腿足趾离地之前的一段时间 |

（续表）

| 时相 | 分期 | 定义 |
| --- | --- | --- |
| 摆动相 | 摆动初期<br>(early swing) | 从支撑腿离地到该腿膝关节达到最大屈曲的一段时间 |
| | 摆动中期<br>(mid-swing) | 从膝关节最大屈曲摆动到小腿与地面垂直的一段时间 |
| | 摆动末期<br>(terminal swing) | 从与地面垂直的小腿向前摆动到该侧足跟再次着地之前的一段时间 |

2. 基本参数

(1) 步长：行走时一侧脚跟着地到紧接着的对侧脚跟着地所行进的距离称为步长，以厘米为单位表示。正常人平地行走，一般步长为 50～80 cm。步长与身高有关，身材愈高，步长愈大。

(2) 步幅：行走时一侧脚跟着地到该侧脚跟再次着地所行进的距离称为步幅，又称跨步长，以厘米为单位表示。其大小一般为单步长的 2 倍，为 100～160 cm。

(3) 步频：单位时间内行走的步数称为步频，又称步调，以步数/分（步数/min）表示。正常人平常步频为 95～125 步/min。

(4) 步速：单位时间内行走的距离称为步速，以米/秒（m/s）表示。健全人自然步速约为 1.2 m/s。步行速度与步幅、步频相关，步幅增加，步频加快，步行速度亦加快，反之亦然。

(5) 步宽：是指左、右两足心间的横向距离，通常以足跟中点为测量点。步宽越窄，步行的稳定性愈差。

(6) 足偏角：指贯穿整个足底的中心线与前进方向所形成的夹角。

(二) 步态分析方法

步态分析一般分为定性分析法和定量分析法。

1. 定性分析法　步态的定性分析法是临床中常用的步态检查方法。此方法通常采用目测观察患者行走过程，然后根据所得印象或逐项评定结果，通过与正常步态进行比较，作出步态分析的结论。

(1) 分析步骤：步态的定性分析应该在详细了解患者的病史和体格检查的基础上进行，有助于诊断和鉴别诊断。

1) 了解病史：了解病情，获知有关疼痛、肌无力、关节病变等方面的问题，以及既往神经系统或骨关节疾患病史等。

2) 体格检查：体格检查包括与行走有关的身体各部位的肌力、关节活动度、肌张力、本体感觉以及周围神经的检查，有助于对步态障碍的发生原因进行鉴别诊断。

3) 步态观察：总结、分析异常步态的原因。

(2) 观察的方法和内容：进行检查时，嘱患者以自然、习惯的姿势和速度来回步行数次，评定者从前方、后方和侧方反复观察。注意观察：①步态的总体情况，包括步行节奏、对称性、流畅性、速度、骨盆的运动、重心的转换、上下肢的摆动等。②识别步行周期的时相与分期的特点，如首次着地的方式、支撑中期足跟是否着地、摆动相是否足拖地等。③观察身体各部位的情况和踝关节、足趾、膝关节、髋关节、躯干、骨盆、肩及头颈部在步行周期中不同时期的变化是否正常，如头的位置，肩的位置，髋、膝、踝关节的稳定，足跟着地、足尖离地时足的状况，疼痛，疲劳等。也可将上述观察项目设计成评定表格，供评定时记录。

2. 定量分析法　定量分析法是借助专门设备对步态进行运动学和动力学的分析。所用设备可以是卷尺、秒表、测角器等简单测量工具加上能留下足印的相应设备，也可以利用肌电图、录像或高速摄影等设备，还可用电子量角器、测力板或测力台、步态分析系统等专门设备来分析步态。步态的定量分析能够为制订治疗计划和评定治疗效果、检查医疗质量提供客观数据。

步态的定量分析包括运动学分析和动力学分析。运动学分析是一种描述性的定量分析，所得结果反映了患者的步态特征，包括步态的距离测量，如步长、跨步长、步宽、足夹角；步态的时间测量，如步频、步行速度、步行周期时间等；步行中各关节角度的变化、肢体的运动速度等。动力学分析是指对步态进行时有关力的分析，如人体重力和反作用力、关节力矩、肌肉活动等，以及人体代谢性能量与机械能转换、守恒等的分析。

（三）临床常见异常步态

正常人的行走能力体现了神经系统、肌肉骨骼系统、生理支持系统之间的整合以及在功能上相互依赖的关系，上述任何一个系统损伤所致的运动功能障碍均可表现为异常步态。引起异常步态的原因包括关节活动受限、活动或承重时疼痛、肌肉软弱无力、感觉障碍、协调运动丧失、截肢后、中枢神经系统损伤后有关的肌肉活动障碍等。

1. 减痛步态　疼痛可以影响运动功能。患者通常为了避免疼痛而尽量减少活动，久之导致关节活动能力下降。一侧下肢疼痛时常出现逃避疼痛的减痛步态，其特点为患侧支撑相时间缩短，减少患肢负重，步幅变短，步速下降。髋关节疼痛时，患肢的支撑相缩短，对侧肢支撑相延长，躯干侧方移动度增大，患侧呈外展屈曲位，步幅缩短，又称短促步。膝关节疼痛时，膝关节屈曲，以足趾着地行走。

2. 偏瘫步态　偏瘫步态指一侧肢体正常，而另一侧肢体因各种疾病造成瘫痪所形成的步态。其典型特征为：①足下垂、内翻。足下垂是由于小腿三头肌痉挛、踝关节跖屈造成的。行走时先是足尖或足的外侧着地，然后全足着地。它有稳定性差、推进力量弱、摆动期足尖托地、易跌倒等特点。②膝反张步态。膝伸展力弱，膝关节保持在伸展位；当足下垂时骨盆后倾，躯干前屈，也引起膝伸展位。③划圈步态。足下垂时，为了使患侧下肢向前迈步，避免足部拖地，患侧骨盆代偿性抬高，髋关节外展、外旋，使患侧下肢经外侧划一个半圆弧向前迈出。

3. 剪刀步态　由于髋关节内收肌痉挛，行走时摆动相下肢向前内侧迈出，双膝内侧常相互摩擦碰撞，足尖着地，下肢呈交叉状态步行。交叉严重时，步行困难。

4. 短腿步态　患肢缩短达 2.5 cm 以上者，该侧着地时同侧骨盆下降导致同侧肩倾斜下降，对侧摆动腿髋、膝关节过度屈曲，踝关节过度背屈，出现斜肩步。如缩短超过 4 cm，则缩短下肢以足尖着地行走。

5. 共济失调步态　小脑及其传导通路受损可导致运动的协调性和精确性受到破坏。患者行走时，两上肢外展以保持平衡，两足间距过宽，高抬腿，足落地沉重；不能走直线，而呈曲线或呈“Z”形前进。因重心不易控制，故步行摇晃不稳，状如醉汉，又称酩酊步态或醉汉步态。前庭迷路型共济失调患者，当沿直线行走时向病变侧偏斜，闭目时明显；闭目踏步时方向也偏斜。

6. 无力步态

（1）臀大肌无力步态：臀大肌肌力减弱者，伸髋障碍，躯干用力后仰，同时肩关节后撤，形成挺胸凸腹的臀大肌步态。

(2) 臀中肌无力步态:臀中肌在摆动相中起到稳定、支持骨盆的作用。一侧臀中肌肌力弱时,躯干向患侧弯曲,并带动对侧下肢提起并向前摆动,同时患侧肩关节下降,使患侧骨盆下降减少。双侧臀中肌受损,步行时身体左右摇摆,状如鸭子,又称鸭步。

(3) 股四头肌无力步态:股四头肌无力时,身体前倾,膝关节被动伸直,同时臀大肌和小腿三头肌代偿性收缩,使髋关节伸展并将受累膝关节锁定在过伸位。若同时有伸髋肌无力,患者常常在足跟首次着地期和支撑相时俯身用手按压大腿以使膝关节伸直。快速行走时,由于患肢摆动相,动作滞后,可见足跟过度抬高。膝关节反复过度伸展,使韧带和关节囊受到牵拉,并导致支撑相时膝关节呈反张状态。

(4) 胫前肌无力步态:胫前肌无力时,踝关节于整个摆动相过程中呈跖屈,表现为足下垂,着地方式异常,足跟着地面少,代之以足尖着地或全足底同时着地。摆动相,患者通过抬高患肢,增加髋、膝关节屈曲度以防止足拖地,其动作犹如跨越门槛,故称跨阈步态,常见于腓总神经麻痹患者。

(5) 腓肠肌无力步态:腓肠肌无力时,将使蹬地动作的爆发力减弱,身体前移力量减小、运动减慢,导致步幅缩短,步行速度下降。

7. 帕金森步态　帕金森病或其他基底节病变时,表现为双侧性运动控制障碍和功能障碍,以面部、躯干、上下肢肌肉运动缺乏和僵硬为特征。步态表现为步行开始时第一步踏出困难,步幅缩短,阵发性加速,不能随意骤停或转向,手臂摆动幅度变小或停止。由于躯干前倾,致使身体重心前移,呈现前冲或慌张步态,常见患者跌倒。

8. 关节挛缩　关节挛缩畸形导致的关节活动受限影响步态。关节活动受限不仅干扰该关节的功能活动,而且对相邻关节也产生影响,同时需要较多的能量以代替丧失的运动。例如,髋关节屈曲挛缩患者,站立时腰椎常过伸,骨盆前倾,行走时步幅缩短。膝关节屈曲挛缩患者,挛缩小于30°,仅在快速行走时才呈现异常步态;挛缩超过30°,则慢速行走也不正常,表现与下肢缩短相同。膝关节伸直挛缩患者,该腿摆动时需髋外展,骨盆上提。踝关节跖屈挛缩和马蹄足畸形患者,行走时患腿足跟不能着地,摆动时膝、髋关节过度屈曲,以防止足拖地,呈现跨槛步态。

(李　霞)

## 六、感觉功能评定

感觉(sensation)是人脑对直接作用于感受器的客观事物的个别属性的反应,个别属性有大小、形状、颜色、坚实度、湿度、味道、气味、声音等。通常将感觉分为特殊感觉和一般感觉,后者又分为浅感觉、深感觉和复合感觉(皮质感觉)。特殊感觉包括视、听、嗅、味等,本文不作讨论。因此,感觉功能评定可分为浅感觉检查、深感觉检查、复合感觉检查。

### (一) 感觉检查的意义

(1) 在感觉反馈减少的情况下,测定其对运动和功能活动的影响。

(2) 帮助患者选择适当的辅助用具和指导其正确的使用,以保证安全。例如,在感觉减退或丧失的区域,使用夹板时,很容易忽视所受压力的感觉。

(3) 对治疗提供指导作用。对那些感觉过敏的患者,可提供脱敏的治疗方案;对那些感觉减退的患者，特别是皮质感觉减退，要有一个感觉恢复的训练方案，并且在治疗时要利用多方面的途径来达到训练目的，如利用视觉。此外，对感觉障碍的患者要用安全的措施防止并发症的出现，如烧伤和褥疮。

（二）浅感觉检查

1. 触觉　用棉签或软纸片轻触患者的皮肤或黏膜，询问有无感觉。检查顺序通常是面部、颈部、上肢、躯干和下肢。

2. 痛觉　用大头针的针尖轻刺患者皮肤，询问患者有无疼痛感觉，两侧对比并记录感觉障碍类型（过敏、减退或消失）和范围。对痛觉减退的患者要从有障碍的部位向正常的部位检查，对痛觉过敏的患者则要从正常的部位向有障碍的部位检查，这样便于确定病变的范围。

3. 温度觉　用两支玻璃试管或金属管分别装有冷水（5～10 ℃）和热水（40～50 ℃），交替接触患者皮肤，让其辨出冷、热感觉。

（三）深感觉检查

1. 运动觉　患者闭目，评定者轻轻夹住患者的手指或足趾两侧，上、下移动 5°左右，令患者说出“向上”或“向下”。

2. 位置觉　患者闭目，评定者将其肢体摆成某一姿势，请患者描述该姿势或用对侧肢体模仿。

3. 震动觉　用震动着的音叉柄置于患者骨突起处（如内、外踝，手指，桡、尺骨茎突，胫骨等），询问有无震动感觉和持续时间，判断两侧有无差别。

（四）复合感觉检查

指皮肤定位觉、两点辨别觉和实体觉等。这些感觉是大脑综合分析的结果，也称皮质感觉。

1. 皮肤定位觉　患者闭目，评定者以手指或棉签轻触患者皮肤某处，让患者用手指指出被触部位。正常误差，手部＜3.5 mm，躯干部＜1 cm。

2. 两点辨别觉（2PD）　以钝角双脚规刺激皮肤上的两点，检测患者有无能力辨别，再逐渐缩小双脚间距，直到患者感觉为一点为止，测其实际间距，与健侧对比。正常时指尖掌侧为 2～8 mm，手背为 2～3 cm，躯干为 6～7 cm。

3. 实体觉　①患者闭目，令其用单手触摸熟悉的物体，如钢笔、钥匙、硬币等，嘱其说出物体的大小、形状、硬度、轻重和名称。先测功能差的一侧，再测另一手。②患者睁眼，用一小布袋装入上述熟悉的物体，令其用单手伸入袋中触摸，然后说出 1～2 样物体的属性和名称。

4. 体表图形觉　患者闭目，用笔或竹签在其皮肤上画图形（方、圆、三角形等）或写简单的数字（1、2、3 等），让患者分辨。亦应双侧对照进行。

（五）注意事项

（1）首先让患者了解检查的目的和方法，以取得充分的合作。

（2）先检查正常的一面，使患者知道什么是“正常”。

（3）检查时采取左右、近远端对比的原则，从感觉缺失区向正常部位逐步移行检查。

（4）检查时患者一般宜闭目，以避免主观或暗示作用。

（5）评定者需耐心细致，必要时可多次重复检查。

（陈朝晖）

# 第二节　日常生活活动能力与生存质量评定

## 一、日常生活活动能力评定

（一）概述

1. 概念　日常生活活动（activities of daily living，ADL）是指人们为了独立生活而每日必须反复进行的、最基本的、具有共性的一系列活动，包括衣、食、住、行和个人卫生、独立的社区活动等方面内容。

这些活动虽然十分基本，但对维持每日的正常生活却必不可少。缺少这些正常的日常生活活动能力，除了给残疾患者的日常生活带来很多不便，还可能会损伤患者的自尊心和自信心，严重影响残疾患者的生存质量。日常生活活动能力对残疾患者来说有着十分重要的现实意义，要最大程度地恢复和改善残疾患者的日常生活活动能力，就必须先对其进行科学、客观的评估。日常生活活动能力的评定是康复综合评定中不可缺少的一个重要方面。

2. 分类

（1）基础性或躯体性日常生活活动（basic or physical ADL，BADL or PADL）：这是指人们为了维持基本的生存、生活需要而每日必须反复进行的基本活动，包括进食、更衣、个人卫生等自理活动和转移、行走、上下楼梯等身体活动。

（2）工具性日常生活活动（instrumental ADL，IADL）：这是指人们为了维持独立的社会生活所需的较高级的活动，包括购物、炊事、洗衣、交通工具的使用、处理个人事务、休闲活动等，大多需借助工具进行。IADL 是在 BADL（PADL）的基础上发展起来的体现人的社会属性的一系列活动，它的实现是以 BADL（PADL）为基础的。

BADL 评定反映较粗大的运动功能，适用于较重的残疾，常用于住院患者；IADL 评定反映较精细的功能，适用于较轻的残疾，常用于社区残疾患者及老年人。

3. 主要评定内容

（1）自理方面

进食：包括摄食动作（使用筷子、汤勺、刀叉等餐具摄取食物，用杯子和吸管喝水，用碗喝汤）以及咀嚼和吞咽能力。

穿衣：包括穿脱上身衣物和下身衣物、解系纽扣、拉拉链、解系鞋带、穿脱矫形器和假肢等。

个人卫生：包括刷牙、洗脸、洗澡、洗头、梳头、化妆、剃须、剪指甲等。

如厕：包括进出厕所、穿脱衣裤、大小便的控制、便后清洁、厕所冲洗。

（2）运动方面

床上运动：包括床上的体位转换、位置移动、坐起、躺下等。

转移：包括床与轮椅之间、轮椅与座椅之间和轮椅与浴盆、淋浴室、坐厕之间的转移等。

行走：包括室内行走、室外行走、上下楼梯、使用辅助器械进行行走。

交通工具的使用：使用自行车、摩托车，上下公共汽车，驾驶汽车。

（3）家务方面：包括购物、炊事、洗衣、打扫卫生、使用家具及家用电器、安排家庭财务等。

(4) 交流与认知方面:包括理解、表达、阅读、书写、听广播、看电视、打电话、使用电脑、记忆、解决问题、社会交往等。

4. 评定目的　ADL 评定的目的是综合、准确地评价患者进行各项日常生活活动的实际能力,为全面的康复治疗提供客观依据。其评定的具体目的如下。

(1) 确定患者日常生活能否独立及独立的程度,分析不能独立的原因。

(2) 根据评定结果拟订合适的治疗目标,制订适合患者实际情况的、有针对性的 ADL 训练计划。

(3) 在训练过程中进行动态评估,不断调整与修订训练方案。

(4) 评价治疗效果,对预后做出初步判断。

(5) 根据评定结果安排患者返家或就业。

(6) 对不同治疗方案进行治疗效果的比较。

5. 评定途径

(1) 直接观察法:评定者通过直接观察患者 ADL 各项活动的实际完成情况来进行评定。评定地点可以在患者实际生活环境中,也可以在 ADL 评定训练室内。ADL 评定训练室的设计应尽量接近患者实际生活环境,设置有卧室、浴室、厕所、厨房及家具、家用电器、餐具、炊具等。ADL 评定训练室内除了可进行 ADL 评定外,还可以在其中对患者进行 ADL 训练。直接观察法能使评定者详细观察患者的每一项日常生活活动的完成细节,得到的结果较为可靠、准确,并有利于评定者针对患者的活动缺陷所在进行康复训练。评定应注意选择在合适的时间进行,如在患者早上起床时观察其穿衣、洗漱、修饰等活动,在进餐时间观察其进食能力等。这种方法所需评定时间较长,对于体弱的患者,为避免疲劳,可分次进行检查。

(2) 间接评定法:通过询问的方式来收集资料和进行评定,有口头询问和问卷询问两种。除了面对面的形式外,也可以采取电话、书信等形式。尽量让患者本人接受调查,如患者不能回答问题(如体力虚弱、认知障碍等),可请患者家属或护理人员回答。间接评定法有利于评定一些不便直接观察的较私密的活动(如穿脱内衣、大小便、洗澡等),可以在较短时间内得到评定结果,评定较为简便。其准确性不如直接观察法,可与直接观察法结合使用。

(二) 评定方法

ADL 评定主要通过各种标准化量表来进行。这些量表经过信度、效度和灵敏度检验,其统一和标准化的检查、评分方法使得评定结果更具科学性,并可以对不同患者、不同疗法和不同的医疗机构之间的评定结果进行比较分析。

1. BADL 量表

(1) Barthel 指数评定(Barthel index, BI):由美国 Florence Mahoney 和 Dorothy Barthel 于 20 世纪 50 年代中期设计并用于临床,于 1965 年首次发表,是康复医疗机构应用最广、研究最多的 BADL 评估方法。BI 方法简单,可信度、灵敏度高,不仅可以用来评定患者治疗前后的功能状态,还可以用于预测治疗效果、住院时间和预后。

BI 包括日常生活活动的十项内容,根据被评定者能否独立及需要帮助的程度分为自理、较小依赖、较大依赖、完全依赖四个功能等级,总分为 100 分(表 2-9)。

表 2-9 BI 评定量表

| ADL 项目 | 自　理 | 较小依赖 | 较大依赖 | 完全依赖 |
|---|---|---|---|---|
| 进食 | 10 | 5 | 0 | 0 |
| 洗澡 | 5 | 0 | 0 | 0 |
| 修饰(洗脸、刷牙、梳头、刮脸) | 5 | 0 | 0 | 0 |
| 穿衣(包括系鞋带) | 10 | 5 | 0 | 0 |
| 控制大便 | 10 | 5(偶尔失控) | 0(失控) | 0 |
| 控制小便 | 10 | 5(偶尔失控) | 0(失控) | 0 |
| 上厕所(包括擦拭、整理衣裤、冲洗) | 10 | 5 | 0 | 0 |
| 床椅转移 | 15 | 10 | 5 | 0 |
| 平地行走 45m | 15 | 10 | 5(用轮椅) | 0 |
| 上下楼梯 | 10 | 5 | 0 | 0 |

BI 的每项具体评定标准如下。

1) 进食

10 分:能在合适的时间内独立进食各种正常食物,可使用必要的辅助器具,不包括取饭、做饭。

5 分:需要部分帮助(如夹菜、切割、搅拌食物等)或需要较长时间。

0 分:较大或完全依赖他人。

2) 洗澡

5 分:无需指导和帮助能独立完成洗澡全过程(可为浴池、盆浴或淋浴)。

0 分:不能独立完成,需依赖他人。

3) 修饰

5 分:独立完成刷牙(包括固定假牙)、洗脸、梳头、剃须(如使用电动剃须刀者应会使用插头)等。

0 分:不能独立完成,需依赖他人。

4) 穿衣

10 分:能独立穿脱全部衣服,包括系纽扣、开关拉链、穿脱鞋、系鞋带、穿脱支具等。

5 分:需要部分帮助,但在正常时间内至少能独自完成一半。

0 分:较多或完全依赖他人。

5) 控制大便

10 分:能控制,没有失禁。如需要,能使用栓剂或灌肠剂。

5 分:偶尔失禁(每周少于 1 次),或需要在帮助下用栓剂或灌肠剂。

0 分:失禁或昏迷。

6) 控制小便

10 分:能控制,没有失禁,如需要使用器具,能无需帮助自行处理。

5 分:偶尔失禁(每 24 h 少于 1 次,每周多于 1 次)。

0 分:失禁或昏迷。

7) 用厕

10 分:能独立进出厕所或使用便盆,无助手帮助能解、穿衣裤和进行便后擦拭、冲洗或清洁便盆。

5 分：在保持平衡、解穿衣裤或处理卫生等方面需要帮助。

0 分：依赖他人。

8) 床椅转移

15 分：能独立完成床到轮椅、轮椅到床的转移全过程，包括从床上坐起、锁住车闸、移开脚踏板。

10 分：需较小帮助(1 人帮助)或语言的指导、监督。

5 分：可以从床上坐起，但在进行转移时需较大帮助(2 人帮助)。

0 分：不能坐起，完全依赖他人完成转移过程。

9) 平地行走 45 m

15 分：能独立平地行走 45 m，可以使用矫形器、假肢、拐杖、助行器，但不包括带轮的助行器。

10 分：在 1 人帮助(体力帮助或语言指导)下能平地行走 45 m。

5 分：如果不能走，能独立使用轮椅行进 45 m。

0 分：不能完成。

10) 上下楼梯

10 分：能独立完成，可以使用辅助器械。

5 分：活动中需要帮助或监护。

0 分：不能完成。

BI 评定得分越高，表示功能越好，依赖性越小；得分越低，表示功能越差，依赖性越大。BI 评定满分为 100 分，表示患者各项基本日常生活活动能力良好，不需依赖他人；>60 分评定为良，表示患者虽有轻度功能障碍，但日常生活基本能够自理；41～60 分表示患者有中度功能障碍，日常生活需要一定帮助；21～40 分表示患者有重度功能障碍，日常生活明显依赖他人；<20 分为完全残疾，日常生活完全依赖他人。其中，BI> 40 分的患者康复治疗效益最大。

(2) PULSES 评定：PULSES 评定方法于 1957 年提出，是一种总体功能评定方法，具有躯体状况、运动功能、言语、视听、心理等方面的内容，可信度较高。1975 年 Granger 等对此量表进行了应用研究，肯定了该方法的实用价值，并在此基础上对各项评定的具体内容进行了修改。其评定内容包括六大方面，每方面分为 4 个功能等级，分别评为 1～4 分。具体评分内容与标准如下。

1) 躯体状况(physical condition, P)：指内脏器官如心血管、呼吸、胃肠道、泌尿、内分泌、神经系统疾患。

1 分：内科情况稳定，只需每隔 3 个月复查 1 次。

2 分：内科情况尚属稳定，每隔 2～10 周需复查 1 次。

3 分：内科情况不大稳定，最低限度每周需复查 1 次。

4 分：内科情况不稳定，每日需严密进行医疗监护。

2) 上肢功能(upper limb functions, U)：指进食、穿衣、穿戴假肢或矫形器、梳洗等。

1 分：生活自理，上肢无残损。

2 分：生活自理，但上肢有一定残损。

3 分:生活不能自理,需别人扶助或指导,上肢有残损或无残损。

4 分:生活完全不能自理,上肢有明显残损。

3) 下肢功能(lower limb function, L):指步行、上楼梯、使用轮椅、身体从床移动至椅或从椅移动到床、用厕的情况。

1 分:独自步行移动,下肢无残损。

2 分:基本上能独自行动,下肢有一定残损,需使用步行辅助器械、矫形器或假肢,或利用轮椅能在无梯级的地方充分行动。

3 分:在扶助或指导下才能行动,下肢有残损或无残损,利用轮椅能做部分活动。

4 分:完全不能独自行动,下肢有严重残损。

4) 感官成分(sensory components, S):指与语言交流(听、说)和视力有关的功能。

1 分:能独自做语言交流,视力无残损。

2 分:基本上能进行语言交流,视力基本无障碍,但感官及语言交流功能有一定缺陷。例如,轻度构音障碍、轻度失语,要戴眼镜或助听器,或经常要用药物治疗。

3 分:在别人帮助或指导下能进行语言交流,视力严重障碍。

4 分:聋、盲、哑,不能进行语言交流,无有用视力。

5) 排泄功能(excretory functions, E):指大小便自理和控制程度。

1 分:大小便完全自控。

2 分:基本上能控制膀胱括约肌及肛门括约肌,虽然有尿急或急于解便,但尚能控制。因此,可参加社交活动或工作,或虽要插导尿管,但能自理。

3 分:在别人帮助下能处理好大小便排泄问题,偶尔有尿床或溢粪。

4 分:大小便失禁,常有尿床或溢粪。

6) 精神和情感状况(mental and emotional status, S):指智力和情绪对家庭和社会环境的适应能力。

1 分:能完成日常任务,并能尽家庭及社会职责。

2 分:基本上能适应,但需在环境上、工作性质和要求上稍作调整、改变。

3 分:适应程度差,需在别人指导、帮助和鼓励下,才稍能适应家庭和社会环境,进行极小量力所能及的家务或工作。

4 分:完全不适应家庭和社会环境,需长期住院治疗或休养。

按照上述标准对各项内容进行评分,相加后得到总分。总分的评判标准为:6 分为功能最佳,各项功能均基本正常;>12 分,提示独立自理能力严重受限;>16 分,提示有严重残疾。

(3) Katz 指数:Katz 指数(Katz index)又称 ADL 指数(the index of ADL),由 Katz 于 1959 年提出,并于 1976 年修订。Katz 指数根据人体功能发育学的规律制订,将 ADL 分为六项内容,依次为洗澡、穿着、如厕、转移、大小便控制、进食。六项评定内容按照由难到易的顺序进行排列,不宜随意改变次序。Katz 认为病伤残者 ADL 能力的丧失是遵循从难到易的顺序,最先丧失的是最复杂的活动能力,最后丧失的是最简单的活动能力。Katz 指数评定在临床应用范围广泛,成人和儿童均可使用,但对其信度、效度研究较少。

Katz 指数把 ADL 功能状态分为 A～G 七个功能等级,A 级为完全自理,G 级为完全依赖,从 A 级到 G 级独立程度依次下降。按照上述六项评定项目进行评定后,统计出患者能完全独立完成的项目，按如下标准进行分级。

A 级：全部六项活动均能独立完成。

B 级：能独立完成六项活动中的任意五项，只有一项不能独立完成。

C 级：只有洗澡和其他任意一项不能独立完成，其余四项活动均能独立完成。

D 级：洗澡、穿着和其他任意一项不能独立完成，其余三项活动均能独立完成。

E 级：洗澡、穿着、上厕所和其他任意一项不能独立完成，其余两项活动均能独立完成。

F 级：洗澡、穿着、上厕所、转移和其他任意一项不能独立完成，其余一项可独立完成。

G 级：所有六项活动均不能独立完成。

在 7 级的基础上，又可归纳为良、中、差三级：A 与 B 合并为良，可独立完成 5 项以上的活动；C 与 D 合并为中，可独立完成 3～4 项活动；E、F 与 G 合并为差，只能独立完成 1～2 项活动，或 6 项活动皆不能独立完成。

(4) 功能独立性评定：1983 年美国物理医学与康复学会制订了医学康复统一数据系统(uniform data system for medical rehabilitation，UDSMR)，功能独立性评定量表(functional independent measurement，FIM)是其中的主要组成部分，它包括供成人使用的 FIM 和供儿童使用的 WeeFIM。自 20 世纪 80 年代在美国开始使用以来，逐渐受到重视，目前 FIM 量表已获得国际普遍认可，在许多国家的医疗康复机构都得到广泛的应用，其信度、效度已得到大量研究的证实，具有相当的可靠性。它可用于记录入院、出院、随访时的功能评分，观察动态变化，综合反映患者功能及独立生活能力，评估各阶段治疗效果，比较不同治疗方案的优劣。在临床康复工作中 FIM 有助于确定康复需求、预测康复结局、有针对性地选择治疗方案、节约康复花费，并可作为评定医疗机构管理水平和效率的客观指标，对康复工作进行费用-效益分析。FIM 是一项专利，它的正式使用需要加入美国医学康复统一数据系统，进行注册，并每年缴纳一定的维持费用。

FIM 量表的评定内容包括躯体运动功能和认知功能两大部分，涉及日常生活功能的六个方面，分别是自我照料、括约肌控制、体位转移、行走、交流和社会认知。每个方面又分为 2～6 项，总共 18 个评定项目(表 2-10)。

**表 2-10　功能独立性评定量表**

| 评定项目 | 入　院 | 出　院 |
|---|---|---|
| 自我照料 | | |
| 1. 进食 | | |
| 2. 梳洗修饰 | | |
| 3. 洗澡 | | |
| 4. 穿脱上身衣物 | | |
| 5. 穿脱下身衣物 | | |
| 6. 上厕所 | | |
| 括约肌控制 | | |
| 7. 小便控制 | | |
| 8. 大便控制 | | |
| 体位转移 | | |
| 9. 床、椅、轮椅 | | |
| 10. 厕所 | | |

（续表）

| 评定项目 | 入院 | 出院 |
| --- | --- | --- |
| 11. 浴盆、淋浴 | | |
| 行走 | | |
| 12. 步行、轮椅 | | |
| 13. 上下楼梯 | | |
| 运动类总分 | | |
| 交流 | | |
| 14. 理解 | | |
| 15. 表达 | | |
| 社会认知 | | |
| 16. 社会交往 | | |
| 17. 问题解决 | | |
| 18. 记忆 | | |
| 认知类总分 | | |
| 总分 | | |

每个评定项目分为7个功能等级，分别评为1～7分。得分是根据患者活动中独立的程度、对辅助器具的使用需要以及对他人帮助的依赖程度来进行评判的，具体标准如下。

1）独立

7分：完全独立。能在合理的时间内规范、安全地完成活动，无需修改或使用辅助器具。

6分：有条件的独立。活动无需他人帮助，但需要使用辅助器具（假肢、矫形器、辅助器具等），或活动超过合理的时间，或有安全方面的顾虑。

2）有条件的依赖

5分：监护或准备。活动无需身体接触性的帮助，但需要他人的监护、提示或规劝，或帮助准备必需用品，或帮助穿戴矫形器。

4分：最小量帮助。活动需要身体接触性的帮助，但只限于扶助，在活动中患者主动用力程度>75%。

3分：中等帮助。活动需要更多的身体接触性帮助，活动中患者主动用力程度为50%～75%。

3）完全依赖

2分：最大帮助。活动需要大量身体接触性帮助才能完成，活动中患者主动用力程度仅为25%～50%。

1分：完全依赖。活动基本依赖他人身体接触性帮助完成，活动中患者主动用力程度<25%或完全由他人帮助完成活动。

FIM量表包括了患者躯体运动功能（1～13项）和认知功能（14～18项）两大类方面的能力，两大类应分别计算并记录总分，分别反映患者两个方面的能力，然后再计算18项总分。得分越高表示独立性越好，得分越低表示依赖性越强。总分的评价标准如下：126分为完全独立，108～125分为基本独立，90～107分为极轻度依赖，72～89分为轻度依赖，54～71分为中度依赖，36～53分为重度依赖，19～35分为极重度依赖，18分为完全依赖。也可归纳为三个大的等级：

108～126 分为独立，54～107 分为有条件的依赖，18～53 分为完全依赖。根据入院和出院时的 FIM 评定结果，可以计算患者的住院效率，公式如下。

住院效率＝(出院时的 FIM 评分－入院时的 FIM 评分)/住院日数

2. IADL 量表

(1) 功能活动问卷(the functional activities questionnaire，FAQ)：1982 年由 Pfeffer 提出，1984 年重新修订。该量表包括与日常生活密切相关的 10 项内容，如理财、工作、娱乐等活动。根据患者完成各项活动的难易程度评分，所得总分越高表示障碍越重，＜5 分为正常，≥5 分为异常。FAQ 评定项目较全面，且效度是目前 IADL 量表中最高的，提倡在 IADL 评定时首先使用。修订后的内容见表 2－11。

**表 2－11　功能活动问卷(FAQ)**

| 项　　目 | 正常或从未做过但能做(0 分) | 困难，但可单独完成或从未做(1 分) | 需要帮助(2 分) | 完全依赖他人(3 分) |
|---|---|---|---|---|
| 每月平衡收支能力，算账的能力 | | | | |
| 患者的工作能力 | | | | |
| 能否到商店买衣服、杂货和家庭用品 | | | | |
| 有无爱好，会不会下棋和打扑克 | | | | |
| 会不会做简单的事，如点炉子、泡茶等 | | | | |
| 会不会准备饭菜 | | | | |
| 能否了解最近发生的事件(事实) | | | | |
| 能否参加讨论和了解电视、书、杂志的内容 | | | | |
| 能否记住约会时间、家庭节日和吃药 | | | | |
| 能否拜访邻居，自己乘公共汽车 | | | | |

(2) 快速残疾评定量表(rapid disability rating scale，RDRS)：1967 年由 Linn 提出，1982 年经过修订，可用于住院和在社区中生活的患者，对老年患者尤为适合。评定内容共包括日常生活需要帮助的程度、残疾的程度、特殊问题的严重程度三大方面，每个方面含若干小项，共 18 小项。每项最高 3 分，最低 0 分，分数越高表示残疾越重。

(3) 功能状态指数(functional status index，FSI)：1978 年由 Jette 提出，1980 年修订，原表主要应用于社区中成年关节炎患者。评定项目包括活动、自理、家务杂事、手活动、社会活动五大类，从需要帮助程度、疼痛程度、困难程度三个方面进行评分，分数越高则障碍越严重。

(三) 评定注意事项

(1) 进行 ADL 评定前应了解患者的一般病情和肌力、肌张力、关节活动度、平衡能力、感觉、知觉及认知状况等整体情况。

(2) 进行 ADL 评定时评定的是患者现有的实际能力，而不是潜在能力或可能到达的程度，故评定时应注重观察患者的实际活动，而不是仅依赖其口述或主观推断。对动作不理解时可以由评定者进行示范。

(3) 分析评定结果时应考虑有关因素，如患者的生活习惯、文化素质、工作性质、所处的社会和家庭环境、所承担的社会角色以及患者残疾前的功能状况、评定时的心理状态和合作程度等，这些都可能对评定结果产生影响。

(4) 评定中注意加强对患者的保护，避免发生意外。

(5) 重复评定时应尽量在同一环境下进行。

(6) 结果记录按照时间顺序记录每次评定的时间和详细结果。

（谢　芹）

## 二、生存质量评定

### (一) 概述

生存质量(quality of life，QOL)也称为生活质量、生命质量。随着社会的发展，医学模式已由原来的生物医学模式逐渐转变为生物—心理—社会医学模式，对健康的概念已不再仅仅限于没有疾病，而是躯体、精神、社会生活上完全良好的状态，人们对健康的关注也从只关注生命的数量(寿命)转变为更多地关注生命的质量，仅仅关注生命时间和躯体功能状况的评价体系已不能满足现代医学发展的要求。康复医学以提高病伤残者的生存质量为最终目标，生存质量是康复医学评定的重要指标。

QOL 最初是作为社会学指标被提出，起源于 20 世纪 30 年代的美国，直到 20 世纪 70 年代后期 QOL 的研究广泛进入到医学领域，并形成了研究热潮。临床研究与医疗工作中所涉及的 QOL 称为与健康相关的生存质量(health-related quality of life，HRQOL)。WHO 生存质量研究组对 QOL 的定义是：在不同的文化背景及价值体系中，生活的个体对于他们的目标、愿望、标准以及所关心事情的有关生存状况的体验。在康复医学领域，生存质量是指个体生存的水平和体验，这种水平和体验反映了病伤残患者在不同程度的伤残情况下，维持自身躯体、精神和社会活动处于一种良好状态的能力和素质。

QOL 是一个广泛而抽象的概念，对其内涵的理解还存在一定争议，目前主要达成共识有：①QOL 是一个多维的概念，由人的躯体、心理和社会功能等方面的状态所决定。②QOL 是评定对象的主观体验，主要依靠评定对象的主观判断。③QOL 具有文化依赖性，必须建立在一定的文化价值体系之上。

目前 QOL 的研究已越来越受到人们的关注，QOL 评定已广泛应用于人群的健康状况评价、预防保健和临床治疗的效果评价、资源分配和决策的制订，在康复医学领域较多应用于脊髓损伤、脑卒中、颅脑损伤、糖尿病、高血压病、慢性阻塞性肺疾病、肿瘤、截肢等疾病。

QOL 评定方法有：①自我报告法。患者直接在量表上进行自我评分，完成量表后交给评定者。②询问法。向患者或家属询问问题，根据回答来完成量表的评分。③观察法：评定者按照量表的评定项目对患者进行观察，并根据观察结果进行评分，多用于不能作答或不可能提供可靠回答的患者，如精神病、老年性痴呆等患者。

### (二) 常用量表

1. 世界卫生组织生存质量评定量表(WHOQOL)　此量表由 WHO 制订，共 15 个国家参与研制，评定内容包括躯体功能、心理状况、独立能力、社会关系、环境、宗教信仰与精神六大方面。量表包括 WHOQOL-100 和 WHOQOL-BREF，后者是前者的简化版，WHOQOL-100 共计 100 个项目，WHOQOL-BREF 有 26 个项目，每个问题的备选答案分为 1～5 个等级，得分越高则生存质量越好。

2. 健康状况调查简表(SF-36)　此表由美国波士顿健康研究所研制开发，是以健康作为重点的综合性评定量表。评定内容包括 8 个纬度(躯体功能、心理健康、角色-躯体功能、角色-情绪功能、躯体疼痛、总体健康观念、活力、社会活动功能)，36 个项目(表 2－12)。其评分方法是逐条回答 36 个问题，其中角色-躯体功能和角色-情绪功能的问题回答“是”或“否”，其余问题的回答分 4 个或 5 个等级，给予相应的分数，将各纬度得分转换成百分制。8 个纬度评分之和为综合分数，得分越高则所代表的功能损害越轻，QOL 越好。

**表 2－12　SF-36 的 8 个领域及各项问题内容**

| 项目名称 | 问题的内容 |
|---|---|
| 躯体功能(10) | 进行激烈的活动<br>进行适度的活动<br>手提日用品<br>上几级楼梯<br>上一级楼梯<br>弯腰、屈膝、下蹲<br>步行 1 500 m<br>步行 800 m<br>步行 100 m<br>自己洗澡、穿衣 |
| 心理健康(5) | 精神紧张<br>垂头丧气，什么事都不能振作<br>心情平静<br>情绪低落<br>心情好 |
| 角色-躯体功能(4) | 减少了工作或其他活动的时间<br>只能完成一部分事情<br>工作或活动的种类受限<br>工作或活动困难增多 |
| 角色-情绪功能(3) | 工作或活动的时间减少<br>只能完成一部分事情<br>做事不如平时仔细 |
| 躯体疼痛(2) | 身体疼痛的程度<br>疼痛对工作和家务的影响 |
| 总体健康观念(6) | 对现在健康状态的评定<br>与一年前相比现在的健康状态<br>易生病<br>与别人一样健康<br>健康状况正在变坏<br>健康状况非常好 |
| 活力(4) | 生活充实<br>精力充沛<br>筋疲力尽<br>感觉疲劳 |
| 社会活动功能(2) | 身体或心理的原因妨碍社会活动的程度<br>身体或心理的原因妨碍社会活动的时间 |

3. 健康生存质量表(quality of well-being, QWB) 由 Kaplan 等在 1967 年设计，其指标定义清晰明确，权重较合理，评定内容包括日常生活活动、走动或行动、躯体功能活动、社会功能活动等方面。

4. 生活满意指数 A(life satisfaction index A, LSIA) 这是一种常用的、主观的生存质量评定方法。共计 20 个项目，每个项目的备选答案分为“同意”、“不同意”、“其他”，满分 20 分，评分越高者生存质量越佳。

（谢 芹）

# 第三节 言语功能评定

## 一、言语功能评定的目的、方法和注意事项

1. 概念 言语(speech)与语言(language)是人类交流思想感情的重要工具。语言是指人类社会中约定俗成的符号系统，其表现形式包括口语、书面语和姿势语(如手势、表情及手语)。言语是音声语言(口语)形成的机械过程。目前，往往以言语一词代表语言和言语。

言语-语言障碍是指组成语言的听、看、说、写四个主要方面的各个环节单独受损或两个以上环节共同受损，本书中沿用目前惯例也简称其为“言语障碍”，临床最常见的是失语症和构音障碍。

言语功能评定主要是通过交流、观察和使用通用的量表(必要时还可以通过仪器对发声器官进行检查)来评定患者有无言语功能障碍，并确定是否需要进行言语治疗。

2. 言语功能评定的目的

(1) 确定患者言语障碍的诊断和类型。

(2) 衡量患者言语障碍的程度，评定患者残存的交流能力，了解各种影响患者交流能力的因素。

(3) 预测患者可能的康复进程及言语训练的效果。

(4) 确定治疗目标，设计治疗方案和步骤，发现合适的交流代偿手段，以确保最大程度地恢复交流水平。

3. 言语障碍的评定方法

(1) 对失语症患者主要通过与患者交谈，或让患者阅读、书写或采用通用的量表来评定。

(2) 对有构音障碍的患者，除了观察患者发声器官的功能是否正常外，还可以通过仪器对构音器官进行检查。

4. 言语功能评定的注意事项

(1) 根据患者恢复情况，在适当的时候完成标准化的系统测查。当患者处于急性期、病情不稳定或患者体力不支时，不要勉强进行详细的系统检查。

(2) 测验前应根据掌握的患者背景资料，进行检查内容(包括用具)和顺序的准备，并对患者和家属说明测验目的、要求和主要内容，以取得同意及充分合作。需佩戴眼镜、助听器、假齿的患者，检查前应先佩戴好。

(3) 检查环境应安静，避免干扰，检查要在融洽的气氛中进行。

(4) 检查中不仅要记录患者反应的正误，还应记录患者的原始反应(包括替代语、手势、体态语、书写表达等)。

(5) 当患者不能作出答案时，评定者可做一示范，但不能记分，只有无帮助的回答才能得分；与患者言语一致的发音笨拙不扣分，但不能有言语错乱，在每个项目中三次失败后可中断测验，但在检查中不要随意纠正患者的错误反应。

## 二、失语症的评定

(一) 失语症的概念

失语症(aphasia)是由于大脑功能受损所引起的言语功能受损或丧失，常常表现为听、说、读、写、计算等方面的障碍。失语症患者意识清醒，无感觉缺失和发声肌肉瘫痪，却丧失了对语言信号的理解或表达能力。

(二) 失语症的分类及其临床特点

1. Broca 失语(Broca aphasia, BA)　曾称为运动性失语、表达性失语。可因优势半球额下回后部的 Broca 区、额叶、丘脑、外囊、内囊前支及皮质下白质受损引起。

临床上以口语表达障碍为最突出特点，听理解相对保留。口语非流利型、电报式，语量少，每分钟讲话常少于 50 个字。表现为讲话费力，语调、发声障碍，找词困难。患者的理解力大部分是完整的，患者可以听懂别人的讲话，但对含语法词句和长句理解困难。患者一般能形成一个有逻辑的反应，但不能找到正确的词将这种反应变成语言。复述、命名、阅读及书写都有不同程度受损。

完全性 Broca 失语的患者完全不能讲话，且多伴有书写不能。既不能用口语，又不能用书写表达自己的意思。不完全性 Broca 失语的患者会讲话但词汇异常贫乏，讲得很慢而困难，且常讲错，不符合文法或词不达意，但讲错后可立即发觉。

2. Wernicke 失语(Wernicke aphasia，WA)　曾称为感觉性失语、接受性失语。Wernicke 失语可不同程度地累及 Wernicke 区，最常见的是大脑后动脉区域损害，或大脑后动脉与大脑中动脉交界的分水岭区即后颞枕结合区损害，也可由内囊、壳核及其后方的白质损害引起。

临床突出特点为听理解严重障碍，主要表现为患者能讲话、书写、看懂文字，也能听见别人的发声，就是听不懂别人讲话的内容和他自己讲出的语意。轻者可以理解常用词、简单句，重者对别人和自己讲的话均不理解，常答非所问。谈话为流利型失语口语，因找词困难和大量错语，以至说出的话难以被理解。患者同时表现出与理解障碍大体一致的复述及听写障碍；存在不同程度的命名、朗读及文字理解障碍。

3. 传导性失语(conduction aphasia，CA)　传导性失语的病变部位在 Broca 区与 Wernicke 区之间，位于优势半球缘上回皮质或深部白质内的弓状纤维受损。

临床主要特点是复述不成比例地受损，主要表现为复述功能严重障碍，复述障碍与口语流利性和理解障碍不成比例，口语倾向流利型。患者口语清晰，发声、语调正常，能自发讲出完整短语或短句，以及语义完整、语法结构正常的句子。患者能听懂的词和句不能复述，或自发谈话时容易说出的词，在复述时说不出或以错语复述，多为语音错语(如将“铅笔”说成“先北”)。且常自知错误欲纠正而显口吃，或因找词困难而常停顿，以至说话不很流利。复述障碍严重者在单词层级即感到困难；复述中常有大量错语，且以语音错语为主，即常以近似音复述。命名及朗读中出现明显的语音错语，伴不同程度的书写障碍。

4. 经皮质运动性失语（transcortical motor aphasia，TCMA） 病变部位在优势半球额叶Broca区的前部或上部，也可累及优势半球额下回中部或前部、额中回中后部或额上回，少数病变可位于优势半球额顶叶深部白质。

其主要临床表现为自发性扩展言语发生明显障碍，可以简单地叙事，但不能详细叙述，即不能扩展。患者说话费劲，常以手势帮助说话，因启动发声困难而口吃。自发谈话中停顿多。但是患者复述功能好，可复述词、数、短语、绕口令、无关词组、长复合句等。听理解尚可，对语法句和长句的理解有困难。表达性命名障碍，阅读有轻度障碍，书写障碍较重。说话费力、发声和语调障碍比Broca失语者轻。

5. 经皮质感觉性失语（transcortical sensory aphasia，TCSA） 病变部位累及优势半球后部、顶、颞，或额顶分水岭区，或后额顶结合区。

主要临床表现为谈话呈流利型，言语滔滔不绝，混有错语、模仿言语，却言不达意；听理解严重障碍，但比Wernicke失语者轻些。患者复述功能好，倾向模仿，能完整或准确地复述评定者说的词、短语、简单句、复杂句、无关词组等。命名和阅读严重障碍，书写不正常。

6. 经皮质混合性失语（mixed transcortical aphasia，MTA） 又称言语区孤立（isolation of the speech area），其病变部位为优势半球分水岭区有大片病灶，而致传统言语区被孤立。

主要临床表现为经皮质运动性失语和经皮质感觉性失语并存。其突出的特点是除复述相对保留外，系列言语较好，而其他语言功能均严重障碍或完全丧失，谈话为非流利型。对系列言语有完成现象，完成系列言语时发音可很清楚。系列言语若由评定者开始进行，患者可继续完成，但一旦被打断，患者就不再能继续。完成现象是自动反应，而不是理解后说出。可有模仿型语言，听理解、命名、阅读和书写均严重障碍。

7. 完全性失语（global aphasia，GA） 即混合性失语、球性失语，是最严重的失语类型。其发生率约占失语症者的17%。病变最常累及优势侧大脑中动脉分布区，病变广泛，累及优势侧额、颞、顶叶。

临床表现为所有语言功能均严重障碍或几乎完全丧失。口语表达严重障碍，仅限于单音节或单词，常以刻板言语回答或表达。口语理解也有严重障碍，但比口语表达可能轻些。复述、命名、阅读和书写均严重障碍，预后差。患者可逐渐学会通过非语言形式，如结合语境、表情、手势、姿势、语调变化等进行交流。

8. 命名性失语（anomic aphasia，AA） 即健忘性失语（amneslic aphasia），其病变部位多在优势半球额中回后部或颞枕结合区。

主要临床表现特点是命名不能，大多可接受选词提示，听理解和复述较好。患者在口语表达中表现为找词困难、缺实质词，多以描述物品功能代替说不出的词。能说出人或物的性质、特征和用途，但叫不出物或人的名称，而又能从选词提示中选对。例如，铅笔，患者叫不出铅笔的名称，但能说出是写字的；如提示："是铅笔吗？"患者可立即回答："对，是铅笔。"

9. 丘脑性失语（thalamic aphasia，TA） 指由丘脑病变引起的失语，其发生率约占失语症者的5%。

主要临床表现是说话低声调，音量小，有时甚至似耳语，但发音尚清晰。自发说话时语量少，进行扩展性语言活动的能力遭到破坏。患者能简单回答问题及简短叙述病史，但不能详细叙述病史，甚至对自己熟悉的家庭情况也不能有条理地讲述。复述功能正常或仅有轻度障碍。有较明显的命名障碍。

10. 基底节性失语(basal ganglion aphasia，BaA)　指由基底节(包括壳核、尾状核、苍白球)内囊区病变引起的失语，其发生率约占失语症者的 22%。

主要临床表现是语音障碍(包括音韵、音律障碍)，患者说话含糊不清，字音或语调发得不准，但不偏离原来的音位，不影响对语义的理解，有些患者说话时词与词之间缺乏连贯性。失语的特点是复述相对好，大多数患者复述正确率在 90% 以上，仅对较长句子的复述较差，这点与丘脑性失语相似。

(三) 失语症的筛查

1. 霍尔斯特德-威浦曼(Halstead-Wapmann)失语症筛选测验　这是判断有无失语障碍的快速筛选测验法。项目的设计除包括对语言的理解、接收、表达等过程中各功能环节的评价外，同时包括对失认症、口吃和语言错乱的检查。方法简单明确，检查时间一般为数分钟至十几分钟，通过这项检查可在尽量短的时间内从大体上了解患者的言语障碍程度，适合初诊患者，尤其是急性期患者。但因方法未标准化，故对结果的解释需具有足够的经验。

2. 代币测验(token test)　这是失语症的一种筛选性测验。测验方法是向患者出示一系列难度渐增的指令，要求按指令摆弄一些不同几何形状的塑料块，如命令患者“摸大的红圈”，“把蓝圈放在白色三角的下面”。该测验能有效地鉴别失语症与非失语症，其可靠率达 80%。

(四) 国外常用失语症的评定方法

1. 波士顿诊断性失语症检查(Boston diagnostic aphasia examination，BDAE)　该检查方法在 1972 年标准化，1983 年修订后再版(Goodglass & Kaplan 1983)，是目前英语国家普遍应用的标准失语症检查。检查内容比较系统，由 27 个分测验组成，分为五个大项目：①会话和自发性言语；②听觉理解；③口语表达；④书面语言理解；⑤书写。此检查能详细、全面地测出语言各种模式的能力。检测结果能对失语症进行诊断、分类，尤其可作为病灶定位参考，临床使用系统客观。许多国家都据此修改应用或作为蓝本制订本国的诊断试验，但检查需要的时间较长。根据 BDAE，失语症严重程度分级标准见表 2-13。

**表 2-13　失语症严重程度分级标准(BDAE 法)**

| 级别 | 标准 |
|---|---|
| 0 级 | 无有意义的言语或听理解能力 |
| 1 级 | 言语交流中有不连续的言语表达，但大部分需要听者去推测、询问和猜测；可交流的信息范围有限，听者在言语交流中感到困难 |
| 2 级 | 在听者的帮助下可能进行熟悉话题的交流，但对陌生话题常常不能表达出自己的思想，患者与检查者都感到进行言语交流有困难 |
| 3 级 | 在仅需少量帮助下或无帮助下，患者可以讨论几乎所有的日常问题，但由于言语或理解力的减弱，使某些谈话出现困难或不大可能进行 |
| 4 级 | 言语流利，但可观察到有理解障碍，思想和言语表达尚无明显限制 |
| 5 级 | 有极少的可分辨得出的言语障碍，患者主观上可能感到略有困难，但听者不一定能明显察觉到 |

2. 西方失语症成套测验(western aphasia battery，WAB)　根据 BDAE 修改、简化制订的，

检查时间大约1小时。具有简明、实用、有效，鉴别流程十分清晰，受民族、文化背景影响较小的优点。该测验包括自发言语检查(信息量和流畅度、文法完整性和错误)、口语理解的检查(是非题、听词辨认、相继命令)、复述的检查和命名的检查(物体命名、自发命名、完成句子、反应性命名)。根据这些检查的结果，该测验提供一个总分称失语商(AQ)，可以分辨出是否为正常语言。WAB还可以测出操作商(PQ)和皮质商(CQ)。前者可了解大脑的阅读、书写、运用、结构、计算、推理等功能；后者可了解大脑认知功能。该测验还对完全性失语、感觉性失语、传导性失语等提供解释标准误差和图形描记。

3. 日本标准失语症检查(standard language test of aphasia，SLTA)　1975由日本神经生理学、心理学、言语学等专家组成的失语症研究会设计完成。检查包括听、说、读、写、计算五大项目，共26个分测验，按6等级评分，在图册检查设计上以多图选一的形式，避免了患者对检查内容的熟悉，使检查更加客观。此方法易于操作，且对训练有明显指导作用。

4. 斯浦林-本顿失语症测验(Spreen-Benton aphasia battery)　这是一个较为实用的综合性失语症测验。它的分测验分别针对听觉呼名、视觉呼名、数字复述、词语流畅性、句子复述、名称的识别及物体用途的描述，还包括修订的标记测验、阅读测验、写和说的测验。

(五) 汉语失语症的评定

目前国内尚无统一的语言功能评测法，常用的有以下三种。

1. 汉语标准失语症检查　亦称中国失语症检查法(CRRCAE)。此检查方法是中国康复研究中心听力语言科以日本标准失语症检查(SLTA)为基础，借鉴国外有影响的失语症评定量表的优点，按照汉语的语言特点和中国人的文化习惯于1990年编制而成，适合中国的失语症患者。

此检查包括两部分内容：第一部分是通过患者回答12个问题，了解其言语的一般情况；第二部分由30个分测验组成，分为9个大项目，包括听理解、复述、说、出声读、阅读理解、抄写、描写、听写和计算。为不使检查时间太长，身体部位辨别、空间结构等高级皮质功能检查没有包括在内，必要时另外进行。此检查只适合成人失语症患者，在大多数项目中采用了6等级评分标准，在患者的反应时间和提示方法上都有比较严格的要求，除此之外，还设定了中止标准。本检查是通过语言的不同模式来观察反应的差异，为避免检查太繁琐，在一些不同项目中使用了相同词语；又为了尽量避免和减少患者由此造成对内容的熟悉，在图的安排上有意设计了一些变化。使用此检查以前必须掌握正确的检查方法，应该由参加过培训或熟悉检查内容的评定者来进行检查。

2. 汉语失语症成套测验(aphasia battery of Chinese，ABC)　是由北京大学医学部神经心理研究室参考西方失语症成套测验(WAB)结合国情编制而成，于1988年开始用于临床。该测验由谈话、理解、复述、命名、阅读、书写、结构与视空间、运用、计算、失语症总结10大项目组成。

3. 波士顿诊断性失语症汉语版　这是河北省人民医院康复中心以波士顿诊断性失语症检查为依据，充分考虑到汉语语言的特点而编制的，基本能客观、标准地反映出患者语言的功能状态。这项评测法以各种量表形式对失语症的语言功能和非语言功能分别进行计分测量，语言功能评测包括：①对话；②听力理解；③言语表达；④书写；⑤拼读理解；⑥新闻记者句子和段落；⑦描述书写；⑧听写名字；其中各项又设有许多细目。

## 三、构音障碍的评定

### (一) 构音障碍的概念

构音障碍是指因发声器官神经、肌肉的器质性病变，造成发声器官的肌肉无力、肌张力异常和运动不协调等，而出现的发声、发音、共鸣、韵律等异常，表现为发声困难、发音不准、吐字不清，语调、语速、节奏等异常，以及鼻音过重等言语听觉特征的改变。构音障碍是口语的语音障碍，患者通常听理解正常，并能正确地选择词汇和按语法排列词句，但不能控制重音、音量和音调等。

### (二) 构音障碍的分类

构音障碍可分为运动性构音障碍、器质性构音障碍和功能性构音障碍。器质性构音障碍是由于构音器官的形态异常所导致；功能性构音障碍表现为固定的错误构音，但构音器官无形态异常和运动功能异常；运动性构音障碍是由于参与构音的肌肉、神经系统的疾病所导致的运动功能障碍，可分为下列六种类型(表 2 - 14)。

**表 2 - 14　各类运动性构音障碍的病变特征**

| 类　型 | 言 语 特 征 | 常 见 原 因 | 神经、肌肉病变 |
|---|---|---|---|
| 弛缓型 | 伴有呼吸音，鼻音过重，辅音不准确，单音调音量降低，空气由鼻孔逸出而语句短促 | 延髓麻痹(低位脑干卒中、脑干型小儿麻痹症、延髓空洞症)、重症肌无力、面神经麻痹 | 弛缓性瘫痪无力、肌张力低下、肌肉萎缩、舌肌震颤 |
| 痉挛型 | 辅音不准确，单音调，刺耳音，紧张窒息样声音，鼻音过重，偶尔音调中断，言语缓慢无力，音调低，语句短 | 痉挛型脑性瘫痪、脑卒中、假性延髓麻痹(脑炎、外伤、肿瘤) | 痉挛性瘫痪无力、活动范围受限、运动缓慢 |
| 共济失调型 | 不规则的言语中断，音调与响度辅音不规则、不准确，发元音变调，刺耳音，所有音节发同样的重音，音节与字间隔延长，发音不清、含混、不规则，常表现为爆发性言语 | 脑卒中、肿瘤、外伤、共济失调型脑性瘫痪、感染、中毒、FRIEDRICH 共济失调、多发性硬化 | 不协调运动、运动缓慢、肌张力低下 |
| 运动减少型 | 单音调，重音减弱，辅音不准确，不恰当的沉默，刺耳音，呼吸音，语音短促，速率缓慢音量小 | 帕金森病、药物中毒、基底节受累 | 运动缓慢、活动范围受限、活动贫乏、肌强直、丧失自主活动 |
| 运动过多型 | 语音不准确、异常拖长，说话时快时慢，辅音不准确，元音延长、变调，刺耳音，语音不规则中断，音量变化过度或声音终止 | 舞蹈症、手足徐动症等 | 迅速不自主运动、肌张力异常、扭转或扭曲运动、运动缓慢、不自主运动、肌张力亢进 |
| 混合型 | 速率缓慢，低音调，紧张窒息音，鼻漏(空气从鼻孔逸出)；或音量控制障碍，刺耳音，鼻音过重，不适当的音调和呼吸音，重音改变 | 肌萎缩性侧索硬化、脑外伤、多发性硬化 | 无力、运动缓慢、活动范围受限、多样化(无力，肌张力高)、反射亢进、假性延髓麻痹 |

### (三) 构音障碍的评定的目的

通过构音器官的形态和粗大运动检查来确定构音器官是否存在器官异常和运动障碍，根据评定结果来识别治疗对象，确定治疗目标，评定治疗效果。

### (四) Frenchay 构音障碍评定法

1. 反射

(1) 咳嗽：询问患者吃饭或喝水时，是否发生咳嗽或呛咳。

(2) 吞咽：安全情况下，让患者喝 140 ml 温开水和吃 2 块饼干，要求尽可能快地完成，并询问患者吞咽时有无困难，以及进食速度、饮食情况。正常饮水时间为 4～15 s，平均 8 s。超过 15 s 为异常缓慢。

(3) 流涎：询问患者是否有流涎，并于会话中观察。

2. 呼吸

(1) 静止状态:观察患者未说话时的呼吸状况。如有困难,可要求患者先用嘴深吸气,听到指令时尽可能缓慢地呼出,记下所用秒数。正常者能平稳地呼出,平均 5 s。

(2) 言语状态:与患者谈话并观察呼吸,问患者平时有无气短。辅助评价:令患者尽可能快地一口气数到 20(10 s 内),观察呼吸次数。

3. 唇

(1) 静止状态:观察患者未说话时唇的位置。

(2) 唇角外展状态:让患者做夸张的笑,鼓励其尽量抬高唇角,观察双唇抬高和收缩运动。

(3) 闭唇鼓腮状态:令患者吹气鼓腮坚持 15 s,记下实际秒数。若有鼻漏气,检查者应捏住患者的鼻子,让其连发"p"音 10 次,记下所用秒数并观察闭唇的连贯性。

(4) 交替动作状态:令在 10 s 内重复发"u、i"(不必出声)10 次,记下所用秒数。

(5) 言语状态:观察会话时唇的运动及发音口形。

4. 颌的位置

(1) 静止状态:当患者不说话时观察颌的位置。

(2) 言语状态:当患者说话时观察颌的位置。

5. 软腭运动

(1) 反流:询问并观察患者吃饭或饮水时是否有水或物进入鼻腔。

(2) 软腭抬高状态:令发"啊"音 5 次,每个"啊"之间有一个充分停顿,观察发音时软腭的运动。

(3) 言语状态:在会话中观察有无鼻音或鼻漏音。辅助评价:让患者说"妹(mèi)、配(pèi)"和"内(nèi)、贝(bèi)",观察其音质变化。

6. 喉的运动

(1) 发声时间:令尽可能长时间地发"啊"音,记录秒数,并注意发音清晰度。

(2) 音高:让患者唱音阶(至少 6 个音符)。示范,并在患者唱时作评价。

(3) 音量:令患者从 1 数到 5,逐次增大音量。

(4) 言语:观察患者会话中的发音清晰度、音量及音高是否适宜。

7. 舌的运动

(1) 静止状态:令患者张嘴 1 min,以观察舌的静止表现。

(2) 伸舌状态:令患者完全伸出舌并收回 5 次(4 s 内),记录所用秒数。

(3) 上下运动状态:令患者张嘴,将舌伸出,向上指向鼻,向下指向下颌,连续做 5 次(6 s 内),记录完成情况及所用时间。

(4) 两侧运动状态:令患者伸舌并左右摆动 5 次(4 s 内),记录所用时间。

(5) 交替运动状态:令患者以尽可能快的速度说"喀(kā)、拉(lā)"10 次,记录秒数。

(6) 言语状态:记录会话中舌的运动。

8. 言语

(1) 读字:令患者逐一读出 12 张字卡片(前 2 张为练习卡),评定者在未看卡片的情况下记录所听懂的字,统计正确字数。

(2) 读句子:用句卡片同"读字"法进行。

(3) 会话:尽量持续 5 min,记录能听懂患者言语的比例。

(4) 速度:从会话的录音带中计算每分钟说的字数(正常为 100～120 字/min)。

以上每一分测验均按严重程度分为 5 个评定级别:a 为正常,b 为轻度异常,c 为中度异常,d 为明显异常,e 为严重异常。可根据正常结果所占比例(a 项/总项数)简单地评定构音障碍的程度。

(五) 实验室检查

包括频谱分析、肌电图检查、光纤腭咽喉内镜检查、电视荧光放射照相术、气体动力学检查等,其中电视荧光放射照相术的临床应用日益受到重视,该方法是通过放射学手段来观察休息状态和发声时口、腭、咽的结构状态,并可同时观察言语生理和声学特征。

## [附] 吞咽困难的评定

(一) 吞咽困难的概念

吞咽困难是指食物从口腔运送到胃的过程中出现障碍,也称摄食—吞咽困难。患者在进食过程中发生呛咳、声音变化、咽部不适感、食物残留感及食后咳嗽、痰中混有食物、反复发作性肺炎等都是吞咽障碍的典型症状。

(二) 吞咽困难的分类

吞咽困难根据病因一般分为 3 类。

1. *精神性吞咽困难*　指功能性吞咽困难,吞咽机制一般正常。患者害怕吞咽,对吞咽表现出一种癔病性反应,或拒绝吃东西,如有些患者不能吞药丸,但能吃饭。

2. *病理性吞咽困难*　指吞咽通道的结构出现病理改变,使食团由口腔运送到胃受到阻碍。常见于憩室、肿瘤、食管堵塞、裂孔疝、气管插管、血管异常或颈椎异位等。

3. *神经源性吞咽困难*　指因神经系统疾病引起的吞咽功能有关的肌肉无力、不协调、瘫痪或运动不精确造成的吞咽困难。常见于神经、肌肉系统病变,如肌营养不良、脑血管意外、脑性瘫痪、脑外伤等。

(三) 吞咽困难的康复评定

1. *摄食前的一般评价*　检查患者基础疾病、全身状态、意识水平及高级脑功能,异常时应查找原因。

2. *摄食—吞咽功能评价*

(1) 口腔功能的观察:仔细观察口部开合、口唇闭锁、舌部运动、有无流涎、软腭的上抬、吞咽反射、呕吐反射、牙齿状态、口腔内卫生状况、构音、发声、口腔内知觉、味觉等。

(2) 吞咽功能:由于吞咽运动从外部难以观察,正确的诊断最好以吞咽造影检查为准,床边检查可进行反复唾液吞咽测试、饮水试验。

1) 反复唾液吞咽测试:患者原则上应采用坐姿,卧床时采取放松体位。评定者将手指放在患者的喉结及舌骨处,让其尽量快速、反复吞咽,喉结和舌骨随着吞咽运动而越过手指,向前上方移动后再复位。确认这种上下运动状况,下降时刻即为吞咽完成时刻。观察这种运动 30 s,把经触诊后确认的吞咽次数作为观察值。

2) 饮水试验:患者取坐位,先喝下两三茶匙水,如无问题,再以水杯盛 30 ml 温水嘱患者如往常一样饮用,注意观察患者饮水经过,并记录饮水所用时间。一般可分下述 5 种情况:①一饮而尽，无呛咳。②2 次以上喝完，无呛咳。③一饮而尽，有呛咳。④2 次以上喝完，有呛咳。⑤呛咳多次发生，不能将水喝完。结果判断：正常为在 5 s 之内一饮而尽，无呛咳。可疑为 5 s 以上一饮而尽，无呛咳，或 2 次以上喝完，无呛咳。异常为上述③、④、⑤的情况。

3. 摄食-吞咽过程评价　①先行期：意识状态、有无高级脑功能障碍影响、食速、食欲。②准备期：开口、闭唇、摄食、食物从口中洒落、舌部运动（前后、上下、左右）、下颌运动（上下、旋转）、咀嚼运动、进食方式变化。③口腔期：吞送（量、方式、所需时间）、口腔内残留。④咽部期：喉部运动、噎食、咽部不适感、咽部残留感、声音变化、痰量有无增加。⑤食管期：胸口憋闷、吞入食物逆流。

4. 辅助检查　摄食-吞咽障碍有误咽危险，但有误咽危险的咽部期从外部无法观察，必须采用录像吞咽造影、内镜、超声波、吞咽压检查等手段。目前，录像吞咽造影检查法是最可信的误咽评价检查法。

（王东岩）

## 第四节　心理功能评定

### 一、心理功能评定的意义和注意事项

心理功能评定是通过对患者的病史询问、动作或行为的观察、神经心理的测试，做出相应功能诊断的系统方法。心理功能评定有助于脑损伤和精神性疾病的诊断、制订康复治疗和职业训练。心理功能评定可用于康复的各个时期，它不仅能对临床诊断、治疗和康复技能训练提供科学的依据，还可对康复的效果予以客观的评价，包括神经心理、人格测验和情绪测验等。

1. 评定的意义　由于身体残疾而造成的障碍会使人产生一些不良情绪或其他心理变化，需要心理治疗的介入。在残疾人康复的整个过程中，心理功能评定都是不可缺少的手段。

(1) 对临床诊断、治疗和康复技能训练提供客观的、科学的依据：研究和评定患者伤残的水平，从而判断患者可能掌握康复训练技能的程度，如患者在接受康复治疗前的智力水平、言语表达能力、操作能力、记忆能力、注意力、对刺激的反应速度、自我定向和环境判断能力、人际交往能力、有无特殊心理损害等，为制订康复计划提供依据。

(2) 对康复的效果予以客观的评价：记录和观察在康复过程中有关心理和行为的变化，判断康复的疗效，估计预后，验证临床经验治疗的可靠性，并使临床经验系统化。

(3) 协助回归社会：患者康复后，心理学家还能从心理学的角度，通过心理评定了解患者的潜在能力，对患者所需的行为改变做出具体判断，指出最易达到这些改变的途径和方法，从而对其职业选择提出恰当的建议，帮助其更好地回归社会。

2. 临床应用的注意事项　心理功能评定可以通过直接观察或心理测验来获取患者目前的心理状况，还可根据患者及其家庭的生活经历来进行推断。心理测验是一项科学性很强的工作，对测验内容的编制必须保证有较高的信度。因此，临床上应注意以下几点。

(1) 心理测验是运用标准化工具，对要评定的对象进行测量与评定，做出科学的分析。因

此，进行心理测验的工作者应该由接受过专门训练的专业人员担任，以确保结果的准确性和可靠性。

(2) 心理测验要严格遵守测验规则，按照每一个测验的程序和要求进行，即正确选择测验材料，并根据测验目的选择最适宜的测验项目。要有固定的实施方法、标准化指导语、标准的答案、统一的记分方法、有代表性的可资比较的常模，测验过程和结果的解释必须符合严格的科学原则。

(3) 心理测验仅是一种行为取样方法，反映个性行为的一个片段，它并不能完全反映丰富多彩的心理、行为方式的全部。因此，心理测验结果并不能解释过去、将来所有的心理、行为特征，不能用于精确地预测患者未来的行为。

(4) 在康复心理学中，所用的心理测验方法很多，如智力测验、记忆力测验、人格测验、神经心理测验等。在种类繁多的测验中，要结合具体情况，灵活地选择应用。应把重点放在那些对确定康复目标和制订康复计划有决定意义的方面。

## 二、神经心理测验

神经心理测验(neuropsychological test)是测量患者在脑病损时所引起心理变化的特点，主要研究脑与行为的关系，其不仅进一步发展了心理学在对脑部病变的早期诊断中定性和定位的作用，也加深对心理活动本质和结构的理解。神经心理测验是心理测验的一个分支，主要用于一般的神经病学临床检查中不能鉴定的脑病患者的认知、语言能力等，为临床诊断、鉴别和评定各种治疗效果，提供客观的依据。

神经心理测验评估的心理或行为的范围很广，包括感觉、知觉、运动、言语、注意、记忆、思维、情绪和人格等，涉及脑功能的各个方面。Halstead-Reitan 神经心理成套测验(HRB)是常用的评定量表，是涉及全部认知功能的一套行为测定，可测验简单的感觉运动功能至复杂的抽象思维功能，对大脑损害的定位比较敏感、可靠。我国龚耀先等在 HRB 的基础上修订并建立了中国的标准化评定方法(HRB-RC)，表 2－15 为成人式。

**表 2－15　HRB(A)－RC 测验**

| 测验项目 | 测验目的 |
|---|---|
| 优劣测验：测定利手、利足、利眼等 | 检查大脑优劣半球 |
| 失语甄别测验：语言接收和表达 11 项测验 | 甄别失语性质 |
| 握力测验：用握力计客观测量 | 比较利手与非利手的握力 |
| 范畴测验：对一些包括不同属性图片(如大小、形状、颜色等)的反应 | 测定分析、概括和推理等能力 |
| 手指敲击测验：测定敲击动作的速率 | 检查双手指的运动速度及持久能力 |
| 语言知觉测验：听单字，再从字卡中选出 | 检查听觉的分辨能力、持久注意力和听、视觉联系能力 |
| 连接测验：纸上多个圆圈，标有数字或字母顺序，要求按数字顺序或数字、字母交替顺序画线连接 | 检查视觉空间功能或两种概念交替和注意力转移能力 |
| 触觉操作测验：蒙眼用利手、非利手及双手将各形状木块放入槽板中，并要求回忆木块形状及位置 | 检查触觉、运动觉、协调能力、空间结构能力、触觉定位和触觉记忆 |
| 音韵节律测验：30 对音韵节律相同和不同的声音逐对出现，测验非词语性听觉功能及注意集中和保持 | 要求分辨节拍的异同 |
| 感知觉测验：触、听、视感知觉，及手指辨认、指尖写字、手指触形辨认 | 检查感知觉有无障碍 |

## 三、人格测验

人格(personality)是指个体所具有的全部品质、特征和行为等个别差异的总和，它代表着个体对现时稳定的态度和与之相应的习惯化了的行为方式。人格测验(personality test)则是对人格特点的揭示和描述，即测量个体在一定情境下经常表现出来的典型行为和情感反应，通常包括气质或性格类型的特点、情绪状态、人际关系、动机、兴趣和态度等。

用于评定人格的技术和方法很多，最常用的大致可分为问卷法和投射法两类。问卷法有艾森克人格问卷、明尼苏达多相人格测验调查表等，投射法有洛夏墨迹测验等。

(一) 艾森克人格问卷

艾森克人格问卷(Eysenck personality questionnaire，EPQ)是由英国伦敦大学的艾森克(H. J. Eysenck)夫妇在其先前的几个个性调查表的基础上发展起来的，分为儿童(7～15 岁)和成人(16 岁以上)两种类型。经过多次修订，在不同人群中试测，已经获得可靠的信度和效度，为国际所公认。

EPQ 的理论基础是认为人格是多维结构，量表由 N 量表(调查神经质)、E 量表(内向和外向)、P 量表(调查精神质)和 L 量表(掩饰量表)所组成，各维的典型特征表现如下。

1. N 量表　N 分高的人表现为焦虑、紧张、易怒，有时又有抑郁。对各种刺激的反应都过于强烈，情绪激发后难以控制和平复下来。N 分低的人倾向于情绪反应缓慢、弱，即使激起了情绪也很快平复下来，通常是平静而不紧张。

2. P 量表　P 分高的人不关心人，倾向于独身，往往难以适应环境，感觉迟钝，对人抱有敌意，容易进攻等。P 分高的儿童性格古怪、孤僻，对人和动物缺乏感情，往往易于仇视，不考虑安危，几乎没有社会化概念。P 分低的人友善、合作、适应环境。

3. E 量表　E 分高的人表现为外向性格，爱交际，喜欢活动，不爱一个人静下来阅读和做研究，渴望兴奋和冒险。E 分低的人表现为内向性格，安静，离群，喜欢一个人读书做事，不喜欢冒险和冲动，对日常生活有规律，很少进攻。

4. L 量表　L 分高的人说明被试者过分掩饰和虚假，待人接物比较成熟和老练。L 分低的人纯朴，不够成熟和老练。

EPQ 在大量被试者身上应用的结果表明，各量表记分中，E 最高，N 次之，L 再次，P 最低，男女需要分别记分；且 P、E、N 记分随着年龄的增加而下降，L 则上升。青少年被试各量表的记分随着年龄的增加而和成人的记分相反。

我国龚耀先修订的 EPQ 有 88 条，陈仲庚修订的有 85 条，要求被试者按照测定手册回答“是”与“否”，例如：

(1) 你是否有广泛的爱好？ …………………………………………………… 是　否
(2) 你的情绪常波动吗？ ……………………………………………………… 是　否
(3) 你是一个健康的人吗？ …………………………………………………… 是　否
(8) 晚上你是否小心把门锁好？ ……………………………………………… 是　否
(27) 有坏人想去害你吗？ ……………………………………………………… 是　否
(67) 你常感到寂寞吗？ ………………………………………………………… 是　否

按照规定的标准予以记分，再参考年龄、性别常模判定各量表得分的高低。以 E 量表为例，若被试 E 量表得分等于或接近于该年龄组样本中的 E 分的平均值，为中间状态；若高于平均值＋标准差，则为高分，外倾；若低于平均值－标准差，则为低分，内倾。倾向的程度依偏离平均数的大小而变化。其他量表以此类推。

(二) 明尼苏达多相人格调查表

明尼苏达多相人格调查表(Minnesota multiphasic personality inventory，MMPI)是明尼苏

达大学心理学家 Hathaway 与精神科医生 Mckinley 于 1940 年编制。其内容范围广，包括身体各方面的情况，如神经系统、心血管及消化系统、神经症或精神行为表现，以及社会态度、家庭和教育情况等。我国宋维真主持修订的 MMPI，共有 566 个问题，分 14 个量表，其中临床量表 10 个(表 2-16)，效度量表 4 个(表 2-17)；对问题要求回答“是”或“否”。

表 2-16 MMPI 临床量表

| 序号 | 临床量表 | 略语 | 说明 |
|---|---|---|---|
| 1 | 疑病 | Hs | 对自己健康焦虑 |
| 2 | 抑郁 | D | |
| 3 | 癔病 | Hy | |
| 4 | 精神病态性偏倚 | Pd | 脱离社会道德规范 |
| 5 | 男子气或女子气 | Mf | 男、女性格的倾向 |
| 6 | 妄想 | Pa | 强迫观点或行为焦急、抑郁 |
| 7 | 精神衰弱 | Pt | |
| 8 | 精神分裂症 | Sc | 思维混乱 |
| 9 | 轻躁狂 | Ma | |
| 10 | 社交内向 | Si | 不善社交、遇事退缩 |

表 2-17 MMPI 效度量表

| 序号 | 项目 | 略语 | 说明 |
|---|---|---|---|
| 1 | 问题 | Q | 高分示回避现实 |
| 2 | 掩饰 | L | 高分示答案不真实 |
| 3 | 效度 | F | 高分示诈病或粗心 |
| 4 | 校正分 | K | 高分示有防御反应 |

测验结果用电子计算机或算板统计分数，将 14 个量表的原始分换算成量表分。以量表分为纵坐标，14 个量表为横坐标，绘出曲线图形，即成为被试者个性剖面图，与常模比较，分析可得出该人的人格特征倾向。

## 四、情绪测验

情绪是人对于客观事物是否符合自身的需要而产生的一种反应。残疾人心理最明显的变化表现在情绪方面，由于残疾，伴有形象的破坏，因而对自我形象产生不满、自卑、羞愧、孤独、焦虑、抑郁，有的失去了康复信心，个别的出现厌世和轻生行为。情绪状态有积极和消极之分，在临床上常见的消极情绪状态有焦虑和抑郁两种。

焦虑是对事件或内部想法与感受的一种不愉快的体验，它涉及轻重不等，但性质相近而相互过渡的一系列情绪。焦虑的各个侧面，诸如认知、情感和行为等是相互联系的。抑郁既可表现为一组临床综合征，又可作为一种具有特定诊断标准的精神障碍。常用的评定方法是汉密顿焦虑测验和汉密顿抑郁测验。

### (一) 汉密顿焦虑测验

汉密顿焦虑量表(HAMA)是英国学者汉密顿(M. Hamilton)于 1959 年所编制的，用于测量焦虑症以及患者的焦虑程度，是当今用得最广泛的焦虑量表之一。

该量表的测试内容有 14 个项目，按无、轻微、中、较重、严重 5 级评定为 0～4 分，采用交谈和观察的方式，由评定者圈出每项中最适合受试者情况的分数(表 2－18)。

**表 2－18　HAMA 项目及分数**

| 项　　目 | 分　　数 | 项　　目 | 分　　数 |
|---|---|---|---|
| 1. 焦虑心境 | 0 1 2 3 4 | 8. 躯体性焦虑(感觉系统) | 0 1 2 3 4 |
| 2. 紧张 | 0 1 2 3 4 | 9. 心血管系统症状 | 0 1 2 3 4 |
| 3. 害怕 | 0 1 2 3 4 | 10. 呼吸系统症状 | 0 1 2 3 4 |
| 4. 失眠 | 0 1 2 3 4 | 11. 胃肠道症状 | 0 1 2 3 4 |
| 5. 认知功能 | 0 1 2 3 4 | 12. 生殖泌尿系统症状 | 0 1 2 3 4 |
| 6. 抑郁心境 | 0 1 2 3 4 | 13. 自主神经系统症状 | 0 1 2 3 4 |
| 7. 躯体性焦虑(肌肉系统) | 0 1 2 3 4 | 14. 会谈时的行为表现 | 0 1 2 3 4 |

总分＜7 分为无焦虑；＞7 分为可能有焦虑；＞14 分为肯定有焦虑；＞21 分为有明显焦虑；＞29 分为可能有严重焦虑。进一步做因子分析：①躯体性焦虑，含 7～13 项；②精神性焦虑，含 1～6 及 14 项。由此可评定受试者的焦虑特点。

(二) 汉密顿抑郁测验

汉密顿抑郁量表(HAMD)常用的测试内容有 24 个项目，大部分项目按无、轻度、中度、重度、很重 5 级评为 0～4 分；少数项目按无、轻中度、重度 3 级评为 0～2 分(表 2－19)。

**表 2－19　HAMD 项目及分数**

| 项　　目 | 分　　数 | 项　　目 | 分　　数 |
|---|---|---|---|
| 1. 抑郁情绪 | 0 1 2 3 4 | 13. 全身症状 | 0 1 2 |
| 2. 有罪感 | 0 1 2 3 4 | 14. 性症状 | 0 1 2 |
| 3. 自杀 | 0 1 2 3 4 | 15. 疑病 | 0 1 2 3 4 |
| 4. 入睡困难 | 0 1 2 | 16. 体重减轻 | 0 1 2 |
| 5. 睡眠不深 | 0 1 2 | 17. 自知力 | 0 1 2 |
| 6. 早醒 | 0 1 2 | 18. 日夜变化 A 早<br>B 晚 | 012<br>012 |
| 7. 工作和兴趣 | 0 1 2 3 4 | 19. 人格或现实解体 | 0 1 2 3 4 |
| 8. 迟缓 | 0 1 2 3 4 | 20. 偏执症状 | 0 1 2 3 4 |
| 9. 激越 | 0 1 2 3 4 | 21. 强迫症状态 | 0 1 2 3 4 |
| 10. 精神性焦虑 | 0 1 2 3 4 | 22. 能力减退感 | 0 1 2 3 4 |
| 11. 躯体性焦虑 | 0 1 2 3 4 | 23. 绝望感 | 0 1 2 3 4 |
| 12. 胃肠道症状 | 0 1 2 | 24. 自卑感 | 0 1 2 3 4 |

总分＜8 分为无抑郁症状；＞20 分为可能是轻或中度抑郁；＞35 分为可能有严重抑郁。进一步做因子结构分析：①焦虑躯体化，含 10、11、12、15、17 等项；②体感；③认知障碍，含 2、3、9、19、20 等项；④日夜变化；⑤迟缓，含 1、7、8、14 项；⑥睡眠障碍，含 4、5、6 项；⑦绝望感，含 22、23、24 项。由此可分析出受试者的抑郁特点。

（何　坚）

## 第五节　认知功能评定

认知功能属于大脑皮质的高级活动范畴，包括感觉、知觉、注意、记忆、理解和智能等。成人的认知功能发育完善，在大脑皮质损伤时可引起感觉输入的异常，出现特定的认知障碍。

认知功能障碍评定是通过对患者的病史询问、动作或行为的观察、标准化认知功能评定量表的应用，做出相应的脑功能诊断的系统方法。认知功能障碍评定有助于脑损伤性疾病的诊断、确定大脑功能缺失的类型和程度、制订康复治疗和认知功能训练计划。认知功能障碍的评定和其他功能评定一样应定期进行，以了解其恢复及对运动功能的影响情况。

### 一、智力测验

智力（intelligence）也称智能，是学习能力、保持知识、推理和应付新情景的能力。它反映了人的认识事物方面的各种能力，即观察力、注意力、记忆力、思维能力及想像能力等的综合，其核心成分是抽象思维能力和创造性解决问题的能力。智力测验中代表性的是韦氏智力量表。

中国修订韦氏成人智力量表（WAIS-RC），适用于 16 岁以上成人，包括语言量表（verbal scale，VS）和操作量表（performance scale，PS）两部分，共 11 个分测验。各分测验的名称、内容和评分方法见表 2－20。

**表 2－20　中国修订韦氏成人智力量表**

| 测　试　方　法 | 测　试　评　分 |
|---|---|
| 言语测试 | |
| 1. 知识：29 个题目，包括历史、地理、天文等 | 答对 1 题得 1 分，最高分为 29 分 |
| 2. 领悟：14 个题目，涉及社会风俗、价值观、成语等 | 根据回答的概括水平和质量，每题记 2 分、1 分或 0 分，最高分为 28 分 |
| 3. 算术：14 个心算，要计时 | 时限内答对 1 题记 1 分，后面 4 题提前完成且正确另加分，最高分为 18 分 |
| 4. 相似性：有 13 对词，念给受试者听时要求说出每对词的相似性 | 根据回答的概括水平，每题记 2 分、1 分或 0 分，最高分为 26 分 |
| 5. 数字广度：念给受试者听一组数字，要求顺背 3～12 位数、倒背 2～10 位数 | 以背出的最高位数为记分数，最高顺背为 12 分，倒背为 10 分 |
| 6. 词汇：40 个词汇如丰收、疲劳等念给受试者听，要求在词汇表上指出并说明其含义 | 在时限内根据回答的质量每词记 2 分、1 分或 0 分，最高分为 80 分 |
| 操作测验 | |
| 7. 数字符号：阿拉伯数字 1～9 各配一符号，要求受试者给测验表上 90 个无顺序的数字配上相应的符号，限时 90 s | 每一正确符号记 1 分，倒转记 0.5 分，最高分为 90 分 |
| 8. 图画填充：21 个图画，都缺失一个重要部分，要求说出缺失什么并指出缺失部分 | 限时，正确回答 1 题记 1 分，最高分为 21 分 |
| 9. 木块图案：要求受试者用 9 块红白两色的立方形木块按照木块测验图卡组合成图案，共 7 个 | 限时内完成 1 个记 4 分，提前完成另加分，最高分为 48 分 |
| 10. 图片排列：把说明一个故事的一组图片打乱顺序后给受试者看，要求摆成应有的顺序，共 8 组 | 限时内完成 1 组记 2 分，后面 3 组提前完成另加分，最高分为 38 分 |
| 11. 图形拼凑：把人体、头像等图形的碎片给受试者，要求拼成完整的图形，共 4 个 | 限时内完成各图形标准记分，提前完成另加分，最高分为 44 分 |

通过两类 11 项的测验，各项相加，分别得出语言粗分和操作粗分，再经查表，计算得出智商（IQ）。

## 二、痴呆评定

痴呆即智力明显低于正常水平，是一种严重的认知障碍。痴呆的评定测量必须兼顾以下原则：覆盖痴呆易受损的功能领域（如记忆和语言功能）；对这些功能基本特征的检测方法具有良好的可信性；可借以判断和衡量不同的严重程度；完成率高；完成所需时间不宜过长，一般在30 min以内。由上海精神卫生中心修订的简明精神状态量表(MMSE)是筛查方法之一，其测试内容有30个项目，正确回答或完成1项记1分，30项的得分相加即为总分(表2-21)。评定为痴呆的标准依文化程度而不同：文盲<17分，小学程度<20分，中学以上程度<24分。MMSE一直是国内外最普及、最常用的痴呆筛查量表，它包括时间与地点定向、语言(复述、命名、理解指令)、心算、即刻与短时听觉词语记忆、结构模仿等项目，满分30分，费时5～10 min，重测信度0.80～0.99，施测者之间信度0.95～1.00，痴呆诊断的敏感性大多在80%～90%，特异性大多在70%～80%。

**表2-21　简易精神状态速检表**

| 问　　题 | 答　对 | 答　错 |
|---|---|---|
| 1. 今年的年份 | 1 | 0 |
| 2. 现在是什么季节 | 1 | 0 |
| 3. 今天是几号 | 1 | 0 |
| 4. 今天是星期几 | 1 | 0 |
| 5. 现在是几月份 | 1 | 0 |
| 6. 你现在在哪一省(或市) | 1 | 0 |
| 7. 你现在在哪一区(或县) | 1 | 0 |
| 8. 你现在在哪一街道(或乡、镇) | 1 | 0 |
| 9. 你现在在哪一层楼上 | 1 | 0 |
| 10. 这里是什么地方 | 1 | 0 |
| 11. 复述：皮球 | 1 | 0 |
| 12. 复述：国旗 | 1 | 0 |
| 13. 复述：树木 | 1 | 0 |
| 14. 100－7(93) | 1 | 0 |
| 15. 93－7(86) | 1 | 0 |
| 16. 86－7(79) | 1 | 0 |
| 17. 79－7(72) | 1 | 0 |
| 18. 72－7(65) | 1 | 0 |
| 19. 回忆刚才复述过的第一个内容(皮球) | 1 | 0 |
| 20. 回忆刚才复述过的第二个内容(国旗) | 1 | 0 |
| 21. 回忆刚才复述过的第三个内容(树木) | 1 | 0 |
| 22. 辨认：手表 | 1 | 0 |
| 23. 辨认：铅笔 | 1 | 0 |
| 24. 复述：44只石狮子 | 1 | 0 |
| 25. 阅读并执行写在卡片上的动作，如"闭上眼睛的命令" | 1 | 0 |
| 26. 用右手拿纸 | 1 | 0 |

（续表）

| 问　　题 | 答　对 | 答　错 |
|---|---|---|
| 27. 将纸对折 | 1 | 0 |
| 28. 将折好的纸放在大腿上 | 1 | 0 |
| 29. 说一句完整的句子（要有主语、谓语、宾语） | 1 | 0 |
| 30. 按样作图（图样如下） | 1 | 0 |

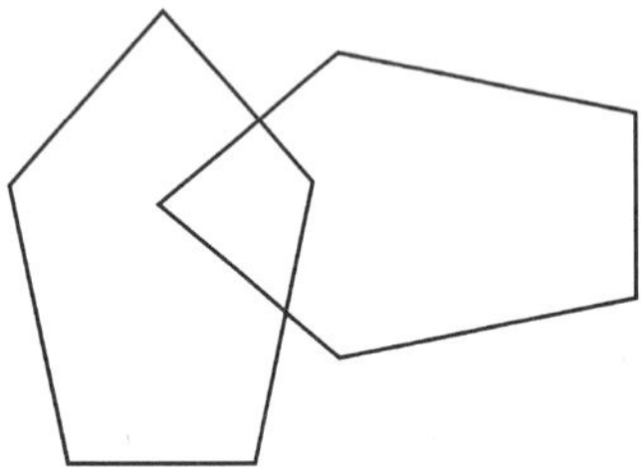

评分标准：文盲＜17 分、小学＜20 分、中学以上＜24 分为有认知障碍　　总分：

## 三、失认症的评定

失认症（agnosia）是指对视觉、听觉、触觉等感觉途径获得的信息缺乏正确的分析和识别能力，因而造成对感知对象的认识障碍。如听失认者听到耳后的钟表声时，可以判断出有声音的存在，但其有别于聋，不能分辨出到底是钟表声、门铃声还是电话铃声。失认症包括视觉失认症、触觉失认症、听觉失认症和空间失认症等。

（一）视觉失认症

视觉失认症（visual agnosia）是指患者对视觉范围内的空间位置、几何图形、物体、颜色、容貌等的认识障碍，不能辨别其名称和作用，但一经触摸或听到声音或嗅到气味则常能说出，这种障碍导致患者对方向、距离和位置感觉丧失，给日常生活带来诸多不便。其病灶部位一般在枕叶，特别是优势侧的大脑半球。评定方法如下。

1. *形状失认*　取图形为三角形、菱形的塑料块各两块，杂乱地混放于患者面前，让其分辨，辨认不正确者为阳性。

2. *物品失认*　将多种东西混放在一起，其中有同样的物品，让患者将同样的物品挑选出来。能够正确完成者为正常，不能完全挑出来的为异常。

3. *颜色失认*　给患者一张画有苹果、橘子、香蕉的无色图形，任由患者用彩色笔在每张图上描上相应的颜色，完成不正确的为阳性。

4. *相貌失认*　在患者面前放几张众人皆知的名人照片，如国家主席、政府总理、明星等，看患者能否认出。或让患者照镜子，看能否认出是其本人。不能正确回答的为阳性。

（二）触觉失认症

触觉失认症（tactile agnosia）是指患者接触物体时不能说出其大小、形状、质地和用途，即实体辨别觉丧失，但此时检查患者的触觉、温度觉、本体感觉功能正常。病灶部位常位于顶叶。评定方法如下。

1. *辨认物品*　在桌子上摆放各种物品，如球、铅笔、硬币、戒指、纽扣、积木块、剪刀，先让患者闭眼用手认真触摸其中一件，辨认是何物，然后放回桌面。再睁开眼，从物品中挑出刚才触摸过的物品。能在适当的时间内将所有物品辨认清楚者为正常。

2. 辨认图形 用塑料制成 10 个几何图形，如椭圆形、三角形、五星形、正方形、六角形、八角形、十字形、菱形、梯形、圆形。患者先闭眼触摸其中一块，然后再睁开眼，试从绘画中寻找出与刚才触摸过的物品相同的图形。在适当时间内能正确辨认图形者为正常。

3. 辨认材料 让患者闭眼，用手触摸辨认粗砂纸、细砂纸、布料、绸缎，能在适当的时间内正确辨认者为正常。

（三）听觉失认症

听觉失认症（auditory agnosia）是指患者对以前熟悉的声音不能辨别，如动物的叫声、不同的交通工具所发出的声音和音乐戏曲等，但听觉功能检查正常。评定方法如下。

1. 环境音失认 请患者听日常熟悉的声音（如雷声、雨声等），并让其回答是什么声音。回答不正确者为阳性。

2. 失音乐 要求患者听熟悉的音乐或歌曲，然后指出歌曲名称，或者要求患者随着音乐的节奏打拍子。不能完成者为阳性。

（四）一侧空间失认症

一侧空间失认症（unilateral neglect）又称单侧忽略症，指患者对大脑病损对侧的一半视野内的物体位置关系不能辨认，不论其视野是否完整，患者都可能忽视其左侧的身体和左侧视野内的物体或右侧的身体和右侧视野内的物体；由于患者不会像偏盲者一样有意识地以头部转动带动眼睛来加以补偿视野，故并非偏盲。其病变部位常在右侧顶叶、丘脑。评定方法如下。

1. 平分直线 在一张白纸上画一条横线，让患者用一垂直短线将横线分为左、右两段。如果患者画的垂线明显地偏向一侧，即为阳性。

2. 看图说物 用一张由左至右画有多种物品的图片，让患者看图说出物品的名称。如果漏说一侧的物品，甚至因对一个物品的半侧失认而说错，即为阳性。

3. 绘图 评估者先在纸上画一个人、房子或一朵花，然后让患者去模仿着画。如果画出来的缺少一半，或明显偏歪，即为阳性。也可以让患者画一个钟面，如果将钟面画在纸的一边，并将 1～12 的数字集中在一侧，即为阳性。

4. 删字 将一组阿拉伯数字放在患者面前，让其用笔删去指定的数字（如 1 和 4）。如仅删去一例，另一例未删，即为阳性。

## 四、失用症的评定

失用症（apraxia）是由于大脑皮质的损害而造成的有目的的行为障碍，是指患者在无运动瘫痪、感觉丧失及共济失调的情况下，不能正确地计划和执行以前所能完成的有目的的行为和动作，又称运动不能。人脑前运动区损伤可出现失用症，表现为运动程序打乱，不能进行一系列有目的的运动。失用症分为运动性失用症、结构性失用症、穿衣失用症、步行失用症、意念性失用症、言语失用症和失写症等。

（一）运动性失用症

运动性失用症（motor apraxia）是最简单的失用症，常见于上肢或舌。发生于上肢时可累及多种动作，如不能洗脸、刷牙、梳头、划火柴、倒茶、用钥匙开门及与人打招呼等。有时并非完全不能，而是动作笨拙。舌肌失用时，患者只能张口而不能伸舌。其病灶部位常在非优势侧顶枕叶交界处，其支配血管为大脑中动脉。

评估方法：评估时可让患者做扣钥匙扣、系鞋带、穿针引线等精细工作，不能完成者为阳性，能完成者为阴性。

（二）结构性失用症

结构性失用症（constructional apraxia）是空间失认（spatial agnosia）的一种失用症，表现为对三维空间结构的感知觉和运动程序之间的障碍。虽然患者有形状知觉、辨别觉和定位觉，但不能模仿拼出立体结构，即患者的视觉和运动过程之间发生分离。

评估方法：画空心十字；用火柴棒拼图；堆积木；拼图案；几何图形临摹。

（三）意念运动性失用症

意念运动性失用症（ideomotor apraxia）是意念中枢与运动中枢之间联系受损所引起的，患者不能执行口头的运动指令，也不能模仿他人的动作。但由于运动中枢对过去学会的运动仍有记忆，有时能下意识地、自动地进行常规的运动。因此，常表现为有意识的运动不能，但无意识运动却能进行。

评估方法：①模仿动作。评定者向患者示范一种动作，如举起一手，伸示指、环指和小指，将中指和拇指对指；或伸中指、环指，小指和拇指对掌。让患者模仿，凡不能完成指令者为阳性。②按口头命令动作。让患者执行检查者的口头动作指令，不能执行者为阳性。

（四）意念性失用症

意念性失用症（ideational apraxia）是指当患者接受一个指令后在形成运动程序的概念上发生异常，其特点是对复杂精细动作失去应有的正确观念，以至各种基本动作的逻辑顺序紊乱，患者能完成一套动作中的一些分解动作，但不能将各个组成部分合乎逻辑地连贯起来组成一套完整的动作。病变部位常在左侧顶叶后部或缘上回及胼胝体。

评估方法：常用活动逻辑试验。即给患者茶叶、茶壶、开水瓶（盛温水以免烫伤）和茶杯，让其泡茶。如果患者活动逻辑次序错乱，则为阳性。也可把牙膏、牙刷放在桌上，让患者打开牙膏盖，拿起牙刷，将牙膏挤在牙刷上，然后去刷牙。如果患者动作错乱，则为阳性。

（五）穿衣失用症

穿衣失用症（dressing apraxia）是视觉空间失认（visual spatial agnosia）的一种失用症，指患者不是由于运动障碍或不理解指令而影响穿衣，而是在穿衣的动作顺序和穿衣的方式方法上错误，致使自己不能穿上衣服。患者不能把连续的动作有机地分解为各个单一动作去执行，结果导致动作不协调，相互干扰。穿衣失用症病变部位常在右侧顶叶。

评估方法：让患者给玩具洋娃娃穿衣，如不能则为阳性。让患者给自己穿衣、系扣、系鞋带，如对衣服的正、反、左、右不分，手穿不进袖子，系扣、系鞋带困难者为阳性，能在合理时间内完成上述指令者为阴性。

（六）步行失用症

步行失用症（walking apraxia）指患者在不伴有下肢肌力、肌张力和反射异常的情况下出现步行困难，或者患侧瘫痪时健侧肢体的运动出现失控，造成步行障碍。如让患者开始步行，可出现起步困难，不能提腿迈步向前行走，但能越过障碍和上下楼梯；在患者前方放一个障碍物如砖头，其就会迈出第一步并可向前走，但又不易拐弯。

评估方法：根据患者不能发起迈步的动作，但遇到障碍物能够自动越过、遇到楼梯能够上楼、迈步开始后拐弯又有困难等一系列异常表现，即可明确诊断。

这几种失用症的鉴别诊断比较困难，在检查中应注意不要把重点放在患者是否能完成某项活动，而应该观察：患者的理解程度，是否知道自己在做什么；患者的运动障碍影响程度；患者完成该项活动的方式；对比两侧肢体的动作有无差别；完成动作中存在的困难及错误，如无反应和无意义的动作、替代性动作、系列动作顺序颠倒、物品操作错误等；在日常生活中能否主动地进行某些常规活动等。

（何　坚）

## 第六节　神经电生理评定

神经电生理检查是康复医学评定中具有专科特色性的一门技能，是康复医师必须具备的医学技术。可用于肌无力、疼痛、瘫痪、感觉障碍、肌肉萎缩、疲劳的诊断及功能评定。

### 一、肌电图

（一）概念

肌电图（electromyography，EMG）是使用仪器将单个或多个肌细胞在各种功能状态的生物电活动，加以捡拾、放大、显示和记录，通过对肌电位的单个或整体图形的分析，以诊断疾病或评定功能的一种临床电生理检查方法。

（二）肌电图的仪器设备

肌电图检查仪的主要组成部分包括电极、放大器、扬声器、显示器、记录器和计算机。肌电图电极分为针电极和表面电极两类。针电极是传统的常规电极，有单极和同芯之分，同芯又有单芯、双芯及多导之分，还有单纤维电极和巨肌电图电极，它们各有其用处。单芯针电极最常用，它主要记录电极周围的电活动。单纤维电极只记录到周围 250～350 μm 范围内的电活动。表面电极记录到电极下广泛范围电活动的总和，常用于神经传导测定、诱发电位的检查、运动学的研究。

（三）肌电图的几种重要参数

运动单位（motor unit，MU）是由一个运动神经元及其所支配的几百条纤维组成，是肌肉收缩的最小功能单位，其全部收缩时记录的波形即运动单位动作电位（motor unit action potential，MUAP），其相关参数包括：

1. 时程（duration）　这是指从电位偏离基线到恢复基线的一个时间过程，它反映了一个运动单位里不同肌纤维同步化兴奋的程度。在分析运动单位电位时，时程是一个非常重要的参数，通常以毫秒（ms）来表示。运动单位电位起点代表了传导最快肌纤维的电位到达时间。肌纤维电位到达时间的不同，反映了每个肌纤维冲动传导的时间不同，典型运动单位电位时程为 5～15 ms，不同部位肌肉和不同年龄人的运动单位电位时程有差异。

2. 波幅（amplitude）　运动单位电位波幅指的是最大负峰和最大正峰之间的电位差。对正常肌肉来说，其波幅变化范围很大，在 300～2 000 μV。虽然运动单位内所有的单独肌纤维几乎是同时放电的，但仅仅位于针尖附近的少数肌纤维决定着运动单位电位波幅的大小。波幅与运动单位内肌纤维数量的关系不大，但当针电极离运动单位越近、运动单位内肌纤维直径增加、同一运动单位内肌纤维同步放电，均可导致波幅增加。

3. 上升时间(rise time)　这是指从起始正峰至紧接着的大的负峰之间的时间间隔，它反映了记录针尖和发放冲动运动单位之间的距离。通常上升时间应该小于 500 μs，最好在 100～200 μs，也就是说运动单位电位越陡越好，说明针尖和发放冲动的运动单位越近。

4. 位相(phase)　这是检测运动单位内不同肌纤维放电的同步性。测定一个运动单位电位位相时，一般是由电位跨越基线的次数再加上 1 而得到。正常的运动单位电位为 2～4 相。如果位相多于 4 相，则称之为位相增多，说明同一运动单位内肌纤维同步化不好或有肌纤维丢失现象。正常肌肉中多项电位在 5%～10%，但不同的肌肉差异较大，如三角肌可以高达 25%。所以，在观察多相电位时，要针对不同的肌肉而言。

(四) 肌电图的检查步骤及正常所见

1. 插入电活动　是指将记录针插入肌肉时所引起的电位变化。在神经支配正常情况下，当针插入肌肉时，由于针的机械刺激，引起肌纤维的活动，在肌电图示波屏上出现一串电位波动。一般时程小于 0.3 s，正常人变异较大。

2. 放松时　观察肌肉在完全放松时是否有异常自发电活动。当电极插入完全松弛状态下的肌肉内，电极下的肌纤维无动作电位出现，荧光屏上表现为一条直线，称电静息。肌肉在放松时所出现的自发电活动，称自发电位(spontaneous activity)。来自终板区的电位属于正常自发电位，又称终板电位(end-plate potential, EPP)。

3. 轻收缩时　观察运动单位电位形状、时程、波幅和发放频率。肌肉轻收缩时只有阈值较低的Ⅰ型纤维运动单位发放，频率为 5～15 Hz。

4. 大力收缩时　观察受试者最大用力时的运动单位电位募集类型。正常情况下最大用力时肌电图为单纯干扰相。大力收缩时原已发放的运动单位频率加快，同时阈值高的Ⅱ型纤维参与发放，肌电图呈干扰相，为许多密集的、相互重叠的、难以分辨基线的运动单位电位。

(五) 异常 EMG 及意义

1. 插入电位改变　插入电位减少或消失见于严重肌萎缩、肌肉纤维化、脂肪组织浸润和肌纤维兴奋性降低等；插入电位增多或延长见于神经源性和肌源性损害。

2. 异常自发电位

(1) 纤颤电位：这是失神经支配肌纤维运动终板对血中乙酰胆碱敏感性增高引起去极化，或失神经支配肌纤维静息电位降低导致自动去极化产生的动作电位。波形多为双相，起始为正相，时限 1～5 ms，波幅为 20～200 μV，见于神经源性和肌源性损害。

(2) 正锐波：产生机制及临床意义同“纤颤电位”。波形特点为双相，起始为一正相，之后为一时限较宽、波幅较低的负向波，形状似“V”字形，时限为 10～100 ms。

(3) 束颤电位：指一个或部分运动单位支配的肌纤维自发放电，见于神经源性损害。

3. 肌强直放电　为肌肉自主收缩或受机械刺激后出现的节律性放电，波幅通常为 10 μV 至 1 mV，频率 20～100 Hz。放电过程中波幅和频率逐渐衰减，扩音器传出如“飞机俯冲或摩托车减速”的声音，见于萎缩性肌强直、先天性肌强直、副肌强直及高钾型周期性瘫痪等。

4. 异常运动单位动作电位

(1) 神经源性损害：表现运动单位动作电位时限增宽、波幅增高和多相波百分比增高，见于脊髓前角细胞病变、神经根病变和周围神经病等。

(2) 肌源性损害：表现运动单位动作电位时限缩短、波幅降低和多相波百分比增高，见于进行性肌营养不良、炎症性肌病及其他原因肌病。

5. 大力收缩募集电位异常改变

(1) 单纯相和混合相：前者是肌肉大力收缩时参加发放的运动单位数量明显减少，肌电图表现单个独立电位；后者是运动单位数量部分减少，表现为单个独立电位和部分难以分辨的电位同时存在，见于神经源性损害。

(2) 病理干扰相：肌纤维变性坏死使运动单位减少，大力收缩时参与募集的运动单位数量明显增加，表现为低波幅干扰相，又称病理干扰相，见于肌源性损害。

(六) 常见神经-肌肉病变的肌电图表现

1. 急性神经源性损害(以轴索损害为主)　急性轴索损害多见于外伤、压迫等病变。在轴索损害急性期，肌电图检查主要表现为：放松时，可以出现自发电位；轻收缩时，运动单位电位形态保持正常；当大力收缩时，在无力肌肉上出现运动单位电位募集相减少。而这种类型的改变在慢性神经源性损害时不会出现，故大多数多发性周围神经病患者很少会出现这样的改变。

2. 慢性神经源性损害(以轴索损害为主)　在慢性神经源性损害情况下，由于出现了神经重新支配现象，导致一个运动单位内肌纤维数量增加，使得在肌电图检查时出现时程加宽、波幅增高的运动单位电位，即巨大电位。而此时，由于肌纤维得到了再生神经纤维的支配，故自发电位会明显减少或消失。在大力收缩时，会出现运动单位电位募集相减少。

3. 神经源性损害(以脱髓鞘为主)　当病变以纯脱髓鞘损害为主时，由于轴索未被损害，不会出现肌肉失神经支配现象和神经再生现象。因此，在肌电图检查时，既看不到自发电位，也看不到运动单位电位形状改变。但当髓鞘脱失导致神经传导阻滞时，则会出现运动单位电位募集相减少，此时主要是靠神经传导检查来确定。

4. 急性肌源性损害　由于肌源性损害时，一个运动单位内具有功能的肌纤维数量减少，导致运动单位电位时程缩短、波幅减小。此外，由于存活的肌纤维功能异常，导致一个运动单位内肌纤维不能同时发放电位，即出现多相电位增多，大力收缩时可出现早期募集现象。有些炎性肌病，由于终板区附近肌纤维坏死，在放松时可见自发电位。

5. 慢性肌源性损害　在慢性肌源性损害时，由于肌纤维变性和坏死，可出现肌肉失神经支配和神经再生现象，在肌电图检查时可见长时程、高波幅多相运动单位电位，很像慢性神经源性损害。但在慢性肌源性损害时，通常在同一块肌肉内除了可见上述大的运动单位电位外，仍可见短时程、低波幅多相运动单位电位，而很少仅有前者单独存在。此时，还应该注意募集相的改变，慢性肌源性损害通常会出现早期募集现象或正常募集相。此外，在患者放松时会出现非常小的纤颤电位，提示病情已经进入慢性期。

(七) 肌电图检查的临床意义

1. 确定神经系统有无损伤及损伤部位，区分神经源性异常和肌源性异常　肌电图是鉴别神经或肌肉疾病最灵敏的方法，一块肌肉中有 5% 的纤维失神经支配就可以确定。神经性异常的基本肌电图表现是静息时有纤颤或正相电位；轻用力时有长时限高电压运动单位电位，多相电位增加，且多为长时限多相电位；最大用力时干扰不完全；自动分析则为每秒相数较少，每相波幅较高，频谱偏低。肌源性疾病的肌电图表现是静息时有少量纤颤电位；轻用力时为短时限运动单位电位；用大力时为过分干扰型电图；自动分析则为每秒相数增加，每相波幅较低，频谱偏高。而诈病与上运动单位病时，肌电图并无明显异常发现。根据不同肌肉神经支配异常情况，可以推断为神经根、神经丛、神经干、神经支病变。

2. *作为临床康复评定的指标* 纤颤电位的出现可以作为神经早期损害的指标。神经外伤后，运动单位电位的恢复早于临床恢复 3～6 个月，可以作为治疗有效的指标。

（八）肌电图检查的注意事项

（1）做肌电图之前需要了解患者是否有出血倾向，如患血友病或血小板明显降低或出、凝血时间不正常等，都应避免进行测定。

（2）如果血中乙肝病毒表面抗原阳性者，应不用一般的同心圆针极进行测定，可改用一次性的同心圆针极以避免造成传染，但后者价格昂贵。

（3）如果测试肌电图的技术不熟练，会造成不必要的肌纤维损害；如果在局部多次进出，也会造成感染。一般应避开对刚刚做过肌电图的肌肉进行肌肉活检。

（九）表面肌电图

表面肌电信号（surface electromyography signal）是从皮肤表面通过电极引导、记录下来的神经-肌肉系统活动时的生物电信号，它与肌肉的活动状态和功能状态之间存在着不同程度的关联性。表面肌电图（surface electromyography）又称为动态肌电图（dynamic electromyography），它的出现为临床提供了一种安全、简单、无创的有关肌肉功能状况的检查手段。近年来，应用表面肌电图及其分析技术研究不同活动和功能状态下的肌肉功能变化，已成为康复医学、职业医学、运动医学和人机工程学领域肌肉功能评价的一种重要手段。在一般运动学分析时，直接记录肌电图的原始图形，分析内容包括时限与波幅、每秒过零线的次数。在疲劳等分析时则分析肌电图的频谱，现用得最多的是频谱分析中的平均频率、中位频率和频率变化的斜率。

## 二、神经传导检查

神经传导检查（nerve conduction studies，NCS）是评定周围运动和感觉神经传导功能的诊断技术，通常测定运动神经传导速度（MCV）、感觉神经传导速度（SCV）和 F 波。检测时先利用一定强度和形态（矩形）的脉冲电刺激神经干，在该神经支配的肌肉上用同心针电极或皮肤电极记录所诱发的动作电位（M 波），然后根据刺激点与记录电极之间的距离、发生肌收缩反应与脉冲刺激后间隔的潜伏时间来推算在该段距离内运动神经的传导速度，这是一个比较客观的定量检查神经功能的方法。

（一）运动神经传导速度检测

1. *电极* 多以直径 1 cm 的两个银制或不锈钢的圆盘作为 1 对刺激电极。阴极置于神经远端，阳极置于神经近端，两者相隔 2～3 cm；可使用针电极或表面电极作为记录电极。记录电极置于肌腹，参考电极置于肌腱，地线置于刺激电极和记录电极之间。

2. *测定方法及计算* 检查前将电极浸透生理盐水，置于欲刺激的神经干的皮肤上，刺激电极的阴极置于外周端靠近记录电极处。超强刺激神经干远端和近端，在该神经支配肌肉上记录复合肌肉动作单位（CMAPs），测定不同的潜伏期，用远端与近端间距除以两点间潜伏期差即为神经传导速度。计算公式为：MCV（m/s）＝两点间距离（mm）/两点间潜伏期差（ms），波幅测定通常取峰-峰值。

(二)感觉神经传导速度检测

1. 电极

(1) 刺激电极:刺激指(或趾)时可用环状电极,该电极采用两片宽 4～6 mm 的金属片组成,外覆以绒布衬垫,包绕于手指或足趾,称环状电极。阴极置于近端指节(或趾节),无关电极置于末端指节(或趾节)。

(2) 记录电极:可用表面电极或针电极。使用表面电极时,电极间距以 3 mm 为宜;针电极由两根金属针极组成,其中一根针插入邻近神经的部位,另一电极插入远离神经部位,针电极记录的神经电位幅度较高,波形可呈双相、三相、四相。

2. 测定方法及计算 顺行测定法是将刺激电极置于感觉神经远端,记录电极置于神经干近端,然后测定潜伏期和记录感觉神经动作电位(SNAPs),刺激电极与记录电极间距除以潜伏期为 SCV。

(三) F 波检测

F 波是超强电刺激神经干在 M 波后的一个晚成分,由运动神经回返放电引起,因最初在足部小肌肉上记录而得名。F 波特点是波幅不随刺激量变化而变化,重复刺激时 F 波的波形和潜伏期变异较大。电极放置基本同 MCV 测定,区别在于将阴极放在近端。通常连续测定 10～20 个 F 波,计算其潜伏期平均值,F 波出现率为 80%～100%。

MCV 和 SCV 主要异常是传导速度和波幅降低,前者反映髓鞘损害,后者反映轴索损害,严重髓鞘脱失也可继发轴索损害。神经传导速度测定主要用于周围神经病诊断,结合 EMG 可鉴别前角细胞、神经根、周围神经和肌源性损害等。F 波异常表现是出现率低、潜伏期延长或传导速度减低、无反应等,通常提示周围神经近端病变,以补充 MCV 的不足。

(王东岩)

# 第三章
# 康复治疗技术

## 导学

本章主要介绍康复治疗技术。康复治疗是康复医学的重要内容，是促进病伤残者身心功能康复的重要措施。康复治疗的内容包括物理疗法、作业疗法、中医传统康复疗法等。通过学习，要求掌握康复治疗的常用治疗技术及其意义，其中重点掌握运动疗法、作业疗法、中医传统康复疗法的操作方法、使用要领；熟悉康复治疗的适应证；了解康复治疗的注意事项。

## 第一节　物理疗法

物理疗法是应用力、电、光、声、磁和温度等物理因子来治疗患者疾患的方法。其中利用力学因子，徒手或应用器械和仪器进行运动训练以治疗病、伤、残患者，恢复或改善其功能障碍的方法称为运动疗法（kinesiotherapy），是物理疗法的主要部分；利用光、电、声、温度、水等其他物理学因子治疗疾病，促进患者康复的疗法为物理因子疗法，常常被称为理疗。

运动疗法和物理因子疗法同属物理疗法，但各有不同的侧重面。运动疗法多为主动性的康复治疗，即在治疗师指导和监督下，由患者主动地进行运动治疗活动；而物理因子疗法则被视为被动的康复疗法，由治疗师被动施加电、光、声、磁、冷、热等治疗。不论是主动的还是被动的治疗方法，只要是对患者康复有益，都应适时地采用。

### 一、运动疗法

#### （一）概念

运动疗法又称治疗性运动，是根据疾病的特点和患者的功能状况，利用生物力学原理，借助治疗器械或治疗者的手法操作以及患者自身的参与，通过主动或被动运动的方式来改善人体局部或全身功能，提高身体素质，满足日常生活需求的一种治疗方法。运动疗法通常通过个体的功能评估，根据客观存在条件的情况，对功能的未来转归做出合理的预测，然后选择合适和必要的运动治疗方法，以达到设定的目标。运动疗法是经验、科学和理论高度结合的技术密集型技能，需要在治疗过程中不断调整并加以实施。

（二）分类

运动疗法按患者主动用力程度分类，可分为被动运动、辅助运动、主动运动及抗阻力主动运动4类。

1. *被动运动* 是运动时患者不用力，依靠外力来完成的运动或动作。常用于各种原因引起的肢体运动障碍，包括瘫痪、关节功能障碍，以及需要保持关节活动范围，但又不能或不宜进行主动运动的情况。被动运动多适用于肢体肌肉瘫痪或肌力极弱的情况下，这时患者不能用自己的力量来进行关节活动，只有借助外力帮助被动活动关节才能维持关节的正常活动范围，以预防关节挛缩和变形发生。

2. *辅助运动* 是指部分在外力的辅助下，部分通过患者主动收缩肌肉来完成的运动或动作。助力可由医务人员或患者的健肢提供，也可利用器械、引力或水的浮力帮助完成动作。这种运动形式适用于患者肢体肌肉已能开始收缩，但力量尚不足以抵抗肢体自重的情况。

3. *主动运动* 是指在不依靠助力也无外部阻力的情况下，全部由患者主动用力完成的运动。这种运动主要适用于患者肌肉力量较弱，能够克服肢体自身的重量进行运动，但尚不能对抗额外的阻力情况。一般当患者肌力达3级或以上时采用。

4. *抗阻力主动运动* 是指患者必须克服外部的阻力才能完成的运动。阻力可以在运动训练时由康复治疗师施加的徒手性阻力或运动器械如沙袋、哑铃、弹簧装置、拉力器等造成的阻力。这种运动主要适用于患者肌肉力量不但能够克服肢体的自重进行运动，而且还能够对抗其他阻力的情况。适用于肌力达4级以上的患者。

（三）运动疗法的治疗作用及临床应用

1. *运动疗法的治疗作用* 主要有预防和治疗肌肉萎缩、关节僵硬等并发症，维持和改善运动器官的功能，增强心肺功能，促进代偿功能的形成和发展，提高神经系统的调节能力，增强内分泌系统的代谢能力等作用。

2. *运动疗法的临床应用*

（1）适应证：①运动系统疾病，包括四肢骨折或脱位、脊柱骨折、关节手术后、颈肩腰腿痛、脊柱畸形、关节炎、骨质疏松等。②神经系统疾病，包括脑血管意外、颅脑外伤、脑性瘫痪、脊髓炎症或损伤、周围神经损伤、神经衰弱等。③内脏器官疾病，包括急性心肌梗死、高血压病、冠心病、动脉硬化、糖尿病、支气管炎、肺气肿、支气管哮喘、内脏下垂、消化性溃疡、内脏手术后等。④代谢障碍性疾病，包括糖尿病、高脂血症、肥胖病等。⑤其他，包括肿瘤术后恢复期、艾滋病、戒毒后、烧伤后瘢痕形成等。

（2）禁忌证：①肌肉、肌腱、韧带有撕裂，骨折未愈合。②肌肉、肌腱、韧带、关节囊或皮肤手术后初期。③心血管病患者不稳定期，如心肌缺血、心肌梗死。④深静脉血栓形成。⑤关节旁的异位骨化。

对一些强度比较大的运动治疗，特别是全身性的主动运动，如肌肉力量训练、耐力训练、医疗体操等运动疗法的相对禁忌证主要为感染性疾病、发热、器官功能失代偿、严重衰弱等。

（四）常用运动疗法技术

1. *关节活动度训练* 关节活动度训练主要用于改善和维持关节的活动范围，以利于患者完成功能性活动。常用的方法根据是否借助外力分为被动运动、辅助运动和主动运动3种；根据是否使用器械分为徒手运动和器械运动两种。

（1）被动运动：由治疗师进行或由患者自己用健肢借助外力完成的被动运动，如关节在可动范围内的运动和关节松动技术，以及患者借助外力完成的被动运动，如滑轮练习、关节牵引、持续性被动活动等。

1）关节可动范围运动：根据关节运动学原理，由治疗师实施的关节各个方向的活动，作用主要是维持关节现有的活动范围，预防关节挛缩。

2）持续性被动活动（continuous passive motion, CPM）：是利用机械或电动活动装置，使患者能进行早期、持续性、无疼痛范围内的被动活动。CPM 可以促进伤口的愈合和关节软骨的修复、再生，加快关节液的分泌和吸收，促进关节周围软组织的血液循环和损伤软组织的修复，改善关节活动范围，防止粘连和关节僵硬，缓解疼痛，消除手术和制动带来的并发症。可用于髋、膝、踝、肩、肘、腕等关节的下列情况，如骨折、关节成形术、关节置换术、关节韧带重建术、滑膜切除术后和创伤性关节炎、退变性关节炎、肩周炎、类风湿关节炎，以及化脓性关节炎引流术后、关节挛缩粘连松解术后、关节软骨损伤、自体骨膜或软骨膜移植修复术后。

（2）辅助运动：常用的有器械练习和悬吊练习。通常由徒手、健肢或通过棍棒、滑轮和绳索装置等简单器械，对患肢的主动运动施加辅助力量，兼有主动运动和被动运动的特点，应用很广，其中悬挂法简单易行，最适于应用。可应用网架做悬挂，另用绳索（1 根或多根）和布托（单个或多个）作为悬挂工具，通过悬挂可使肢体重量全部被消除，从而稍有肌肉收缩即可产生最大效应。其注意点是将悬挂点垂直于拟活动关节的上方，布托或吊带宜充分托住肢体，以免在活动中损伤某一关节。

1）滑轮练习：利用滑轮和绳索，以健侧肢体帮助对侧肢体活动。

2）悬吊练习：是利用挂钩、绳索和吊带组合将患肢悬吊起来，使其在去除肢体重力的前提下主动活动，类似于钟摆样运动。

3）器械练习：是利用杠杆原理，以器械为助力，带动活动受限的关节进行活动。

（3）主动运动：具有温和牵拉作用，能松解疏松的粘连组织，牵拉挛缩不严重的组织，有助于保持和增加关节活动范围，并可以促进血液循环、消除肿胀。主动运动适应面广，不受场地限制，最常用的是各种徒手体操，一般根据患者关节活动受限的方向和程度，设计一些有针对性的动作。用主动运动恢复关节活动时，动作宜平稳缓慢，尽可能达到最大幅度，然后稍加维持，用力程度以引起紧张或轻度疼痛感为度。多轴关节的各方向运动依次进行，每日可练 2～4 次。

2. 关节松动技术

（1）概念：指治疗师在关节活动允许范围内完成的一种针对性很强的手法操作技术，是利用关节的生理运动和附属运动，被动活动患者的关节，以达到维持或改善关节活动范围、缓解疼痛的目的。常用关节松动技术的基本手法包括摆动、滚动、滑动、旋转、分离和牵拉等。

1）生理运动（physiological movement）：是指关节在其自身生理容许范围内发生的运动，通常为主动运动，如屈和伸、内收和外展、旋转和翻转等。

2）附属运动（accessory movement）：是关节在生理范围之外、解剖范围之内发生的运动，是关节发挥正常功能不可缺少的运动，通常不能自己主动完成，如关节的分离、牵拉和相邻腕骨或跗骨间的滑动。

（2）手法分级：手法分级中的澳大利亚 Maitland 的 4 级分级法比较完善，应用较广，现介绍如下。

Ⅰ级:治疗师在关节活动的起始端小范围、节律性地来回松动关节。

Ⅱ级:治疗师在关节活动允许范围内大范围、节律性地来回松动关节,但不接触关节活动的起始端和终末端。

Ⅲ级:治疗师在关节活动允许范围内大范围、节律性地来回松动关节,每次均接触关节活动的终末端,并能感觉到周围软组织的紧张。

Ⅳ级:治疗师在关节活动的终末端,小范围节律性地来回松动关节,每次均接触关节活动的终末端,并能感觉到周围软组织的紧张。

Ⅰ、Ⅱ级手法用于治疗因疼痛引起的关节活动受限,Ⅲ级手法用于治疗关节疼痛并伴有僵硬,Ⅳ级手法用于治疗关节因周围软组织粘连、挛缩而引起的关节活动受限。手法分级范围随着关节可动范围的大小而变化,当关节活动范围减小时分级范围相应减小,当治疗后关节活动范围改善时分级范围也相应增大。

(3) 治疗作用:主要表现在缓解疼痛、改善关节活动范围、增加本体反馈三个方面。当关节因肿胀或疼痛不能进行关节全范围活动时,关节松动技术可以促进关节液的流动,增加关节软骨和软骨盘无血管区的营养,缓解疼痛;同时防止因活动减少而引起的关节退变。关节松动技术对神经系统的作用表现在可以抑制脊髓和脑干致痛物质的释放,提高痛阈。关节松动技术,特别是Ⅲ、Ⅳ级手法,由于直接牵拉了关节周围的软组织,故可以保持或增加其伸展性,改善关节的活动范围。

(4) 临床应用:关节松动技术主要适用于任何因力学因素(非神经性)引起的关节功能障碍,包括关节疼痛、肌肉紧张及痉挛;可逆性关节活动降低;进行性关节活动受限;功能性关节制动。禁忌证主要为关节活动已经过度,或外伤和疾病引起的关节肿胀、关节急性炎症、恶性疾病以及未愈合的关节骨折。

3. *关节功能牵伸法*　是指拉长关节周围挛缩或短缩的软组织,以增强其伸展性、降低肌张力、增加或恢复关节活动范围的治疗方法。利用反复多次或持续一定时间的牵引可使挛缩及粘连的纤维产生可塑性延长,以取得良好的练习效果。

关节功能牵引的基本方法:将挛缩关节的近端肢体用支架或特制的牵引器稳定地固定于合适姿势,然后在其远端肢体上按需要方向用沙袋做重力牵引,或以自己的体重作为重力进行功能牵引。要求充分放松关节周围肌群,沙袋重量以引起一定的紧张或轻度的疼痛感觉、可以从容忍受、不引起反射性肌痉挛为度。一次牵引持续 10～20 min,不同关节和不同方向的牵引可依次进行,每日进行 1～2 次。由于纤维组织在温度增高时可塑性增强,故宜在进行关节牵引的同时进行热疗,以提高治疗效果。此外,也可以通过手法牵伸,就是治疗师对发生紧张和挛缩的组织或活动受限的关节,通过手动力量牵拉,并控制牵伸方向、速度和持续时间,来增加挛缩组织的长度和关节活动范围。与机械被动牵拉相比,手法被动牵拉是一种短时间的牵拉,一般每次牵拉持续 10～15 s,重复 3～4 次。这种牵伸不宜引起肌肉的牵张反射和增加已被拉长肌肉的肌张力。

在应用关节活动度训练、关节松动技术和关节功能牵伸法时,应注意:①关节术后或炎症早期,为了预防关节活动障碍,CPM 为首选方法。如无条件,则必须小心进行缓慢、平稳、不引起疼痛的主动运动、辅助运动或被动运动。②关节制动或术后时间不长,关节在做被动活动时常表现出较大的弹性，且患者较易感到明显的关节紧张或疼痛，这说明组织挛缩或粘连并不牢固，多数可用常规的主动运动、辅助运动或被动运动而取得活动范围的进展。采用关节功能牵伸法，亦可获得迅速的进步。③如损伤或炎症较重，病程较长，被动活动时感觉关节僵硬而少弹性，疼痛感觉不明显者，常提示挛缩或粘连较为牢固，一般需要应用关节松动技术、关节功能牵引法或加热疗牵引法来争取活动度的增大。在临床运用时，即使仅有缓慢的进步，也应坚持锻炼。④还可选用有助于软化瘢痕组织的理疗方法，如音频、超声、各种热疗、碘离子导入疗法及按摩等作为辅助治疗。⑤在进行恢复关节活动范围的治疗时，不应采用粗暴方法，希望通过撕断粘连组织而恢复活动范围是不恰当的。因为撕断粘连组织本身即属一种新的创伤，会重新产生充血、水肿反应，而在这些渗液中富有纤维蛋白原，进而形成纤维素，加重粘连，使功能恢复更为困难。

4. 肌力训练技术

(1) 肌力练习(muscle strengthening exercise)在康复中的作用：肌力是肌肉在收缩时所表现出来的能力，以肌肉最大兴奋时所能负荷的重量来表示。从力学观点看，由于人体四肢肌群大多属速度杠杆，有利于产生速度，对力量(即负重)则并不有利。但日常生活中不可避免地需要经常与重物相接触，即使对于健康人来说，也需要注意肌力练习，以起到承负重物、保护关节的作用。这对骨本身也会产生积极的张力和应力影响，即通过对骨的各种牵张刺激产生应力，从而改善骨的新陈代谢，提高骨质量。同时，当骨承受过高应力时，坚强肌群又可通过及时收缩而减轻骨的应力刺激，从而避免或减少发生骨损伤的机会。一旦患病或创伤后，患者常多卧床，伤肢活动减少或制动，这又使肌力迅速减退。因此，增强肌力训练已成为康复治疗中应用十分广泛的方法。

(2) 肌力训练的机制和基本原则

1) 运动时和运动后肌肉的即时变化：肌肉疲劳时，肌肉的收缩力量、速度和耐力都会明显下降，同时肌肉内能量物质和蛋白质都有所消耗。在休息过程中，这些物质消耗获得补充，生理功能也逐渐恢复。训练中，在恢复到运动前水平后可出现一个超量恢复阶段，即各项指标继续上升并超过运动前水平，以后又再下降到运动前水平。如果下一次肌力练习在前一次练习后的超量恢复阶段内进行，那么就可以从该超量恢复阶段的生理生化水平为起点，使超量恢复巩固和叠加起来，实现肌肉形态及功能的逐步发展。因此，超量恢复是肌肉训练的生理学基础。由此可得出两条重要原则：①肌力练习会引起一定的肌群疲劳，故无明显的肌肉疲劳，也无超量恢复出现，肌肉练习也难以取得明显效果。②要掌握适宜的练习频度，尽量使后一次练习在前一次练习后的超量恢复阶段进行。练习间隔太短时，肌肉疲劳尚未完全恢复，继续练习将加重疲劳，以至引起肌肉劳损；间隔太长时，超量恢复已消退，就无从积累而无法使肌肉收缩力增强。通常肌力训练频度为每日 1 次。

2) 肌力训练时主观用力强度与练习效果的关系：肌收缩强度对练习效果有重要影响。练习时，肌收缩强度相当于最大收缩强度的 40% 时，运动单位募集率较低，且主要募集Ⅰ型肌纤维，对增强肌肉耐力有效；收缩强度增加时募集率增高，Ⅱa 型、Ⅱb 型纤维也依次参与收缩，对增强肌力有效，故应根据需要选用不同的收缩强度进行训练。

3) 强度与频度的关系：在增强肌力练习中，为较快达到肌力增强效果，常采用抗阻力或增加负荷(重)的方法，原则上是加较大负荷，重复较少次数，以有利于增进肌力。如所加负荷较小，重复次数较多，则有助于增进肌耐力。但所加负荷也不宜过重，否则易导致损伤，且因负重过大，不可能反复进行，失去了肌肉锻炼的价值。

(3) 常用增强肌力训练的方法：增强肌力训练必须依照原有肌力情况再选择相应的方法。当肌力为 0 级时，只能进行传递神经冲动练习，即做主观努力试图引起的肌肉收缩，尽管这并不能真正产生收缩效应，但它常对其后的恢复肌力有利。当肌力为 1 级或 2 级时，治疗师可帮助患者进行主动锻炼，即徒手辅助运动。随着主动运动能力的改善，治疗师的帮助要逐渐减少。当肌力 2 级或稍低时，可利用绳索、滑轮等简单装置，将运动肢体悬吊起来，以减轻肢体的自身重量，或在水面上进行运动锻炼，即悬吊辅助主动运动和浮力辅助主动训练。当肌力 3 级或以上时，让患者将需训练的肢体放在抗重力的位置上，进行主动运动。当肌力已达到 4 级或以上时可采用抗阻力运动，根据肌肉收缩类型分为等张运动(也称为动力性运动)、等长运动(也称为静力性运动)和等速运动。

1) 等张训练(isotonic exercise)：所谓等张训练即利用肌肉等张收缩进行抗阻力练习。练习时，因肌肉克服重力或阻力做大幅度的关节运动，故又称为动力性练习(dynamic exercise)，如举哑铃或沙袋、拉力器等练习。运动过程中肌肉产生的张力视阻力大小而定，在收缩过程中大致稳定不变。

渐进递增负荷训练法(progressive resistance exercise，PRE)：用动力性练习增强肌力的关键在于用较大的阻力，做最大收缩或接近最大收缩练习，重复较少次数即可引起肌肉疲劳，这是遵循大负荷少重复的原则。1945 年，Delorme 根据此原则提出一种渐进递增负荷训练法，取得良好效果。其方法是：先测定连续重复 10 次运动所能承受的最大负荷值，称为 10RM(10-repetition maximum)。练习时做 3 组各 10 次的运动练习，依次用 50%、75%、100% 的 10RM 值的阻力负荷。其后每周重复测定 10RM 值，据此修正练习时所用负荷量，使其随着肌力的增长而增加。

Zinovieff 法或牛津法(Delorme 修改法)：即重复 10 次(10 RM)，其后分别在此基础上增加 0.5 kg、1 kg、1.5 kg、2 kg、2.5 kg、3 kg、3.5 kg、4 kg、4.5 kg 各重复 10 次，即每次共重复 100 次，每周练习 5 次。10RM 的量不必每周检查 1 次。如 10RM 的量低于 5 kg，则其所加量可减少，即从增加 0.25 kg 开始。其理论基础是认为只有至少 10 RM 的量才能较快增进肌力，低于 10 RM 的量只能增进肌耐力。

等张延伸(离心)练习：即在肌肉延伸中保持一定阻力使其缓慢延伸，也可明显提高肌力。通常结合等张缩短练习同时进行，如单独应用等张延伸法作为肌力训练时，则其所加阻力宜为 120% 的量。本法如在等速练习器上进行，则较为有利。

2) 等长训练(isometric exercise)：即利用肌肉的等长收缩进行的肌力练习。由于等长练习不引起明显的关节活动，故又称为静力性练习(static exercise)。等长练习中肌肉张力大幅度升高，可产生明显的训练效应，同时操作方便，可在肢体被固定、关节活动度明显受限或存在某些关节损伤或炎症等情况下进行，以及时预防肌萎缩或促进肌力恢复。其缺点是被认为主要增强静态肌力，无助于改善运动的协调性，同时又有显著的角度特异性，一般认为只对增强练习角度附近约 20°范围内的肌力有效。

3) 等速训练(isokinetic exercise)：于 20 世纪 60 年代后期，Perrine 提出等速练习的概念，被以后的研究者认为是肌肉功能锻炼中的一项革命。

等速训练用专门的等速练习器进行。运动时，肢体带动仪器的杠杆围绕着与关节运动轴心相一致的机械轴心运动。此机械轴心的运动速度事先设定，在运动中不能超过，即肢体启动达到设定速度后不会再产生加速度，肌肉收缩产生的运动力矩由仪器产生同样大小的阻抗力矩加以抗衡，此力矩大小可由仪器做同步显示。等速训练中有运动速度、运动强度和运动幅度三个主要技术要素，在低速时接近于等长练习，在高速时接近于等张练习。低速运动中产生的肌张力较高，关节面承受的应力也较大，故在肌肉肌腱愈合的早期或存在关节内病变时不宜采用。

等速训练一般以大幅度或全关节活动度进行。在某些情况下如关节内病变，或运动至某一角度产生疼痛时，可把活动幅度限制在较小弧度内。关节不稳定或关节韧带损伤早期愈合，不宜使关节韧带承受张力时，也可利用短弧等速训练及早开始肌肉功能锻炼。

(4) 增强肌力训练时的注意事项

1) 正确掌握运动量与训练节奏：遵循疲劳和超量恢复的原理，每次练习应引起适度的肌肉疲劳，然后有充分的间歇以待超量恢复出现，在超量恢复阶段进行下一次练习。达到超量恢复阶段时，可以测得肌力的增加，而练习者主观感觉疲劳完全消除，对再次练习表现出较高的积极性与信心，这也可作为判断的参考。

2) 注意在无痛范围内锻炼：运动中发生疼痛应被视作引起或加重损伤的警告信号，应予以重视并尽量避免。疼痛可反射性地引起肌肉痉挛，结果可使练习无效。

3) 提高主动锻炼积极性：肌力练习是患者主观努力的过程。练习前应使患者充分了解肌肉练习的意义和作用，消除其可能存在的疑虑，经常给予言语鼓励，并显示练习的效果，以提高其信心和长期坚持练习的积极性。应使患者了解肌力增长的一般规律，掌握科学的练习方法，避免不良反应。

4) 注意心血管反应：肌肉的大强度收缩，特别是等长收缩和等速训练中，均可引起心率和血压的明显上升，这可能是特殊的升压反射所致，其幅度与收缩肌肉大小无关，而与肌肉收缩的强度有关。等长收缩和等速训练出现闭气(Valsalva 动作)时常可使血压上升更高，并增加对心脏的负荷。因此，心血管疾病患者做肌肉练习时，需避免最大强度练习，避免用力练习时闭气使劲。在用力时呼气有时可减轻升压反应。

5. 增强耐力训练技术

(1) 耐力训练技术在康复治疗中的作用：耐力是人体基本素质之一，是指持续进行工作的能力。在康复医学中耐力练习主要包括两部分，一为肌肉耐力(即力量)练习，二为全身耐力练习。前者主要指当肌力和 ROM 有所恢复时，患者不能仅活动几次就无法坚持，这对生活和工作均不利，必须发展足够的肌耐力才能适应需要，这属于无氧耐力运动范畴。后者则主要为增强全身对耐力的适应性，它依据心肺功能提供足够的氧和营养外，还与肌纤维组成、耐力定型的稳固性和能源的存贮、利用能力有关，属有氧运动范畴。有关肌肉耐力的练习方法与增进肌力练习相类似，仅需降低负荷、增加重复次数进行练习即可。1969 年 WHO 采用运动处方(exercise prescription)这一名词，以表明运动和药物作用相似，必须做全面考虑，合理选择运动方式和量，以提高运动的预防和治疗效用。

(2) 耐力训练运动处方：包括运动方式、强度、时间、频度等。

1) 运动方式：为了改善、提高心肺功能和代谢功能，减少对成年人群中危害性大的诸如高血压病、冠心病等发病危险因素的影响，大多需采用有氧运动，即耐力运动。耐力运动的形式等于力、距离、重复次数的乘积，也就是在一定强度下，在相当的时间内(不少于 15～30 min)周期性地反复运动。由于一次运动需持续10 min以上，因而运动强度不宜过大。为了在相同时间内使运动取得较好的效果，宜采用大肌群运动，如步行、健身跑、游泳、骑自行车、划船、滑雪、跳绳、登高、各种游戏运动等。中国传统的运动方式，如太极拳、各种放松功、健身操、保健功等也被广泛采用。

2) 运动强度：这是运动处方的最核心部分，也是最难制订的部分。经大量资料证实，只有运动达到一定量时才能产生训练效应。表达运动强度的客观指标有：

用最大吸氧量百分数表示运动强度：这是西方国家比较常用的运动强度指标。根据心电分级运动试验结果或在运动试验中用直接或间接法检测到的最大吸氧量，然后取其50%～70%的量作为运动处方适宜的强度范围。

用代谢当量值(metabolic equivalent，METs)作为运动强度的指标：这在康复医学中较为常用。通常用与检测$VO_{2max}$同样的方法，以其所测得的吸氧量结果除以3.5即为1METs。应用METs作为强度指标，可以避免以心率为指标时所遇见因病理或药物作用所导致的心率异常出现而不能用心率来表达运动强度指标的不足。常见日常活动的代谢当量(METs)见表3-1。

**表3-1　常见日常活动的代谢当量**

| 活　动 | METs | 活　动 | METs | 活　动 | METs |
|---|---|---|---|---|---|
| 日常活动 | | 运动 | | 家务劳动 | |
| 修面 | 1.0 | 走路1.6km/h | 1.5～2.0 | 缝纫(坐) | 1.6 |
| 静坐 | 1.2 | 走路5km/h | 3.4 | 扫地 | 4.5 |
| 进餐 | 1.4 | 走路6.5km/h | 5.6 | 整理床铺 | 3.9 |
| 穿脱衣服 | 2.5～3.5 | 自行车(慢速) | 3.5 | 擦玻璃窗 | 3.4 |
| 洗手、洗脸 | 2.0 | 自行车(中速) | 5.7 | 擦地(跪姿) | 5.3 |
| 坐厕 | 3.6 | 游泳(快) | 7.0 | 织毛衣 | 1.5～2.0 |
| 淋浴 | 3.5 | 游泳(慢) | 4.5 | 园艺工作 | 5.6 |
| 床上使用便盆 | 4.0 | 交际舞(慢) | 2.9 | 备饭 | 3.0 |
| 下楼 | 5.2 | 交际舞(快) | 5.5 | 拖地 | 7.7 |
| 上楼 | 9.0 | 打牌 | 1.5～2.0 | 开车 | 2.8 |

用心率规定运动强度：这是国际通用的方法，因为心率和运动强度之间存在着线性关系，这是最便于检测的指标。通常把运动中允许达到的心率作为靶心率，常用于计算靶心率的方法如下。①Jungmann法：靶心率＝180(170)－年龄(岁)。180用于年龄较轻(60岁以下)，无明确心血管系统疾病，过去有劳动或活动习惯者。如年龄超过60岁，曾患有心血管疾病，但又无条件进行心电分级运动试验的患者，或过去为静坐工作，且无运动或劳动习惯者准备进行运动者，则其心率数可用170减去年龄数。②Karvonen法：靶心率＝(年龄预计最高心率－安静心率)×(60%～80%)＋安静心率。按国际通用年龄预计最高心率的方法，为220减去年龄(岁)后的余数。该公式较Jungmann公式优点在于考虑到原先心脏功能状态，但此两公式均未充分考虑到个体的差异。③心电运动试验法：按症状限制心电运动试验中停止运动时所获得的最高心率，取其70%～85%的值为靶心率。这一方法愈来愈多地为康复界和运动医学界所接受，但近年来有降低强度的趋势。采取较低靶心率的好处是有利于普及运动，并增加每周参加运动的次数，对降低一些疾病的危险因素也有一定好处，但对心、肺功能的提高效果不明显。④用自觉劳累

程度分级表表示运动强度:由 Borg 设计的主观劳累程度(RPE)分级量表见表 3-2。Borg 分级表中的 12、13 相当于最大心率的 60%,16 相当于 90%,而对大部分参加耐力训练者来说应在 11～15 的强度范围内运动。开始运动时患者宜从心率与 RPE 指标间相互对应观察,一旦掌握了其相关性后,可用 RPE 来调节运动强度和修订运动处方。

**表 3-2　RPE 分级量表**

| 级别 | 6 | 7 | 8 | 9 | 10 | 11 | 12 | 13 | 14 | 15 | 16 | 17 | 18 | 19 | 20 |
|---|---|---|---|---|---|---|---|---|---|---|---|---|---|---|---|
| RPE | | 非常轻 | | 很轻 | | 有点累 | | 稍累 | | 累 | | 很累 | | 非常累 | |

3) 运动持续时间:除去预备活动和整理活动外,运动持续时间为 15～60 min,一般为 20～30 min。运动时间长短宜与运动强度相互调节,在康复治疗中通常采用中等量的运动。

4) 运动频度:按每次有足够强度的运动练习后,一次训练效应可维持 2～3 d,如按此标准,每周练习 2～3 次即可。对于无运动习惯者来说应坚持每日运动为宜,且要养成运动习惯。但对有下肢骨关节疾病的患者,为了避免对下肢负荷过度,可采用隔日 1 次或上肢运动和下肢运动相交替的运动方案。

5) 运动程序:由于运动和内脏调节适应能力之间存在一定的时间延后间隔(即自主神经系统支配的心肺功能不能随肌肉运动的开始而很快适应),故通常将一次运动分成以下三个部分。①预备运动(warm-up):也称热身运动,这是一个逐渐增加运动强度的过程。通常预备运动时间在 10 min 左右(经过一段时间运动后,可适当缩短预备运动时间)。在预备运动中要求心率增加 20 次/min 左右。②训练运动(aerobic training):这是耐力运动处方的核心部分。每次运动 30 min 左右,其中达到靶心率的运动时间不应少于 10～15 min,具体的运动方法有持续训练法、间断训练法、循环训练法和循环-间断训练法等。③整理运动(cool-down):在运动后不要马上停止运动,而应做一些轻松的整理运动,以保持良好的静脉回流,维持一定的心排血量,从而防止出现直立性低血压或诱发心血管意外。整理运动的方法有轻松的体操、散步、自我按摩等,运动时间为 5～10 min。

(3) 耐力训练的注意事项:由于有氧训练对心血管等内脏系统的影响较大,且有氧训练中有些项目如健身跑、游泳、登高、跳绳等运动强度亦较大,故必须注意以下几点。

1) 身体检查:参加锻炼前要认真地进行身体检查,特别要注意心血管系统的功能检查和运动器官的检查。

2) 循序渐进:必须严格遵守由医师或训练计划中规定的量、强度和进度。如果不按计划中规定的要求去做,势必超出人体的负荷能力,会损害患者健康,甚至有发生致命危险的可能。

3) 有氧训练与规律的生活习惯相结合,可起到强化训练效果的作用:应定时参加运动并养成习惯,使在大脑中形成动力定型,以提高训练效果。一般说来下午训练比上午训练好,如习惯清晨活动则宜选择 6～7 时。为获得训练效应的持久性,提高机体的功能,只有长期坚持运动。

6. 平衡能力训练技术

(1) 平衡能力训练(balance exercise)在康复治疗中的作用:平衡和姿势是相互关联的。前者取决于支撑面的大小和重心是否落在支撑面上,要么平衡,要么失衡;姿势方面是指人体的任何位置,可以在某一体位下需要较多肌群的收缩来维持,但平衡必须维持,否则必然自动调整姿势以保持平衡。

保持平衡一方面依靠视觉调节系统、躯体本位感觉系统和前庭系统的整合，另一方面依靠骨骼肌肉系统和固有姿势反射的整合。在健康人中平衡的维持是良好的，并且是处于下意识维持状态。在做平衡练习中除训练患者有意识地、随意地控制平衡外，还应进行下意识的平衡训练。平衡练习不仅适用于有神经疾患的患者，而且适用于下肢骨折、软组织损伤或手术后的患者。

(2) 平衡练习方法：可分静态平衡和动态平衡练习法。

1) 静态平衡练习法：其方法是基于本体促进技术。静态平衡主要依靠肌肉相互协调的等长收缩来维持身体的平衡，可以在任何一个体位并采用负荷以刺激姿势反射。

在静态平衡训练中先从比较稳定的体位开始，然后转至较不稳定体位。①前臂支撑俯卧位；②前臂支撑俯卧跪位；③前倾跪位；④跪坐位；⑤半跪位；⑥坐位；⑦站立位（可以先扶平行杠站立，然后依靠站立、双腿站立、单腿站立）。站立位时也可先睁眼后闭眼进行。

2) 动态平衡练习法：一是调整肌张力以保持平衡，二是改变姿势或体位以保持平衡。

做动态平衡练习中，可以在各种体位下施加外力，也就是从支撑面由大到小、重心由低到高的过程中，逐步施加外力来提高维持动态平衡的能力。这种外力可以由他人施加，也可采用各种设施。在他人施加外力时注意不应施加过强的力量，只要能诱发姿势反射即可。任何动态平衡练习均应注意保护。

7. 协调训练技术　用于深部感觉障碍和小脑性、前庭迷路性、大脑性运动失调，以及一系列因不随意运动所致的协调运动障碍。协调性训练的基础是利用残存部分的感觉系统以及利用视觉、听觉和触觉来管理随意运动，关键在于集中注意力，进行反复正确的练习。

协调性练习的种类有上肢、下肢和躯干，可做卧位、坐位、站立位、步行和增加负荷的步行训练。协调性练习从简单的单侧动作开始，逐渐进行比较复杂的动作。在运动的范围和速度上先做大范围和快速的动作，熟练后再做活动范围小、缓慢的动作练习。应先做睁眼练习后做闭眼练习。所有练习要在正常可动范围内进行，并应注意保护。

8. 牵引治疗技术　牵引治疗是应用力学中的作用力与反作用力的原理，将外力施加于患者身体的一定部位，通过牵伸关节和软组织而达到治疗目的的一类治疗方法。主要用于治疗颈椎、腰椎疾病，以及四肢关节的功能障碍。

(1) 牵引的主要作用：①使椎间隙增大；②牵伸挛缩肌群，改善血液循环；③改变神经根受压程度；④制动；⑤缓解疼痛症状。

(2) 牵引方法

1) 手法牵引：适用于颈椎。可先用手法牵引，如有效，即可改用其他方法进行颈椎牵引。

2) 滑轮牵引：常用于颈椎牵引，由于方法简单，可在家中进行。利用滑轮对腰椎牵引，仅限于重症而需卧床休息的患者使用。

3) 电动牵引：有两种方法。一是持续牵引法，即牵引力一次持续作用于脊柱较长时间，一般为 20～30 min。二是间断牵引法或称为脉冲式牵引法，即牵引过程中牵引力间断性地放松 5～15 s，然后再牵引，如此反复多次。有的患者能耐受间断牵引，而不耐受持续牵引，但也有相反者。

(3) 牵引体位

1) 颈椎牵引：分坐位或仰卧位牵引，取决于患者感到舒适和可接受程度，坐位要求头颈前屈

20°～30°。对颈肌痉挛或其他需牵引治疗的颈椎病患者，则可取小于 20°的位置或垂直位牵引。

2）腰椎牵引可用悬挂式和仰卧位：前者直立悬挂，由于牵引带紧缚于下胸部，导致患者胸部不适而受到限制。俯卧位由于影响呼吸，多数患者不愿接受，故仰卧位最常用。

此外，根据治疗需要，既可以选择持续牵引，也可以选择间歇牵引。

（4）牵引重量

1）颈椎牵引重量：一般为 1/10～1/7 体重并稍超过些。

2）腰椎牵引重量：为 1/2 体重至全体重。

（5）牵引禁忌证

1）由于类风湿病变破坏韧带等组织，不适于牵引治疗。

2）各种骨性肿瘤或特异性炎症如结核、椎间盘炎等，也不宜牵引治疗。

3）急性寰枢关节半脱位伴颈椎损伤、重症骨关节炎、重症骨质疏松。

4）各种急性损伤包括急性肌肉损伤，亦不适于牵引治疗。

5）各种脊柱病伴有脊髓病变体征者宜先治疗脊髓损伤。

6）对椎间盘突出症明显压迫脊髓者，牵引有可能进一步损伤脊髓，也属禁忌。

7）明显韧带松弛和节段不稳定者。

8）高度不合作者。

9. *神经生理学疗法*(neurophysiological therapy，NPT)　又称神经发育学疗法(neurodevelopment therapy，NDT)，常用于治疗脑损伤后肢体运动障碍。在临床上将神经生理学与神经发育学的基本知识运用到运动疗法的具体操作中，发挥易化作用，使动作便于完成，逐渐形成了一个改善神经损伤患者运动控制能力的治疗技术体系，在康复治疗中常用的 NPT 有 Bobath 疗法、Brunnstrom 疗法、Rood 疗法和神经-肌肉本体感觉促进疗法(PNF)。

（1）Bobath 疗法

1）理论基础：包括灵活运用运动发育控制理论，强调运动感觉的学习，重视技巧性动作的掌握和整体治疗。主张按照正常个体发育的顺序，利用正常感觉反馈输入，如自发性姿势反射和平衡反应来调节肌张力，诱发正常的运动反应输出，通过中枢神经系统对运动输出加以重组而改善运动功能。先学习并掌握基本的姿势与运动模式，然后逐渐转变为日常生活中复杂的功能性、技巧性动作。技巧性动作以姿势控制、调整反应、平衡反应及其他保护性反应为基础，基本技巧包括中线对称、直立反应、躯干旋转等。Bobath 认为，脑损伤患者在获得这些基本技巧后，比较容易达到不同的运动阶段。例如，在掌握中线对称后，几乎不需要经过特别练习，就可以掌握坐位技巧。

2）常用的治疗技术

关键点(key point)的控制：关键点是指人体的某些特定部位，这些部位对身体其他部位或机体的肌张力具有重要影响。它包括中心关键点如胸骨柄中下段，近端控制点即头、颈、躯干等，远端控制点如手和足。治疗师可通过在关键点的手法操作抑制异常的姿势反射和肢体的肌张力。待痉挛被控制以后，让患者进行主动的、小范围的、不太用力的和不引起痉挛的关节活动，或通过平衡、翻正或防护反应引出运动，其后再利用让肢体负重并在负重的肢体上取得平衡；被动或主动地将肢体停放在关节活动范围的任意点上，在此位置上控制住不动，并在此点主动上升和下降，然后再复原等。用这样的方法训练对运动的控制，最后进行各种有意义的日常生活活动训练，逐步向正常运动过渡。

反射性抑制模式：将头抬高至过伸位可促进身体其他部分的伸肌紧张而抑制屈肌张力，头屈曲能促进身体其他部位的屈曲而抑制高张力的伸肌。肢体内旋可降低外展肌张力，肢体外旋可降低屈肌张力。仰卧位时将臂高举有利于髋关节与躯干的伸展。屈髋、屈膝加上髋外展可抑制肌张力过高的伸肌。

翻正反应和平衡反应：翻正反应是在身体位置变化或运动时为维持头部于正常直立位（即头颈部与地面垂直，口呈水平位），或维持头部与躯干的正常对线关系而作出的反应。平衡反应是比翻正反应更高级的维持全身平衡的一种反应，是使人体在任何体位时均能维持平衡状态的一种自主反应。对原始运动模式的真正抑制只能通过引出翻正反应与平衡反应才能获得。

本体和皮肤刺激：适用于肌张力过低以及肌张力被异常抑制呈现出无力的患者或有感觉障碍的患者。加压和抗阻力负重用于提高维持姿势肌群的张力，并减少不自主运动。对痉挛患者，肢体负重应为间断性，且不宜加阻力。定位置放与控制的训练是将肢体摆放到一定位置上，令患者维持住，开始时摆放肢体需协助，以后由患者独自主动完成。此外，还可以通过拍打肌肉、挤压关节、来回推动患者等，以提高肌张力或刺激平衡反应。

（2）Brunnstrom 疗法

1）理论基础：在正常运动发育过程中，脊髓和脑干水平的反射因受到较高位中枢的抑制而不被表达出现；脑卒中后，因高级中枢调控失常，肢体的各种原始反射重新出现。Brunnstrom 认为这些动作在运动发育早期中正常存在，是在正常随意运动恢复前患者必然经历的一个阶段。因此，在恢复早期应帮助患者去利用和控制这些模式以获得运动反应，最终摆脱这些模式而进行正常的运动。可加以利用的原始反射有以下几种。

对称性紧张性颈反射：患者手膝站位，当头前屈使下颌靠胸时，出现双上肢屈曲与双下肢伸展反射；当头后伸时，出现双上肢伸展与双下肢屈曲。如反射较弱，可不出现肢体运动而仅有肌张力变化。

非对称性紧张性颈反射：患者仰卧位，当头转向一侧时，出现同侧上、下肢伸展和对侧上、下肢屈曲反射。如反射较弱，可不出现肢体运动，而仅有肌张力变化。

紧张性迷路反射：患者头处于中间位，肢体伸直。仰卧时可出现四肢伸展或伸肌肌张力增强，俯卧时出现四肢屈曲或屈肌肌张力增强（如伸肌痉挛严重，可仅表现出伸肌肌张力略为降低）。

紧张性腰反射：指躯体、骨盆的位置发生变动时所出现的肢体肌张力变化。例如，上部躯体向左旋时，可出现左上肢屈肌与左下肢伸肌以及右上肢伸肌与右下肢屈肌的肌张力增强。

共同运动：偏瘫患者的肢体在做随意运动时不能做单关节的分离运动，只能做多关节的同时运动，形成了特有的运动模式，此种运动模式称为共同运动，这是中枢神经损伤后常见的一种肢体异常活动的表现。共同运动分为屈曲模式和伸展模式，常呈现固定的甚至刻板的运动模式，如上肢屈肌共同运动为肩胛带后缩或抬高，肩外展、外旋，肘屈曲，前臂旋后，腕、手指屈曲；伸肌共同运动为肩胛骨前伸，肩内收、内旋、肘伸展，前臂旋前，腕、手指则或伸或屈不定。下肢屈肌共同运动为髋屈曲、外展、外旋，膝屈曲，踝背伸、内翻，踇趾背伸；伸肌共同运动为髋伸展、内收、内旋，膝伸展，踝跖屈、内翻，踇趾跖屈。

联合反应：是指偏瘫患者做健侧肢体紧张性随意收缩时，引起患侧肢体发生非随意的紧张性活动或反射性肌张力增高，有痉挛存在时更易发生。联合反应有对侧的、同侧的、对称性的和相反性的，常见的反应为健侧上肢抗阻屈曲或伸展，分别引起患侧上肢屈肌或伸肌共同运动；健侧下肢抗阻力屈曲或伸展分别引起患侧下肢相似的运动。此外，患侧上肢用力屈曲或伸展亦可能引起同侧下肢出现相同动作。

2）常用的治疗技术：Brunnstrom 技术最基本的治疗方法是早期充分利用一切方法引出肢体的运动反应，并利用各种不论正常的或异常的运动模式，如共同运动、联合反应，再从异常的模式中引导、分离出正常的运动成分，最终脱离异常的运动模式，逐渐向正常、功能性模式过渡。

（3）Rood 疗法

1）理论基础：正确的感觉输入是诱发正确运动反应的必要条件，使用适当的感觉刺激可以使肌张力正常化，并诱发出所需要的肌肉反应。为了诱发有意识控制的动作，需要具有有目的性的刺激，并利用患者对动作有目的的反应，诱导出皮质下中枢的运动模式，使主动肌、拮抗肌、协同肌相互协调。如当大脑皮质发出拿起杯子的指令时，所有与拿杯子有关的肌肉都收缩，并在协调方式下实现目标，患者的注意力被吸引到目标上而不是运动的本身。为了学习并掌握运动，需各种运动感觉进行无数次的重复。治疗师必须根据患者的情况、存在的问题，设计训练活动，这些活动不仅用于诱发有目的性的反应，而且要充分考虑到是否可以提供相同运动重复的机会。

应利用个体运动的发育顺序促进运动的控制能力。运动控制的发育一般是先屈曲、后伸展，先内收、后外展，先尺偏、后桡偏，最后是旋转。Rood 根据人体发育规律总结出 8 种运动模式：仰卧屈曲模式、转体或滚动模式、俯卧伸展模式、颈肌协调收缩模式、俯卧屈曲模式、手膝位支撑模式、站立模式和行走模式。Rood 将个体运动控制的发育水平划分为四个阶段：关节的重复运动阶段，关节周围肌群共同收缩阶段，远端固定、近端活动阶段，技巧动作阶段。

2）常用的治疗技术：主要是利用多种感觉刺激方法作用于皮肤、关节等感受器，通过感觉反馈环路调节脊髓传出纤维的兴奋性，从而改变特异性靶肌肉的肌张力，诱发或协调肌肉活动。感觉刺激的方法包括温度刺激、机械性刺激、关节感觉刺激。一般来讲，如要兴奋某部位肌肉，需用反复快速刺激法；相反，缓慢持续刺激则引起目标肌肉抑制。如在脑卒中软瘫期可利用兴奋性感觉刺激法，作用于被训练肌肉表面皮肤及相应关节，而在痉挛期则应用抑制性方法诱导痉挛肌肉放松，或应用兴奋性刺激于痉挛肌的拮抗肌，通过交互抑制而缓解痉挛，诱使肌肉向功能性使用发展。

（4）神经-肌肉本体感觉促进技术（proprioceptive neuromuscular facilitation，PNF）：采取刺激人体组织的各种感受器——本体感觉，来激活和募集最大量的运动单位参与活动，同时激发其潜力来促进神经-肌肉的恢复，这种方法简称本体促进法。

1）理论基础：Sherrington 的神经生理学是 PNF 的最主要理论基础。Sherrington 在脊髓反射的研究中发现，外周所产生的输入信号可以影响脊髓运动神经元的兴奋性。凡是引起运动神经元发放冲动的刺激均可使与该运动神经元相邻的运动神经元处于阈下兴奋状态，而能引起处于阈下兴奋状态中的运动神经元发出冲动的刺激则被认为具有易化作用；凡是能使已经处于兴奋状态中的运动神经元停止释放冲动重新回到阈下兴奋状态的刺激，则被认为具有抑制作用。

PNF 的解剖学基础依据为大多数肌肉纤维的附着和排列表现为螺旋型和对角线型，这种排列方式符合神经生理和生物力学原理。大脑支配的是肌群的运动而非单一肌肉的收缩，即运动是由运动模式组成，而不是由单一肌肉的收缩产生。只有整个肌群的协同运动，才能完成螺旋和对角线型运动，而螺旋或对角线型运动又可以增加对运动神经元的刺激，提高其兴奋性。螺旋和对角线型运动是正常动作发育的最后阶段，这是因为所有的对角线型模式中总有旋转的成分，而旋转是肢体发挥正常功能所不可缺少的，如洗脸、梳头、吃饭、行走。由于对角线型运动都越过中线，也有利于身体双侧运动的发展，这是 PNF 的发育学基础。

2）常用的治疗技术：PNF 技术强调螺旋、对角线型运动模式，头颈、躯干和四肢都有两种对角线型运动模式，每对模式均由三种运动成分组成，其中屈曲或伸展为其主要成分，并与内旋或外旋、内收或外展结合起来。基本操作包括阻力、扩散和强化、手法接触、体位和身体力学、言语（指令）、视觉、牵引和挤压、牵张、节律。特殊技术包括节律启动、等张组合、拮抗肌逆转、重复牵张、收缩-放松、维持-放松。

10. *运动再学习疗法*（motor relearning program，MRP）　该疗法把中枢神经系统损伤后运动功能的恢复训练视为一种再学习或再训练的过程，以神经生理学、运动科学、生物力学、行为科学等为理论基础，以脑损伤后的可塑性和功能重组为理论依据，并把作业和功能动作看成是它的向导，按照科学的运动学习方法对患者进行再教育、再训练，让患者尽早恢复运动功能。认为实现功能重组的主要条件是需要进行针对性的练习活动，练习越多，功能重组就越有效，特别是早期练习有关的运动。而缺少练习则可能产生继发性神经萎缩或形成不正常的神经突触。MRP 主张通过多种反馈（视、听、皮肤、体位、手的引导）来强化训练效果，充分利用反馈在运动控制中的作用。

运动再学习疗法由上肢功能、头面部功能、从仰卧到床边坐起、坐位平衡、站起与坐下、站立平衡和步行七部分组成，包含了日常生活中的基本运动功能。治疗时根据患者存在的具体问题选择最适合于患者的部分开始训练，每部分可分为四个步骤。①分析运动的组成：了解正常的活动成分并通过观察患者的动作来分析缺失的基本成分。②练习丧失的成分：针对患者丧失的运动成分，通过简洁的解释和指令，反复多次的练习，并配合语言、视觉反馈及手法指导，重新恢复已经丧失的运动功能。③练习功能动作：把所掌握的运动成分与正常的运动结合起来，不断纠正异常，使其逐渐正常化。④将训练转移到日常生活中去：在真实的生活环境中练习已经掌握的运动功能，使其不断熟练。

（常小荣）

## 二、物理因子疗法

### （一）概念

物理因子疗法是指应用人工或天然的物理因子来预防和治疗疾病的一种方法。常用的物理因子包括电、热、水、光、磁、超声波等。

### （二）物理因子疗法的作用机制

1. *直接作用*　物理因子可直接作用于组织器官和致病因素（如细菌）。

2. *体液调节作用*　不同的物理因子作用于人体后，引起一系列物理和化学变化，其产物可通过体液系统而产生局部或全身作用。

3. *神经反射作用* 物理因子能调节各种感受器的兴奋性，并通过轴突反射、节段反射和皮肤内脏反射等途径引起复杂的反应。

4. *经络作用* 物理因子作用于机体的经络、穴位而发生独特的作用。

（三）物理因子的作用特点

（1）该疗法具有无创、舒适、操作简便等特点，易为患者接受。

（2）物理因子作用于机体只有转换为物理能被组织吸收后才能产生作用。

（3）物理因子的弱刺激激起生命活跃，中等刺激促进生命活跃，强刺激则起抑制作用甚至破坏作用。

（4）物理因子治疗一定次数后可产生适应性（习惯性），故要分疗程进行治疗。

（5）某些物理因子对少数人可产生过敏反应，如电过敏、磁过敏或光过敏等。

（6）应用不同的物理因子做治疗，可起协同作用或加强作用。

（四）常用物理因子疗法

1. *电疗法* 应用电治疗的方法称为电疗法。根据所采用电流的频率不同，电疗法通常分为：①直流电疗法、直流电药物离子导入疗法；②低频电疗法，包括经皮电神经刺激疗法、神经-肌肉电刺激疗法、功能性电刺激疗法等；③中频电疗法，包括等幅中频电疗法、正弦调制中频电疗法、干扰电疗法、音频电疗法等；④高频电疗法，包括短波疗法、超短波疗法、微波疗法等。

（1）直流电疗法、直流电药物离子导入疗法：直流电是方向不随时间而变化的电流，以直流电治疗疾病的方法称为直流电疗法。借助直流电将药物离子导入人体以治疗疾病的方法称为直流电药物离子导入疗法。

1）治疗作用：① 下行电流或以阳极为主的电极可产生催眠、镇痛和缓解痉挛的效果，上行电流或以阴极为主的电极可产生兴奋作用。直流电治疗还对自主神经和内脏神经具有调节作用，阴极治疗尚有消炎、软化瘢痕、松解粘连等作用。② 直流电药物离子导入的治疗作用兼有直流电与药物的作用，电解质溶于水中时离解为带电荷的离子，根据电学“同性相斥”的原理，药物阳离子在阳极下导入人体，阴离子在阴极下导入人体。药物离子经皮肤上的汗腺、皮脂腺管口或黏膜、伤口的细胞间隙进入人体。导入的药量不多，一般在皮下 1 cm 以内的深度形成“离子堆”，在局部存留数小时至数日。因此，作用表浅而缓慢，但局部药物浓度较高，可以在局部产生治疗作用。导入的药物也可随血液、淋巴液进入远隔部位而产生作用，或通过刺激神经末梢或穴位经络而产生治疗作用。

2）治疗技术

衬垫法：采用直流电疗机，铅片电极或导电橡胶电极，与电极形态相似、面积稍大、厚约 1 cm 的吸水衬垫。治疗时先用温水浸湿衬垫，需进行药物离子导入时将药液洒在滤纸上。将滤纸、衬垫和电极依次放在病患部位皮肤上，这是作用极。另一衬垫和电极为辅极。两个电极对置或并置于相应部位。按照治疗需要和药物极性，通过导线将两个电极分别与直流电疗机的阴阳极相接，将电极、导线夹与衬垫妥善固定，避免电极与导线夹直接接触皮肤而发生灼伤。电流强度成人为 0.03～0.1 $mA/m^2$，每次治疗 15～25 min，每日或隔日 1 次，10～15 次为 1 个疗程。

电水浴法：采用直流电疗机，陶瓷或塑料盆，炭律电极或铅片电极置于盆壁。治疗时盆内盛温水；需进行药物离子导入时，在盆内水中加入药液，患者将需治疗的肢体放入盆内水中。另一铅片电极与衬垫置于肢体近端或相应节段。单个肢体治疗时电流强度为 10～15 mA，两个肢体治疗时为 15～20 mA。其余治疗技术同“衬垫法”。

3）临床应用

适应证：直流电与直流电药物离子导入疗法适用于周围神经伤病、自主神经功能紊乱、高血压病、关节炎、慢性炎症浸润、慢性溃疡病、血栓性静脉炎、瘢痕、粘连、慢性盆腔炎等。

禁忌证：恶性肿瘤、高热、昏迷、活动性出血、心力衰竭、妊娠、急性化脓性炎症、急性湿疹、局部皮肤破损、金属异物、体内植入心脏起搏器者等。

（2）经皮神经电刺激疗法（transcutaneous electrical nerve stimulation，TENS）：是将一定技术参数的低频脉冲电流通过皮肤输入人体，用于治疗急、慢性疼痛的方法。

1）治疗作用：TENS 的主要作用是镇痛。较高频率、较窄波宽的脉冲电流产生镇痛效应的时间较短；较低频率、较宽波宽的脉冲电流产生镇痛效应的时间较长。其他治疗作用还有促进骨折愈合；促进血液循环及伤口愈合；降低肌张力，缓解痉挛等。

2）治疗技术：治疗仪输出类型有恒流型和恒压型，恒压型易于被患者接受。电极目前常采用 4 $cm^2$ 和 5 $cm^2$ 大小的导电胶电极。治疗方式目前常用有常规型、针刺型、短暂强刺激型 3 种。

治疗时将两个电极对置或并置于痛点、激痛点、穴位或相应神经节段，电极下涂导电膏，根据病情及个人耐受性选择电流种类与强度，一般每次治疗 15 min。

3）临床应用

适应证：各种急、慢性疼痛，如神经痛、头痛、关节痛、肌痛、术后伤口痛、分娩宫缩痛、癌痛、幻痛等。

禁忌证：戴有心脏起搏器者、颈动脉窦部位、妊娠妇女下腹部。

（3）神经-肌肉电刺激疗法：应用低频脉冲电流刺激神经-肌肉使其收缩以恢复其运动功能的方法称为神经-肌肉电刺激疗法（neuromuscular electrical stimulation，NMES），又称电体操疗法。

1）治疗作用：可以引起肌肉收缩，改善血液循环和营养代谢，从而延缓患肌萎缩，防止纤维化和挛缩，并可促进神经再生，恢复神经传导功能。

2）治疗技术：采用三角波和方波的低频脉冲诊疗仪。首先进行强度-时间曲线检查，确定肌肉失神经支配的程度和应选用的脉冲电流参数。治疗时将接阴极的点状电极置于患肌或患肌的运动点上，另一个较大电极接阳极置于肢体近端或躯干上，电极下均应放置厚衬垫。治疗电流的强度以能引起肌肉的明显可见收缩而无疼痛为度，避免波及邻近肌肉或引起过强的收缩。对大肌肉或病情严重的肌肉，应减少每分钟收缩的次数，刺激数分钟后休息数分钟，达到每次治疗共收缩 40～60 次。随着病情好转，逐渐增加收缩次数，缩短休息时间，达到每次治疗总共收缩 80～120 次。本疗法每日或隔日 1 次。

3）临床应用

适应证：下运动神经元疾病引起的弛缓性瘫痪、废用性肌萎缩。

禁忌证：上运动神经元疾病引起的痉挛性瘫痪、戴有心脏起搏器者。

(4) 功能性电刺激疗法(functional electrical stimulation, FES):是用电流刺激丧失功能的器官或肢体,以所产生的即时效应来代替或纠正器官或肢体已丧失功能的康复治疗方法。

1) 治疗作用:功能性电刺激较多用于中枢性瘫痪患者。上运动神经元发生病损时,下运动神经元是完好的,不仅通路存在,而且有应激功能,但失去了来自上运动神经元的运动信号,就不能产生正常的随意肌肉收缩运动。这时给予恰当的电刺激,就可以产生相应的肌肉收缩,以补偿所丧失的肢体运动。同时,也刺激了传入神经,并经脊髓投射到高级中枢,以促进肢体功能的重建和心理状态的恢复。

2) 治疗技术:采用有 1～8 个通道的能够输出低频电流的电刺激器,电流的基本波形为方波或其他波形。开始时每次刺激 10 min,每日数次。随着功能的恢复,逐渐延长刺激时间,调节电流参数,最后过渡到自主活动。

3) 临床应用

适应证:脑卒中、脊髓损伤、脑瘫后的下肢和上肢运动功能障碍、马尾或脊髓损伤后的排尿功能障碍等。

禁忌证:戴有心脏起搏器者、下运动神经元损伤、神经应激性不正常者等。

(5) 等幅中频电疗法:应用频率为 1 000～5 000 Hz 的等幅正弦电流治疗疾病的方法称为等幅中频电疗法。由于这种电流处于音频段,又称音频电疗法。

1) 治疗作用:能使局部血管扩张,血流加快,组织的血液循环改善,从而达到镇痛、消炎、加速浸润吸收、促进血管功能恢复的作用,还有软化瘢痕、松解粘连和镇痛效应。

2) 治疗技术:一般音频电疗仪输出的等幅中频电流的频率以 2 000 Hz 为多,有 2 000 Hz、4 000 Hz 两种频率。电极多为铝片、薄铜片或硅橡胶片,电极衬垫厚 3～4 mm。治疗前选两个衬垫,以温水浸透,包电极片,对置或并置于治疗部位。治疗电流强度为 0.1～0.3 $mA/cm^2$,以患者耐受为度,通电时电极下有轻微震颤感。每次治疗 15～30 min,每日 1 次,15～30 次为 1 个疗程。

3) 临床应用

适应证:皮肤瘢痕增生、外伤或术后浸润、粘连、血肿机化、关节纤维强直、肩关节周围炎、狭窄性腱鞘炎、注射后浸润、静脉炎后硬索条、声带肥厚、肠粘连、慢性盆腔炎、腹腔和盆腔炎症浸润包块、神经痛等。

禁忌证:恶性肿瘤、急性炎症、出血倾向、局部金属异物、心前区、孕妇腰腹部、戴有心脏起搏器者。

(6) 正弦调制中频电疗法:中频电流被低频电流调制后,其幅度和频率随着低频电流的幅度和频率的变化而变化的电流称为正弦调制中频电流。

1) 治疗作用:具有镇痛、促进局部组织血液循环和淋巴回流、提高平滑肌张力的作用;引起骨骼肌收缩,可锻炼肌肉,防止肌肉萎缩;作用于神经节与神经节段,可产生反射作用,调节自主神经功能。

2) 治疗技术:应用微机与数控技术,内存多个多步程序处方,各个电流处方有不同的调制和组合。因采用硅橡胶电极治疗,操作简便安全。可根据患者的病情选用不同的处方,将两个电极对置或并置于治疗部位。通电时电极下有震颤、抽动感或肌肉收缩,可按患者的感受与耐受度调节电流量,治疗电流强度为 0.1～0.3 $mA/cm^2$。一般每个处方治疗 10～20 min,每日 1 次,

6～12次为1个疗程。

3）临床应用

适应证：颈椎病、腰椎病、关节炎、肩关节周围炎、腰背肌筋膜炎、周围神经疾病、神经痛、胃肠张力低下、尿潴留、术后肠粘连、瘢痕增生等。

禁忌证：与“等幅中频电疗法”相同。

（7）高频电疗法：常用的有短波和超短波疗法。应用波长为10～100 m、频率范围为3～30 MHz的高频正弦交流电所产生的高频电磁场作用于人体以治疗疾病的方法称为短波疗法。应用波长为1～10 m、频率范围30～300 MHz的高频正弦交流电所产生的高频电场作用于人体以治疗疾病的方法称为超短波疗法。

1）治疗作用：短波疗法的治疗作用表现为热效应，可改善组织血液淋巴循环、镇静止痛、缓解肌肉痉挛、改善器官功能；脉冲短波的非热效应用于治疗急性炎症；大功率短波透热用于癌瘤治疗。超短波的作用非热效应比短波显著，热效应更深、更均匀。

2）治疗技术：常用的短波治疗仪配有电缆电极、电容电极、涡流电极等，超短波治疗仪配有不同大小的圆形或矩形电容电极，治疗时病患部位处于短波电流或超短波电极所产生的高频交变电磁场中。

3）治疗剂量：高频电治疗剂量常以治疗时患者的温热感觉程度来划分，一般分为四级。

一级剂量：无温量，患者无温热感，适用于急性疾病。

二级剂量：微温量，患者恰好有温热感，适用于亚急性、慢性疾病。

三级剂量：温热量，患者有舒适的温热感，适用于慢性疾病。

四级剂量：热量，患者有刚能耐受的强烈热感，适用于肿瘤。

4）临床应用

适应证：主要适用于亚急性和慢性炎症；无温量短波、超短波可用于急性炎症；热量疗法与放疗、化疗配合适用于肿瘤治疗。

禁忌证：活动性结核病、出血倾向、妊娠、局部金属异物、心脏起搏器植入者禁用。恶性肿瘤禁用一级至三级剂量。

2. *光疗法* 应用人工光源或日光辐射治疗疾病的方法称为光疗法。通常用的光疗法为红外线疗法、可见光疗法、紫外线疗法、激光疗法等。

（1）红外线疗法：是应用波长0.76～400 μm的热辐射线治病的方法。不同波长的红外线对人体穿透能力不一样。一般来讲，随着波长增加，其穿透组织能力逐渐减弱。波长0.76～1.5 μm为近红外线，可穿透皮肤及皮下组织；波长1.5～400 μm为远红外线，多被皮肤表面吸收。

1）治疗作用：红外线辐射于人体时主要产生温热效应，故又有热射线之称。远红外线只达到表皮，近红外线可达皮下组织。红外线有改善组织血液循环、增强组织代谢、消散炎症、镇痛、解痉和表面干燥的作用。

2）治疗技术：常用的红外线治疗仪有两种。一种是发光红外线灯，即白炽灯和钨丝红外线灯，主要辐射近红外线和少量可见光；另一种是不发光的红外线灯，由电阻丝或有涂料的辐射板（棒）构成，主要辐射远红外线与部分近红外线。治疗时裸露病患部位，灯距视灯的功率而异，以有舒适的温热感为宜。每日1～2次，每次15～30 min，15～20次为1个疗程。红外线治疗时应戴绿色防护镜，以防眼部受红外线辐射，发生白内障或眼底损伤。

3) 临床应用

适应证：软组织损伤(24 h后)、肌纤维炎、关节炎慢性期、神经炎、炎症浸润吸收期、延迟愈合的伤口、冻疮、褥疮等。

禁忌证：恶性肿瘤、高热、急性炎症、出血倾向、活动性结核等。

(2) 蓝紫光疗法：可见光波长为400～760 nm，包括红、橙、黄、绿、青、蓝、紫7种光色，其中蓝光波长450～490 nm，紫光波长400～450 nm。以蓝紫光治疗疾病的方法称为蓝紫光疗法，可用于治疗新生儿高胆红素血症。

蓝紫光照射于皮肤黏膜后进入人体，血液中的胆红素能吸收400～500nm的光，其中对420～460 nm的蓝紫色吸收最强。胆红素在光和氧的作用下变为无毒胆绿素、无毒的光氧化物。无毒的光氧化物为水溶性的光氧化胆红素，能经胆汁排出，再由尿和粪排出体外，使高胆红素血症婴儿血液中的胆红素浓度下降。治疗采用6～8支26W白光荧光灯或蓝光荧光灯在婴儿床上方一面或上下方向两面，间断或连续照射，在1～3 d内总照射时间为：白光24～72 h或蓝光24～48 h。照射时注意保护婴儿眼睛。

(3) 紫外线疗法：应用紫外线治疗疾病的方法称为紫外线疗法。紫外线在光谱中位于紫光之外，波长180～400 nm，有明显的光化学效应。

1) 治疗作用：紫外线照射可产生杀菌、消炎、镇痛、脱敏等治疗作用，并能促进维生素$D_3$的形成。紫外线还能影响细胞生长，小剂量紫外线可刺激细胞分裂增殖，大剂量照射则抑制DNA的合成和细胞分裂，使细胞死亡。紫外线还有调节机体免疫功能和光敏治疗作用等。

2) 治疗技术：紫外线治疗灯有高压汞灯(又称高压水银石英灯)和低压汞灯(又称冷光水银石英灯)两类。高压汞灯主要产生中、长波紫外线，主要用于体表照射。低压汞灯主要产生短波紫外线，用于小面积体表照射，并可通过石英导管进行体腔内照射。

治疗剂量：紫外线的照射剂量以“生物剂量(BD)”表示。一个生物剂量是指紫外线灯在一定距离下垂直照射一定部位皮肤引起最弱红斑(阈红斑)所需要的照射时间，即最小红斑量(MED)，即生物剂量的单位是以照射时间的长短计算。不同人体、疾病的不同阶段对紫外线的敏感度不同，故治疗前应先进行生物剂量的测定，一般照射后6～8 h观察皮肤反应，确定阈红斑量。紫外线治疗的剂量按照照射野皮肤红斑反应的强度分为5级。

0级红斑(亚红斑量)：<1MED，照射后皮肤无红斑反应。

Ⅰ级红斑(弱红斑量)：1～2MED，照射后6～8 h皮肤出现微弱的红斑反应，24 h后消退。

Ⅱ级红斑(中红斑量)3～5MED，照射后4～6 h皮肤出现明显的红斑反应，伴有轻度肿痛，2～3 d后消退，伴轻度色素沉着。

Ⅲ级红斑(强红斑量)：6～10MED，照射后2 h皮肤出现较强的暗红色红斑、水肿、灼痛，4～5 d后消退，伴色素沉着。

Ⅳ级红斑(超强红斑量)：>10MED，照射后2 h皮肤出现强烈的暗红色红斑、水肿、水疱、剧烈灼痛，5～7 d后消退，伴明显色素沉着。

紫外线照射一般隔日1次，急性炎症感染时可每日1次。全身或局部紫外线照射时，应将非治疗部位遮盖好，以避免不必要的超量照射；同时应戴墨镜或以布巾遮盖眼部，以免发生电光性眼炎。光敏治疗的患者在疗程中应避免日晒，保护皮肤和眼睛。

3）临床应用

适应证：①全身照射适用于佝偻病、骨软化症、骨质疏松症、过敏症、疖、免疫功能低下、玫瑰糠疹、银屑病等；②局部照射适用于皮下化脓性感染、急性神经痛、急性关节炎、急性支气管炎、肺炎、支气管哮喘、伤口感染或愈合不良等；③体腔照射适用于口腔、咽、鼻、外耳道、阴道、直肠、窦道等腔道感染；④光敏治疗适用于银屑病、白癜风等；⑤紫外线血液照射充氧疗法适用于高脂血症、高黏血症、脑梗死、冠心病、肺心病、突发性耳聋等。

禁忌证：恶性肿瘤、出血倾向、活动结核、急性湿疹、红斑狼疮、日光性皮炎、光过敏性疾病。紫外线血液照射充氧疗法还禁用于脑出血。

（4）激光疗法：应用激光治疗疾病的方法称为激光疗法。激光是受激辐射放大的人工光，既具有一般光所具有的物理特性，又具有亮度大、单色性好、走向性强、相干性好等特点。

1）治疗作用：低强度激光对组织产生刺激激活作用，改善组织血液循环，刺激穴位。低强度激光血管内照射有改善血液流变与血流动力、改善微循环、降低血脂的作用。高强度激光组织作用时产生高热效应，可使组织止血、黏着、切割、分离。光敏治疗时可用于对肿瘤的诊断定位和损伤杀灭肿瘤细胞。

2）治疗技术：常用的有氦氖激光器（输出红光激光）、二氧化碳激光器（输出单色红外激光）、半导体激光器（输出红光、红外激光）。进行激光外科治疗时，将聚集光束对准病患部位，瞬间使组织凝固、炭化、气化。较小病灶可一次消除，较大病灶可分次处理，也可以通过内镜进行体腔内治疗。

激光治疗时应注意保护眼睛，戴防护眼镜或用布巾遮盖眼部，避免激光直接照射。光敏治疗者于注射药物 1 个月内应居住暗室，严禁日光直晒，以免引起全身性光敏反应。

3）临床应用

适应证：①低强度激光体表照射适用于皮下组织炎症、伤口愈合不良、口腔溃疡、窦道、脱发、面肌痉挛、变态反应性鼻炎、耳郭软骨膜炎、带状疱疹、肌纤维织炎、关节炎、支气管炎、支气管哮喘、神经炎、神经痛、外阴白色病变等；②低强度激光血管内照射适用于高脂血症、冠心病、脑梗死、脑损伤等；③高强度激光治疗适用于皮肤赘生物，宫颈糜烂，胃肠、支气管、膀胱内肿物，手术切割，止血等；④光敏治疗适用于皮肤及口腔、食管、胃、膀胱等体腔内肿瘤。

禁忌证：恶性肿瘤、皮肤结核、活动性出血，以及心、肺、肾功能衰竭。

3. *超声波疗法* 超声波是频率在 20 kHz 以上的机械振动波，以超声波治疗疾病的方法称为超声波疗法。在超声波治疗的同时以超声波将药物透入的疗法称为超声透入疗法。

（1）治疗作用：超声波具有镇痛、解痉作用；松解粘连，软化瘢痕作用；消炎消肿作用；刺激组织再生，加速骨折愈合和改善内脏器官功能的作用。

（2）治疗技术：常用的操作方法有直接接触法和间接接触法。

1）直接接触法：是先在治疗部位上均匀涂布接触剂，进行超声透入疗法时可采用拟透入药物的乳剂作为接触剂，或将药物加入接触剂中，再将声头紧压在治疗部位皮肤上。调节输出后，操作者手持声头固定不动（固定法），或缓慢做螺旋形或直线反复移动（移动法）。固定法适用于表面较平坦的部位。

2）间接接触法：有水下辐射法、辅助器治疗法等。水下辐射法适用于表面凹凸不平的手、足，辅助器治疗法适用于面积较小、表面不平的部位。

超声波治疗时，声头与治疗部位之间不得有空气间隙，以免超声衰减而影响透入人体。切忌声头在空载时输出超声，以免损坏声头内的晶片。在骨表面治疗时，超声强度不宜过大。

(3) 临床应用

适应证：神经痛、软组织损伤、皮下粘连、关节纤维性强直、注射后硬结、血肿机化、狭窄性腱鞘炎、瘢痕增生、关节炎、冠心病等。

禁忌证：恶性肿瘤、急性炎症、活动性出血及孕妇下腹部、小儿骨骺部。眼与睾丸部位慎用。

4. *磁疗法*　应用磁场治疗疾病的方法称磁疗法。磁疗法按磁场的分类和作用方式分为静磁场疗法和动磁场疗法。

(1) 治疗作用：磁场疗法的治疗作用主要有止痛、镇静、消炎、消肿、降压、止泻、促进创面愈合、改善睡眠等。

(2) 治疗技术：有静磁场疗法和动磁场疗法。

1) 静磁场疗法：应用恒定磁场治疗疾病的方法称为静磁场疗法，包括磁片的直接或间接敷磁法、耳磁法等。

直接敷磁法：将直径 1 cm 左右、表面磁感应强度为 0.05～0.1 T 的磁片贴于治疗部位皮肤上，每个部位可敷贴 1～2 片，同名极并列或异名极并置，最多贴 6 片。此法适用于软组织损伤、软组织炎症、关节炎、神经痛等。

间接敷磁法：将磁片缝制于衣服或用品上成为磁疗用品，磁片通过织物间接作用于治疗部位。此法适用于腰背肌筋膜炎、胃肠功能紊乱、乳腺小叶增生、关节炎等。

耳磁法：将磁珠或小磁片敷贴于耳部穴位上，适用于神经症、溃疡病、支气管哮喘、胆石症等。

2) 动磁场疗法：应用动磁场治疗疾病的方法称为动磁场疗法，包括旋磁疗法和电磁疗法，适用于关节炎、扭伤、骨关节病、跟骨骨刺、神经痛等。

(3) 临床应用

适应证：软组织损伤、扭挫伤、劳损、肩周炎、骨折、乳腺炎、注射后硬结、颈肩腰腿痛、支气管炎、高血压病、类风湿关节炎、神经衰弱、神经痛、神经炎、单纯腹泻、血管瘤、带状疱疹、盆腔炎等。

禁忌证：对高热、出血倾向、严重脏器疾病、极度衰弱、孕妇腹部、皮肤溃疡、恶性肿瘤晚期和不良反应显著者禁用或慎用，体内植有心脏起搏器者禁用。

5. *水疗法*　应用水的温度、压力和所含成分，以不同的方式作用于人体而治疗疾病的方法称水疗法。

(1) 水疗法的分类

1) 按作用部位可分为：局部水疗法、全身水疗法。

2) 按水温可分为热水浴、温水浴、不感温水浴、凉水浴、冷水浴。

3) 按水的成分可分为：淡水浴、药物浴、水气浴、矿泉浴。

4) 按治疗方式可分为：擦浴、冲浴、浸浴、淋浴、水中运动等。

还可按水的力学作用方式及水的压力来分类等。

(2) 治疗作用

1) 水温作用：温热刺激具有解痉、镇痛、发汗、促进炎症消散等作用。寒冷刺激具有血管收缩、镇痛作用。强冷则可使神经末梢麻木，用于出血或创伤性疼痛。

2）机械作用：利用水的静压、冲击、浮力作用，也可在水中进行体操和按摩，以促进肢体功能恢复。

3）化学作用：水是良好的溶剂，能溶解多种物质，如某些药物、气体或化学物质，当作用于人体皮肤或气体被吸入呼吸道后，对人体产生化学刺激作用。

（3）临床应用

适应证：脑卒中、脊髓损伤、关节功能障碍、强直性脊柱炎、类风湿关节炎、周围神经损伤等；漩涡浴适用于关节炎、肌炎、神经痛、雷诺病、肢体瘫痪等。

禁忌证：精神意识紊乱或丧失定向力、恐水症、传染病、恶性肿瘤、出血疾病、发热、皮肤破溃感染、严重动脉硬化、妊娠、月经期、过度疲劳者。

6. *冷疗法*　利用低温治疗疾病的方法称为低温疗法。利用低于体温与周围空气温度，但在 0 ℃以上的低温治疗疾病的方法称为冷疗法。

（1）治疗作用：可以止血、减少渗出、减轻水肿，减轻感觉的敏感性，减轻疼痛；可降低运动神经的传导速度，缓解肌肉痉挛；可降低组织代谢和降低体温。

（2）治疗技术

1）冰水冷敷：将毛巾浸入冰水后敷于患部，每 2～3 min 更换 1 次，持续 15～20 min。

2）冰水浸浴：将肢体浸入冰水中数秒钟后拉出，擦干，做被动运动或主动运动，复温后再浸入，反复进行，30 min 内浸入 3～5 次，以后逐渐延长浸入时间达 20～30 s，共持续 3～4 min。

3）冰袋冷敷：将碎冰块放入橡胶囊中或使用化学冰袋，敷于患部，或缓慢移动摩擦，持续 15～20 min。

4）冷气雾喷射：将装有氯乙烷等易蒸发的冷冻剂的喷雾器对准患部喷射，每次 0.5～3 min，可间歇性反复使用，至皮肤苍白为止，但禁用于头、面部。

5）冷疗机治疗：根据病患部位的大小和治疗需要，选用冷疗头和温度。治疗时，将冷疗头放在患部皮肤上或缓慢移动冷疗头，每次 10～15 min。

冷疗时要注意掌握温度，防止过冷而发生冷冻伤、组织坏死，患者出现明显冷痛或寒战时应终止治疗。冷疗时要注意保持冷疗区周围的正常皮肤。冷气雾喷射禁用于头、面部，以免造成对眼、鼻、呼吸道的损伤。对冷过敏者或接受冷刺激后出现皮肤潮红、血压下降、虚脱者，应立即终止冷疗，给患者保暖，喝热饮料。

（3）临床应用

适应证：高热、中暑、软组织急性扭伤、肌肉痉挛、关节炎急性期、感染性炎症早期、鼻出血、上消化道出血等。

禁忌证：动脉硬化、动脉栓塞、雷诺病、红斑狼疮、高血压病、冷凝血红蛋白尿、对寒冷过敏、感觉障碍、老人、婴幼儿、恶病质者。

7. *石蜡疗法*　应用加温后溶解的石蜡以治疗疾病的方法称为石蜡疗法。石蜡是一种高分子的碳氢化合物，为白色半透明固体，其热容量大、导热系数小，易为人体所耐受，能较长时间保持蜡温。石蜡具有很好的可塑性、黏滞性及延展性，熔点为 50～60 ℃。

（1）治疗作用：具有温热作用、机械压迫和滑润作用。石蜡冷却时能放出大量热能，保持时间长，能发挥较好的温热作用；石蜡具有良好的可塑性和黏滞性，能与皮肤紧密接触，在冷却过程中体积缩小，对皮肤和皮下组织起压迫作用，促进温度向深部组织传递；石蜡含有油脂，对皮肤及结缔组织有润滑、软化及恢复弹性的作用。

(2) 临床应用

适用证：软组织损伤恢复期、关节炎、腱鞘炎、骨折或关节术后挛缩、瘢痕增生等。

禁忌证：恶性肿瘤、高热、出血倾向、急性炎症、皮肤破溃。慎用于浅感觉障碍、血循环障碍者。

（常小荣）

## 第二节 作业疗法

### 一、概述

(一) 概念和目的

作业疗法(OT)是应用有目的的、经过选择的作业活动，对于身体、精神、发育等方面有功能障碍或残疾，以至不同程度地丧失生活自理和职业能力的患者，进行治疗和训练，使其恢复、改善和增强生活、学习和劳动能力，并作为家庭和社会的一员过着有意义的生活，以消除病态、保持健康、提高生活能力的一门康复医学方法。

作业疗法的目的是增强手、眼和脑的协调性，以及对动作的控制和运用能力。有效的作业治疗需要患者主动参与，以达到有目的地利用各种材料、工具及器械进行日常生活活动、工作和娱乐。患者通过选择性活动，达到身心功能和生活能力的康复。选择性活动既包括可以达到治疗目标的活动，也包括对患者适应环境和工作有帮助的活动。作业治疗的最终目标是要提高患者的生存质量，训练患者成为生活中的主动角色，积极进行各种必需的生活活动，而不是被动地成为他人和社会的负担。作业治疗的基本要素是“教”与“学”。“教”是治疗师的任务，其应为患者提供有利的学习环境，用科学的方法设计学习内容，并给予细致、有步骤、有计划的指导；“学”应源于患者自身内部的需求，通过学习，患者改变以往看问题的方法和对事物的领悟，把新的理念和知识变成习惯。

(二) 作业疗法的特点

作业疗法是以有目的的、经过选择的作业活动为主要治疗手段，用来维持、改善和补助患者各项功能的专门学科。作业治疗着眼于帮助患者恢复或取得正常、健康、有意义的生活方式和能力，有以下特点。

1. 用于治疗的作业是经过选择的、有目的的活动　治疗师应当以患者的需要为中心进行作业的选择，而患者作为一个社会上的成员，不仅有个人日常生活的需要，而且还有家庭生活、社会和职业生活等方面的需要。所谓“有目的的活动”就是选择日常与患者所处的环境有关的活动，进行这些活动可改善患者与其所处环境之间的关系。

2. 完成作业治疗，应设定训练和治疗的重点目标　完成一项作业活动，常需协调、综合地发挥躯体、心理、情绪和认知等因素的作用，可以根据患者训练和治疗的重点目标，运用作业分析的知识，选择或以躯体运动为主，或以情绪调节为主，或以认知训练为主的作业活动。

3. 对残疾人的作业治疗，应当重视利用各种辅助器械或工具　对于残疾人的作业治疗，可以利用器械帮助，用新的方式选择完成生活和劳动所必需的作业，以补偿其功能的不足。

作业治疗是从患者个人功能的潜力和需要出发，通过作业的训练和治疗，把患者个人及其家庭环境和社会连接起来，使其逐步适应家庭和社会环境，从而走向正常生活方式。

（三）作业疗法与运动疗法的区别

作业疗法与运动疗法都是康复医学的重要组成部分。在康复治疗中，作业疗法与运动疗法具有同等重要的作用和价值。作为独立的专业，它们各自建立了完整而独立的学科体系，两者的工作重点、所采取的治疗手段和康复目标均有着明显区别（表 3－3）。

**表 3－3　作业疗法与运动疗法的区别**

| 项　目 | 作 业 疗 法 | 运 动 疗 法 |
|---|---|---|
| 关注的焦点 | 从事作业活动的能力 | 躯体运动功能 |
| 介入时间 | 相对较运动疗法晚 | 急性期即介入 |
| 治疗手段 | 治疗性作业活动、自助具及夹板、作业及环境改造等 | 运动等各种物理因子 |
| 治疗内容 | ADL、感觉、认知及知觉、精细动作与协调性、耐力等 | 肌力、关节活动度、平衡、姿势控制、步态矫正等 |
| 康复目标 | 提高人的作业活动能力水平 | 提高机体功能水平 |

## 二、作业疗法的治疗作用和适应证

（一）治疗作用

作业治疗着眼于帮助患者恢复或取得正常的、健康的、有意义的生活方式和生活能力，同时还要尽力恢复或取得一定的工作能力（图 3－1）。作业疗法有以下作用。

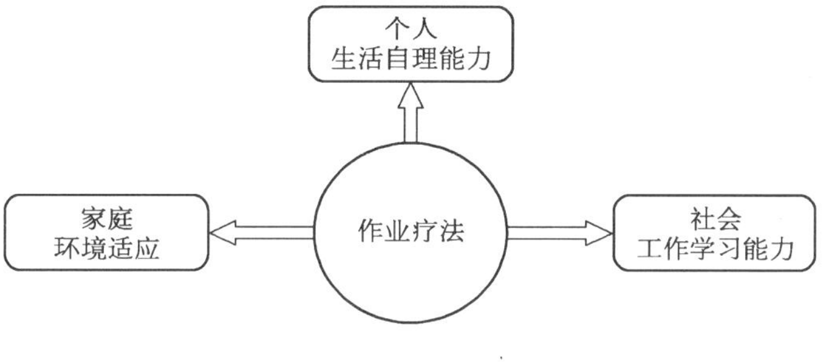


**图 3－1　作业疗法的治疗作用**

1. *增加躯体感觉和运动功能*　通过感觉和运动功能的作业训练，结合神经生理学的方法，治疗性地锻炼和改善躯体的活动能力，如增加关节活动度，增强肌肉力量、耐力，改善身体协调性和平衡能力。

2. *改善认知和感知能力*　通过认知和感知作业的训练，提高脑的高级功能的能力，如注意力、定向力、认识力、记忆力和对概念、顺序、定义、归类等的认知，以及获得解决问题、安全保护等能力。

3. *提高生活活动自理能力*　通过生活活动自理能力的训练及自助器具的使用，提高患者自行活动能力、自我照料能力、适应环境及工具使用的能力等。

4. *改善社会、心理功能*　通过作业活动以改善患者进入社会、处理情感的能力，包括自我概念、自我价值、兴趣、介入社会、人际关系、自我表达、应对能力等，并调动患者的情绪和积极性，增强战胜疾病的决心和自信心。

（二）适应证

作业疗法的适应证十分广泛，凡需要改善手的运动功能（特别是日常生活活动和劳动能力）、身体感知觉功能、认知功能和改善情绪心理状态，需要适应住宅、职业、社会生活条件，都适宜用作业疗法进行训练。目前，作业疗法多用于以下几个方面。

1. 神经科　脑卒中、颅脑损伤、脊髓损伤、神经-肌肉病变、老年性痴呆等。

2. 骨科　手外伤、截肢、腰腿痛、股骨头置换术后、骨折后关节活动度受限以及周围神经损伤等。

3. 儿科　脑瘫、发育迟缓、发育缺陷、学习困难等。

4. 内科和老年病　类风湿关节炎、冠心病、糖尿病、高血压病、慢性阻塞性肺气肿等。

5. 精神科疾病　情绪障碍、焦虑症、抑郁症、精神分裂症等。

6. 其他　烧伤等。

（三）禁忌证

意识不清、病情危重、活动性出血者。

## 三、作业疗法的工作流程

（一）作业治疗的评定

患者参与作业活动之前要进行评定。作业评定是为了评定患者的综合功能状态，寻找患者存在的问题，即进行或完成作业活动能力和技能的过程存在哪些功能障碍，从而明确和设定治疗目标，选择适合患者功能状态和促进其恢复的作业活动和治疗。之后再对患者恢复和进展的不同阶段进行评定，制订适应不同阶段的康复目的和目标，最终达到康复的目的。作业治疗评定的主要内容包括：

1. 运动方面　关节活动度、肌力、肌张力、耐力、协调性、粗大运动及精细运动。

2. 感觉方面　视觉、听觉、触觉、痛觉、本体感觉、实体觉、平衡觉、感觉运动觉。

3. 智能方面　记忆力、注意力、判断力、理解力、抽象推理能力、解决问题能力、学习接受程度、行为。

4. 心理及社交方面　独立性、积极性、自制力、自尊心、集体活动的适应性、人际关系。

5. 日常生活活动能力　个人卫生、洗浴、整理、穿衣、床上活动、体位转移、行走、做饭、洗衣、购物、就医，以及环境设施和工具的使用。

6. 环境方面　包括家居环境、工作环境、社区环境的评价等。家居环境的评价如根据瘫痪或其他严重功能障碍的情况，为患者提供有关出院后住宅条件（包括进出通路、房屋建筑布局、设备等）。

（二）作业疗法的实施原则

（1）根据治疗的要求选择作业治疗活动。

（2）根据患者的要求制订目标，患者的愿望和要求是治疗师选择治疗方法的第一考虑。

（3）根据每个患者的情况决定作业治疗量、时间和频度，以及动作与方向，必要时使用辅助装置和用具。

（三）作业疗法治疗方案制订的决策流程

见图 3-2。

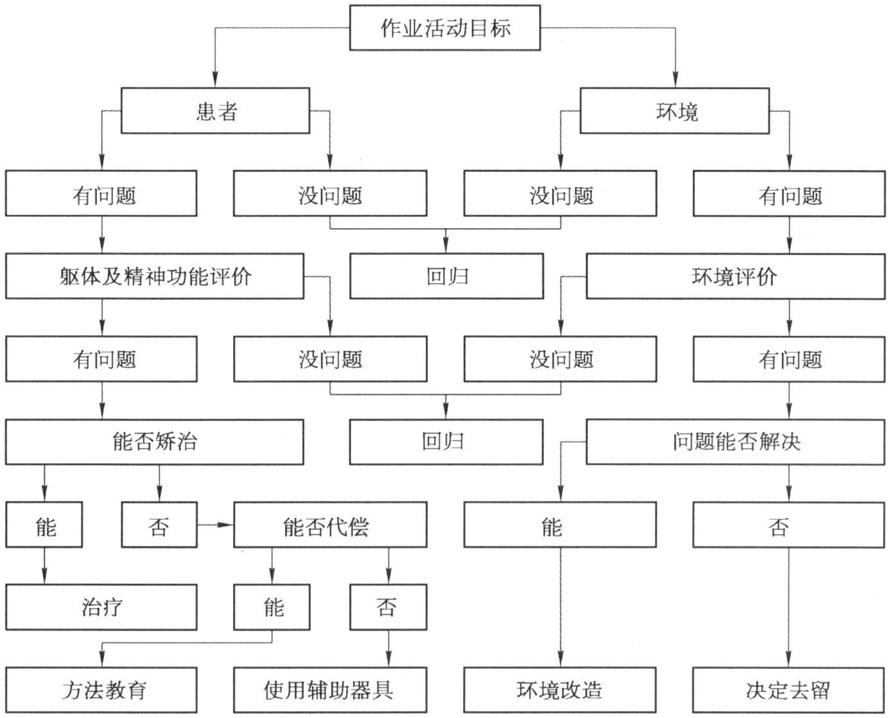


**图3-2　作业疗法治疗方案制订的决策流程图**

## 四、常用的作业治疗方法

作业活动既是作业疗法的治疗手段，又是作业疗法康复的目标。换言之，作业治疗是座桥梁，把患者个人及其家庭环境和社会连接起来，从患者的个人功能的潜力和需要出发，经过作业的训练和治疗，逐步适应家庭和社会环境。其特点在于强调在完成作业方面，要对患者进行教育、指导和训练；并强调应用器具作为帮助。

（一）运动感觉功能训练

它是为了改善和预防躯体的运动感觉功能障碍而进行的治疗活动，患者通过完成作业治疗师设计的、感兴趣的活动，达到治疗的目的。

1. 加大关节活动度的作业训练

肩肘伸屈：滚筒、刨木、锯木、擦拭桌面等。

肩外展内收：粉刷、拉琴、书法等。

前臂旋前旋后：拧螺帽、拧龙头等。

腕伸屈、桡尺偏：粉刷、锤钉、绘画等。

手指精细活动：捡豆子、插钉、编织、陶土、和面、弹琴、打字等。

髋膝伸屈：上下楼、跳跃、骑自行车等。

踝伸屈：脚踏板、踏自行车等。

2. 增强肌力的作业训练

上肢肌力：磨砂、拉锯、推重物、刨木等。

手部肌力：捏橡皮泥、和面、木刻等。

下肢肌力：踏功率自行车等。

3. 改善协调平衡的作业训练

眼手上肢的协调：如插木钉、刺绣、编织、缝纫等。

上、下肢协调：使用缝纫机、拉风琴等。

平衡训练：套圈、保龄球等。

4. 改善感觉功能的作业训练　主要是训练手部的感觉，以木杆、笔或铅笔橡皮头刺激手指或滑动、按压，训练位置觉、触觉；以音叉刺激手指，训练振动觉；用两脚规刺激，训练两点辨别觉等。

（二）日常生活活动能力训练

包括穿着衣物、使用餐具进食、个人卫生、洗浴、整容、用厕等。训练患者用新的活动方式、方法，或应用辅助器具的帮助和使用合适的家用设施来完成日常生活活动。

1. 基本日常生活活动　基本日常生活活动训练是按照一定训练顺序开展的：吃饭→洗漱→转移→如厕→脱衣服→穿衣服。以上是儿童学习 ADL 的顺序，在一般患者也可作为参考，但还需要根据患者的特殊情况，如残疾、局限性、家庭条件等制订训练的程序。这部分主要是按照患者的实际情况，教给和指导患者如穿脱衣服、吃饭、洗漱、上厕所、洗澡等活动的技能和方法，必要时为其配置辅助工具。

2. 工具性日常生活活动　这部分应教会患者如何安排并开展家务活动，同时节省能量消耗，使患者学会社会生活技巧、个人健康保健、安全意识及环境设施、工具的使用。包括家务活动训练，如烹调、备餐、洗熨衣服、家具布置、居室清洁装饰、家用电器使用、幼儿抚育等作业的训练，并指导患者如何省力、减少家务活动的能量消耗，如何改装家用设备以适应患者的功能水平。

（三）认知综合功能训练

可对觉醒水平、定向力、注意力、记忆力、认识力、理解力、复杂操作能力、解题能力、顺序、定义、概念、归类、安全保护、学习概括分别进行训练。如提高患者觉醒水平，可用简单的问题提问，或反复声音刺激等；每天进行空间、时间的问答刺激可以提高患者的定向能力；提供患者熟悉的事或物可提高记忆力；通过阅读等方法可提高患者理解定义、概念的能力等。

其中通过计算机辅助训练也是最直观、最省力，并能反复提供反馈的治疗方法。通过计算机输出的声音信号帮助患者促进听觉记忆，输出的文字、图形等可促进文字、图像记忆，并有利于形成概念、解决问题的对策。计算机中的各种游戏软件对患者的注意力、认知能力、计划、学习等方面都有促进作用，如游戏疗法通过有选择的游戏，对残疾儿童进行教育和训练，促进其运动智能和社会-心理能力的发展，常用于智能低下、脑性瘫痪、自闭症和其他肢体残疾的儿童。

（四）心理功能训练

患者在出现躯体功能障碍时，往往伴随着继发的心理障碍，作业治疗师可以根据其心理异常的不同阶段，设计相应的作业活动，帮助患者摆脱否认、愤怒、抑郁、失望等不安的状态，向心理适应期过渡。患者可能会因环境的变化感到不习惯，作业治疗师还可以根据患者的兴趣设计有针对性的作业活动，对患者的心理进行支持性训练。对具有愤怒、不满情绪的患者，可以设计陶艺、金工、木工等活动，通过敲敲打打进行宣泄；通过书法练习和绘画可抒发情感，用于一般慢性病和抑郁、焦虑等患者；通过种植花草、栽培盆景、园艺设计等作业进行治疗，对身体、精神的训练均有好处。

(五) 职业技巧训练和工作训练职前训练

1. 职业技巧训练　训练基本劳动和工作的技巧，如木工作业、车缝作业、机械装配、纺织作业、办公室作业(打字、资料分类归档)等。

2. 工作训练　组织患者在专人指导下参加适当的工作和生产劳动，以转移患者注意力，调整精神、心理状态及进行社会能力的训练，多用于精神病患者的康复。工作训练是为患者最大程度地重返工作而专门设计的有目标的、个体化的治疗程序，以真实的或者模拟的工作活动作为治疗手段。工作活动可包括能为社会创造物质或提供服务的活动，可以有报酬或无报酬。作业治疗师可以根据对工作活动的分析，评定患者的身体功能状况，为患者设计工作活动。可以是与原工作相近的技能训练，也可以是有针对性的，如对手的精细协调功能活动障碍进行技能训练，还可以根据个人爱好选择相应的技能训练。训练中还要教给患者减轻工作时不适的技巧和自我保护的技巧。

3. 就业咨询　根据患者的技能、专长、身体功能状况、兴趣和就业的可能性，向患者提供有关就业的意见和建议。

4. 职前训练　在正式从事职业工作前，先进行技能、心理等方面的训练。

## 五、作业疗法的常用设备

作业疗法常需借助各种器械和设备，常用的作业疗法设备见表 3－4。

**表 3－4　常用的作业疗法设备**

| 分　类 | 内　容 |
|---|---|
| 治疗用器械 | 站立台、作业治疗桌、砂板磨、滚筒、木钉板、手指功能训练器、握力计、训练床、体重计、矫形镜、功率自行车、认知功能评价训练用具 |
| 治疗用游戏用品 | 各种球、套圈、棋类等 |
| 自助具和矫形器 | 各种日常生活活动用具、各种支具、充气支具、手夹板制做工具及材料 |
| 作业活动用具 | 皮革工艺用具及材料<br>雕刻用具及材料<br>铜板作业用具及材料<br>木工用具及材料<br>马赛克工艺用具及材料<br>陶艺用具及材料<br>毛衣编织机、样书、毛线<br>书法、绘画用具及材料<br>其他 |
| 日常生活活动能力训练用具 | 坐便器、浴盆、炊事用具及材料、扫除用具、洗衣机、电话、其他 |

## 六、作业治疗处方

作业疗法处方的内容包括作业种类、治疗目的、分量及次数、注意问题。根据患者的性别、年龄、职业、爱好等实际情况开具适合的作业治疗处方，遵循循序渐进、从轻到重的原则。例如，某一男性患者，32 岁，建筑工人，手部损伤术后恢复期，其右手拇指对指及示、中二指的对指和屈伸功能障碍，应进行作业治疗，经过作业功能的检查和评估后，为患者开出以下的作业疗法处方(表 3－5)。

表 3-5　作业疗法处方示例

| 序号 | 治疗种类 | 治疗目的及活动 | 次数和分量 | 注意事项 |
| --- | --- | --- | --- | --- |
| 1 | 日常生活活动训练 | 恢复手细致活动功能，解、结纽扣，手持碗筷，梳头，拧干毛巾 | 60 min×(1～2 次)/d | 可给家庭作业回家自己练习 |
| 2 | 职业技巧训练 | 为恢复劳动能力作准备，拧螺帽、装配机械设备 | 30～45 min×1 次/d | 循序渐进 |
| 3 | 工艺治疗 | 训练手细致功能，改善情绪，如泥塑、编织等 | 每周 2 次，每次 1～2 h | |
| 4 | 复业前评估和就业咨询 | 治疗后期安排，决定是否需要改变工作 | | |

至于作业治疗计划的拟订，必须以患者功能评定的结果作为依据。作业治疗必须长期进行，直至患者能恢复生活自理能力或劳动能力，重返社会。已出院的患者可在门诊作业治疗室继续进行治疗，或在家自行练习。

（李文迅）

# 第三节　言 语 治 疗

## 一、概述

（一）言语治疗的概念及目的

言语治疗又称言语训练、言语矫治或言语再学习，是指通过各种手段对有言语障碍的患者进行针对性治疗。

言语治疗的目的是通过对言语障碍患者的心理和感情的调整，提高患者对语言的理解和表达能力及独立应用语言来交流的能力，并能巩固所获得的疗效，恢复和改善其与他人的直接言语交际的能力。

（二）治疗原则

言语治疗的目的是促进交流能力的获得或再获得，也就是治疗师给予某种刺激，使患者做出反应，正确的反应要强化（正强化），错误的反应要加以更正（负强化），反复进行可以形成正确反应，纠正错误反应。失语症的治疗是再训练而不是教育的过程，治疗过程中必须建立良好的医患关系。

1. 早期开始　言语治疗开始得愈早，效果愈好。

2. 言语治疗要有高度的针对性　训练前应做言语功能评估，根据言语障碍的类型及程度，给予针对性的训练。

3. 治疗方案要由简单到复杂，循序渐进　治疗涉及的语言信息要适合患者的文化水平及生活情趣、职业，先易后难，循序渐进。宜将标准定在患者开始感到困难的水平上，每次更换新作业尽量只改变一个因素，不达到 80% 正确率不进入下一新作业的原则。切忌安排过多，操之过急。

4. 坚持“听、视、说、写”四者并重，以多种形式锻炼提高趣味性　如果听、说、读、写等口语和书面语言多方面同时受损，治疗的重点和目标应首先放在口语的康复训练上。在口语训练同时，辅以相同内容的朗读和书写，以此强化训练。

5. 综合进行　坚持发声器官锻炼和说话相结合。

6. 训练过程 鼓励患者主动参与，及时给予反馈，强化正确的反应，纠正错误的反应。

7. 训练形式 以一对一训练为主，进行必要的集体训练和家庭训练。

(三) 言语障碍的治疗途径

1. 训练和指导 这是言语治疗的中心，包括听觉的活用、促进言语的理解和口语表达、恢复或改善构音功能、提高语音清晰度等言语治疗。

2. 手法介入 对一些重症言语障碍患者，可以利用传统医学的手法帮助改善与言语产生有关的运动功能障碍。

3. 辅助具 为了补偿功能受限，有时需装配辅助具，如可用腭托改善重度运动性构音障碍患者腭咽肌闭合不全的情况。

4. 替代方法 当因重度言语障碍，很难达到正常的交流水平时，就要考虑使用替代交流方式，如手势、交流板和言语流利器等。

(四) 治疗条件和要求

1. 场所 对于脑血管病或脑外伤急性期患者，当病情许可时，可以在床边进行训练；当患者可以借助轮椅活动时，可到训练室进行训练。理想的训练室是面积在 10 $m^2$ 左右、有隔音设施的房间，训练时要尽量避开视觉和听觉上的干扰。

2. 形式 以一对一训练为主，集体训练时可请心理治疗师、作业治疗师、社会工作者一起参加，以增加患者的自信心和兴趣。

3. 治疗次数和时间 可以根据训练者和患者人数而定，一般每次 30 min 至 1 h，住院患者每周 3～5 次，门诊的患者可以间隔时间长一些。为使患者更好的康复，还应对患者家属提供指导。

4. 卫生管理 训练时治疗师会经常接触患者的身体和唾液，一定要注意预防各种传染病，手指有伤时要特别注意。训练前后要洗手，训练物品要定期消毒，直接接触患者口腔或皮肤的检查和训练物品要尽量用一次性的。

## 二、失语症的治疗

(一) 目的

失语症的治疗目的是利用各种方法改善患者的言语功能和交流能力，使之尽可能像正常人一样生活。

(二) 治疗时机

言语训练开始时间应是患者意识清楚，病情稳定，能够耐受集中训练 30 min 左右。尽管失语症患者发病后 3～6 个月是言语功能恢复的高峰期，但临床发现对发病 2～3 年后的失语症患者，如果坚持系统的、强化的言语训练，仍然会有不同程度甚至明显的改善。

(三) 治疗方式

1. 个别治疗 由一名医师或治疗师训练一名患者，进行有针对性的言语治疗，内容包括语音训练、用语练习、发声器官锻炼等，个别辅导是言语治疗的基本方式。

2. 集体治疗 通常是一个小组(5～10 人)，病情基本相同者。由治疗师带领，进行谈话练习。治疗师提问题，由每个患者轮流回答，如问姓名、日期、医院名称等。一个患者答不出时，可由其他患者代答或补充。这种会话比较轻松，既能训练记忆力，又能训练说话能力，且患者之间相互启发、鼓励，有较大的心理和社交上的康复价值。

3. 家庭治疗　由言语治疗师到患者家里辅导，或由患者在家人指导下在家自行做言语训练。

(四) 治疗方法

对失语症首先应改善对语言的输入过程。大部分患者都有某种程度的听理解损害，听觉刺激的目的就是恢复患者对言语的认知、记忆、分辨功能和对语句的听理解；紧接着进行视觉言语刺激的理解、口语表达，然后是书写训练。

1. 听理解训练

(1) 语词听觉辨认：首先让患者认识听说的词。当治疗师说出某词时，向患者出示适当的图片或物品。然后在患者面前安排一定数量的图片或物品，由治疗师叫出其中两个的名称，让患者指认。

(2) 执行指令：把一定数量的物品或图片放在患者面前，要其完成简单的动作，如“把书放在箱子里”。要逐步增加信息成分，使指令逐渐复杂。

(3) 记忆力训练：治疗师出示一系列图片，在每张图片中描述人们进行的各种活动，对患者提出问题，让患者表示“对或不对”；然后对患者进行口头提问，让患者回答“对或不对”。最后，大声讲故事，每个故事由 6～8 句话组成，根据故事的突出点让患者回答“对”或“不对”。

治疗师的言语必须具有特色、突出、清晰、毫不含糊。在治疗活动编制过程中，对输入信息的长度、语句的复杂程度、语义联系等进行调整，并对信息的主要成分之间的停顿、关键词重读、消除背景噪声、增加补充信息(让患者看到治疗师的表情和手势)加以注意。

2. 阅读理解训练

(1) 视知觉训练：训练重点放在视觉输入与大脑语言中枢的联系上，进行图-图匹配、字-字匹配训练。

(2) 语词理解训练：采用语句-图画匹配的方式，让患者阅读语句，找出相应的图画，并让患者执行短的书面语言的指令。

(3) 短文理解训练：患者阅读短文后，进行多项选择，提供选择的答案都与原文有关，但正确答案只有一个。

3. 言语表达训练

(1) 语词表达训练：治疗师说出词组前半部分，让患者说出后半部分；出示图片，让患者根据图片内容回答问题；出示图片或实物，让患者命名。

(2) 语句表达训练：首先教患者根据记忆复述语句，回忆正确的语法结构，然后让患者说出完整的语句。并纠正错误的语言，耐心教导其日常用语。上述训练均可采用词卡或图片进行。然后，让患者回答自身、家庭和日常生活中的问题，逐渐增加句子的长度和复杂性，同时要注意进行声调和语调的训练。

(3) 旋律吟诵疗法(melodic intonation therapy)：利用某些患者能够唱熟悉的歌词和旋律的现象，使患者伴随着自然旋律和节奏说出语句。当患者采用此法有所进步时，则旋律和节奏可逐渐减弱，增加独立言语。

(4) 视觉动作疗法(visual action therapy)：对发病初期表现为完全性失语，经过 1～2 个月的标准直接疗法，在数月后仍表现为 Broca 失语症的患者，可采用视觉动作疗法。开始时，患者需能够将图片与实物进行匹配，最后教患者运用手势作为言语交流的方式。

(5) 阅读训练：出示繁简不等的字卡，引导患者读出该字的音，出示近形字和近音字，让患者看 1 min、休息 1 min，然后读出。如有错误，通过暗示与引导加以纠正。最后，进行报纸标题或小段文章阅读训练。

4. 书写训练　书写训练的目的是使患者逐渐将语义与书写的词联系起来，达到有意义的书写和自发书写的水平。

(1) 抄写阶段：首先选择一定数量的词，进行文法分类后让患者抄写，促进患者对语义的理解，然后出示数个字，让患者进行词组或语句的填空，构成完整的词组或语句。

(2) 默写阶段：训练患者的视觉记忆能力，将单词卡片让患者看数秒，翻转字卡，请患者根据记忆将其默写出，然后默写词组和句子。

(3) 听写阶段：让患者进行单词、短语和句子的听写。

## 三、构音障碍的治疗

(一) 治疗原则

1. 针对言语表现进行治疗　从言语治疗学的观点出发，往往强调的是针对异常的言语表现而不是按构音障碍的类型进行治疗。

2. 按评定结果选择治疗顺序　构音器官评定所发现的异常部位便是构音运动训练出发点，并遵循由易到难的原则。一般情况下，按呼吸、喉、腭和腭咽区、舌体、舌尖、唇、下颌运动逐个地进行训练。

(二) 不同程度构音障碍的治疗

1. 轻度至中度构音障碍的治疗　在轻度至中度构音障碍时，患者的言语不清晰或对方难以分辨其意而使交流感到困难，原因是部分构音器官运动受限。

(1) 松弛疗法：目的是为了降低构音肌群的紧张性，因为当随意肌群完全放松时，构音肌群也可放松。

(2) 呼吸训练：呼吸是发音的动力，且必须形成一定的声门下压力才能有理想的发音呼吸。训练前首先应调整坐姿，即三个 90°(踝关节 90°，膝关节 90°，髋关节 90°)，躯干要直，双肩要水平，头保持正中位。如能自主呼吸的患者应鼓励自主控制尽量延长呼气的时间。如患者的呼吸时间较短而且较弱，可以采取手法介入的方法，患者仰卧位，治疗师的手放在患者的腹部，在吸气末推压腹部能帮助延长呼气。训练时，患者采用鼻吸气、嘴呼气，呼气前稍停顿，以免过度换气，并逐渐增加呼气时间，在呼气时发摩擦音、元音。

(3) 构音改善训练：①舌唇运动训练；②发音的训练；③减慢言语速度训练；④音辨训练；⑤利用患者的视觉辨认能力训练。

(4) 克服鼻音化的训练：鼻音化是由于软腭运动不充分，腭咽不能适当闭合，将鼻音以外的音发成鼻音。通常采用“推撑”法及引导气流法进行训练，以加强软腭肌肉的强度。

(5) 克服费力音的训练：这种音是由于声带过分内收所致，听起来喉部充满力量，声音好似从其中挤出来似的，故主要的治疗目的是获得容易的发音方式。训练时先让患者打哈欠并伴随呼气，当成功后，在打哈欠的呼气相再教其发出词和短句。另一种方法是训练患者随着“h”发音，由于此音是由声带的外展产生，也可用来克服费力音。

(6) 克服气息音的训练：气息音的产生是由于声门闭合不充分引起的，主要治疗途径是在发声时关闭声门，上面所述的“推撑”方法可以促进声门闭合。还有一种方法是用一个元音或双元音结合辅音和另一个元音发音，如 ada 等，用这种元音和双元音诱导发音的方法来产生词、词组和句子。

(7)语调训练：通过构音检查可以发现患者的音调特征，多数患者表现为音调低或单一音调，训练时要指出患者的音调问题，发音可以由低到高，而乐器的音阶变化也可以用来克服单一的音调。此外，也可以用“音调训练器”帮助训练，患者可以通过监视器上的曲线升降来调节音调。

(8) 音量训练：呼吸是发音的动力，自主的呼吸控制对音量的控制和调节也极为重要。因此，要训练患者强有力的呼气并延长呼气的时间。此外，对儿童可以利用声控的玩具训练，此种训练玩具有控制音量的开关，可将音量由高至低进行调节，以有效地改善患儿的音量。成人可使用具有监视器的语言训练器，患者在发音时观看监视器的图形变化以训练和调节发音的音量。

2. *重度构音障碍的治疗*　重度构音障碍是由于严重的肌肉瘫痪使运动功能严重障碍而难以发音和发声，构音检查的项目中只能完成个别音节的复述和个别音节的部分构音类似运动，且不充分，而构音器官检查中的绝大多数项目均不能完成。

(1) 手法治疗：适合于重度构音障碍无法进行主动运动或自主运动控制很差的患者，通过手法辅助进行呼吸训练、舌训练、唇训练及口面肌感觉刺激，以使患者逐步自主完成构音运动。其中呼吸训练应视为首要训练项目。

(2) 交流辅助系统的应用：也称替换或增强交流系统(alterative or augmentative communication system，ACS)，包括图片板、词板和句子结构板等。经过训练，患者可通过交流板上的内容表达各种意思。随着患者水平的提高，要调整和增加交流板上的内容，最终使患者能使用现代的交流辅助系统来补偿重度运动障碍所造成的言语交流障碍。

## [附] 吞咽困难的治疗

### (一) 治疗目的

包括以下三方面：①减少吸入性肺部感染等并发症的机会；②恢复正常进食方式，预防营养不良的发生；③增强患者进食的独立性，提高生活质量。

### (二) 训练方法

1. *基础动作训练*　即间接训练，是不用食物、针对那些与摄食-吞咽活动有关的器官进行的功能训练。通常从预防废用性功能低下、改善吞咽相关器官的运动及协调动作入手，为经口腔摄取营养做必要的功能性准备。其安全性好，适用于从轻度到重度的各类吞咽困难患者。常用的间接训练方法有：

(1) 口腔周围肌肉训练：包括口唇闭锁训练、下颌开合训练、舌部运动训练、腭咽闭合训练等。

(2) 触觉刺激：用手指、棉签、压舌板等刺激面颊部内外、唇周、舌部等，以增加这些器官的敏感度。

(3) 咽部冷刺激与空吞咽：将冷冻棉棒蘸少许水，轻轻刺激软腭、舌根及咽后壁，然后嘱患者做空吞咽动作。此能有效地强化吞咽反射,使吞咽易于诱发而且吞咽有力。

(4) 屏气-发声训练:患者坐在椅子上,双手掌撑向椅面,用力推压,声门紧闭;继之突然松手,呼气发声。此运动可以训练声门的关闭功能、强化软腭的肌力,有助于除去残留在咽部的食物。

(5) 咳嗽训练:强化咳嗽有利于排出吸入或误咽的食物,促进喉部闭锁。

2. 摄食训练 即直接训练,是在进食的同时,通过调整体位及食物种类,应用辅助吞咽动作练习等的训练。经过基础动作训练以后,可开始摄食训练。首先应注意选择适于患者进食的体位、食物形态及进食的一口量。摄食训练前后应认真清洁口腔。

(1) 进食体位:应选择既有代偿作用又安全的体位。开始可先尝试30°仰卧、颈部前倾的体位。该体位可利用重力使食物易于摄入和吞咽;颈部前倾可使颈前肌群放松,有利于吞咽。为防止食管反流造成误吸,患者在餐后应保持坐位30 min以上。

(2) 食物的选择:应根据吞咽障碍的程度,按照先易后难的原则来选择口饲食物的形态。顺序一般是软食、半固体、固体,最后是液体。容易吞咽的食物具有以下特征:①柔软、密度及性状均一;②有适当的黏性、不易松散;③易于咀嚼,通过咽及食管时容易变形;④不易在黏膜上滞留等。

(3) 食物量:最好为一口量,即最适于吞咽的每次喂食量,正常人约为20 ml。对患者进行摄食训练时,一般先以少量试之(3～4 ml),然后酌情增加。如果一口量过多,或会从口中漏出或引起咽部残留导致误咽;过少,则会因刺激强度不够,难以诱发吞咽反射。

(4) 调整进食速度:指导患者以较常人缓慢的速度进行摄食、咀嚼和吞咽。一般每餐进食的时间控制在45 min左右为宜。

(5) 咽部滞留食物的去除法:①空吞咽与交互吞咽。当咽部已有食物残留,如继续进食,则残留积累增多,容易引起误咽。因此,每次进食吞咽后,应反复做几次空吞咽,使食块全部咽下,然后再进食。亦可每次进食吞咽后饮极少量的水(1～2 ml),这样既有利于刺激诱发吞咽反射,又能达到除去咽部残留食物的目的,称为"交互吞咽"。② 侧方吞咽。咽部两侧的"梨状隐窝"是最容易残留食物的地方,让患者颈部分别左、右转,做侧方吞咽,可除去隐窝部的残留食物。③点头样吞咽。会厌谷是容易残留食物的部位。颈部后仰时会厌谷变得狭小,可挤出滞留食物,随后颈部尽量前屈,低头并做吞咽动作,反复数次,可清除并咽下滞留的食物。

3. 其他治疗

(1) 针灸治疗:常用穴位有风池、翳风、廉泉、人迎、合谷、内关、金津、玉液等。

(2) 电刺激治疗:可采用吞咽障碍治疗仪,进行电刺激治疗。

(王东岩)

## 第四节 心理治疗

### 一、概述

#### (一) 心理治疗的概念

心理治疗又称精神治疗,是指应用心理学的理论与方法来治疗患者心理疾病的过程。治疗的目的在于解决患者所面对的心理困难、障碍,减少焦虑、抑郁、恐惧等精神症状,改善非适应性行为,并促进人格成熟,以更有效地来处理心理问题及适应生活。心理治疗就是通过各种方法,运用语言和非语言的交流方式,影响患者的心理状态,通过解释、说明、支持、同情、相互之间的理解来改变患者的认知、信念、情感、态度、行为等,达到排忧解难、降低心理痛苦的目的。

现代心理治疗理论和方法很多。一般分为支持疗法(supportive therapy)、行为疗法(behavior therapy)、心理分析疗法(psychoanalysis)、催眠疗法(hypnosis therapy)等,又根据治疗对象的多寡分为个别心理治疗(individual psychotherapy)和集体心理治疗(group psychotherapy)。还可根据治疗场所不同分为诊所心理治疗(clinic psychotherapy)、社会心理治疗(society psychotherapy)和家庭心理治疗(family psychotherapy)。

(二) 心理治疗的主要特征

(1) 心理治疗是一种两人或多人之间的持续的人际关系。

(2) 参与心理治疗的其中一方是有特殊经验或接受过特殊专业训练者。

(3) 心理治疗的其中一个或多个参与者是因为对其情绪或人际适应、感觉不满意而加入这种关系的。

(4) 在心理治疗过程中应用的主要方法实际上是心理学的原理,即包括沟通、暗示、说明等机制。

(5) 心理治疗的程序是根据某些正式的关于一般心理障碍的理论和患者特殊的心理障碍而建立起来的。

(6) 心理治疗过程的目的就是改善患者的心理困难,而后者是因为自己存在心理困难才来寻求帮助的。

(三) 心理治疗在现代康复中的地位与作用

康复不仅需要加强残疾的躯体功能,还应重视心理及行为方面的康复。心理变化明显影响康复过程及结果,也常常改变残疾的结果。脑损伤后的心理障碍通常是原始的残疾,心理康复应是直接改变记忆功能障碍或意识状态。

患者遭受突然打击出现身体伤病时,必然会产生心理困扰或障碍,出现情绪、认知和行为问题,且有残疾的人要面对比正常人更严峻的学习、生活和工作的困难。这就要求患者做出心理调整,适应由身体残疾造成的心理障碍,故心理辅助与治疗是非常重要的。心理康复的主要目的是帮助患者正视伤病的现实,在此基础上重新认识自身价值,培养积极的人生态度、合理的情绪,更好地适应社会,并创建自己的新生活。一般而言,有效的心理治疗应达到下列作用。

1. 解除患者的症状　精神与身体不适或心理问题都会妨碍患者对社会的适应,并因此造成心理痛苦。所以,心理治疗的主要目的是解除患者在心理或精神上的痛苦,或帮助解决其无法自己解决的心理冲突。例如,用心理治疗方法(系统脱敏疗法、厌恶疗法等)矫正患者的恐惧、焦虑心理等。

2. 提供心理支持　在急、慢性应激状态下,患者因应付不了或忍受不了危机的环境,从而产生心理疾患或障碍。心理治疗可以帮助其增加对环境的耐受性,降低易感性,提高心理承受力,增加应付环境和适应环境的能力,使之能自如地顺应和适应社会。这方面的心理治疗技术有危机干预、应激应付、应激免疫训练等。

3. 重塑人格系统　这一点尤其被内省性心理治疗原则(如认知治疗、心理分析等)所强调，其认为只有重塑人格系统，才能从根本上改变患者的病态心理和不良行为方式。治疗的内容包括：帮助患者理解自己、分析自己的情绪冲突的原因，获得内省能力，以了解意识和潜意识的内容。其治疗方法可分为指导性和表达性两大类。

尽管人们对不同类型心理治疗的理论和方法存在很多争议，但是心理治疗作为有效的治疗方法，已为越来越多的人所认同。

## 二、残疾后的适应模式和阶段性心理干预方法

### (一) 残疾后的适应模式

机体致残后，运动功能、感觉功能或器官功能受到削弱或缺损，有些是难以康复的。因此，患者的心理状态常会有各种不同的反应。残疾患者的心理特点表现有以下几种模式。

1. 分阶段模式(stage mode)　认为人们经历生活剧变后按照可预言的、有顺序的情感反应过程发展。分阶段理论的基础是心理休克期、冲突期和重新适应期这三个被普遍接受的假设构成，一般有 3～5 个步骤，始于震惊，终于某种形式的接受。

2. 行为模式 (behavioral model)　强调外在因素的重要作用，这种模式对患者认知功能强调不多，主要注重行为。残疾者面临的四项任务是：必须留在康复环境中；消除残疾不适应行为；获得残疾适应行为；取得残疾适应行为的结果。

3. 心理应付技术模式 (coping skill model)　既强调认知因素，也强调行为因素。它是建立在危机理论(crisis theory)基础上的，危机理论认为人们需要社会和心理相平衡的感觉。在外伤事件后就产生了危机和无组织状态，在危机过程中，一个人的特征性行为模式对建立平衡无效，这种失平衡状态通常是短暂的，新的平衡在几日或几周内即可建立。

### (二) 残疾后的阶段性心理特征及干预方法

无论患何种疾病，一个人察觉到自己失去健康时，就产生某种痛苦或不适的信息，而对疾病，尤其是严重损害功能或威胁生命的疾病，任何人都不可能无动于衷，都会产生不同程度的心理反应或精神症状。一般经历以下几个阶段。

1. 心理休克期　主要特点是茫然失措、不知该做什么，出现一些无目的、下意识的动作与行为，有时可出现与现实的分离感，此阶段持续数天或数周。在这个时期要给患者创造良好的治疗环境，暂时避开患者的敏感问题，可根据患者的性别、年龄及个性的差异，采用合适的方法将残疾的现实逐步告诉患者，同时要积极给予心理疏导。

2. 否定期　否定是患者常用的心理防御机制，由于创伤致残的打击来得过于突然，超出患者的心理承受能力，于是很自然地采取心理防卫措施。否定是在潜意识下进行的，在一定程度上可以防止不良性行为和有利于康复进程，此阶段持续几日、数周甚至数月。在治疗上应针对其病残，治疗过程中患者可以表达其感受，使其能感受到治疗师给予的支持和谅解，必要时辅助以药物治疗。

3. 抑郁或焦虑期　患者逐渐领悟到创伤将造成长期或终身残疾，明确了将来功能缺损的状况，感到极度痛苦、悲观失望、抑郁或焦虑不安，此阶段持续数周或数月。对轻微抑郁患者无需特殊处理，只要给予足够的支持疗法便可使康复过程不受干扰。较严重的抑郁症患者常有活动

方面的抑郁，而干扰康复过程，也应采取支持疗法。

4. 依赖期　部分患者在取得一定的自主功能后，有时会出现心理和行为的倒退，产生依赖反应，对于原先有被动或依赖习惯性格者尤为明显。随着时间的推移，进入康复期后，这种性格特征可逐渐消退而变化为正常人格。在这个时期可引导患者认识其各种潜能及需要，调动积极性，让患者参与制订康复计划，鼓励患者自我实践，逐步消除其依赖性。

5. 适应期　在康复过程中，大部分患者能够找到以最大限度从心理和行为上适应身体残疾的方法。这种适应包含了合理有利的适应外围因素的能力和过程，表现为悲伤心情逐渐减轻，情绪好转，积极参加康复训练，努力争取生活自理，并思考自己的前途，积极回归社会。治疗师应支持、鼓励患者的积极表现，以加强适应过程，求得心理平衡。

## 三、心理治疗的常用方法

### (一) 支持疗法

支持疗法又称支持性心理疗法、一般性心理治疗法，创于 1950 年，由 Thorne 首先提出的。采用劝导、启发、鼓励、同情、支持、评理、说服、消除疑虑、再三保证等方式，来帮助和指导患者分析认识所面临的问题。因其不用去分析患者的潜意识，而主要是支持、帮助患者去适应目前所面对的现实，故又称为非分析性治疗。这类疗法多是当患者暂时蒙受巨大灾难或强烈刺激、身心难以应付时，医生给予权威性的支持，使之增强抵御能力，进而适应环境。这种疗法还可以协助患者进行疏导，以消除对某些问题的敏感(如对致残、死亡等的突然袭击)，有时还可通过“发泄”或公开讨论把心中的不满、委屈等讲出来，即“发泄”出来，使焦虑情绪得以缓解或消除。进行支持疗法时，治疗师要热情对待患者，对患者的痛苦与困难给予高度同情、关心和尊重。

### (二) 行为疗法

行为疗法又称行为矫正，是 20 世纪 50 年代发展起来的重要的心理学理论方法。在世界上已较多地应用在教育和医学等方面，在康复医学中也逐渐开始发挥它的作用。它包括一系列不同的理论和技术，总的原则是遵循一个共同的学习原则。人们通过后天学习可以获得正常的、适应社会的良好行为，而通过后天学习获得的不适应社会的行为也可以被矫正。以下介绍的是几种常见的理论及疗法。

1. 经典条件反射理论及疗法　经典条件反射理论是指把一种无关的动因(如铃声)和一种无条件刺激物(如食物)按时结合多次之后，实验动物即可对无关性动因形成条件反射(唾液分泌)，即经典性条件反射。以这种理论建立的治疗方法有：

(1) 系统脱敏疗法：首先是了解患者异常行为表现(如焦虑、恐惧)，通过学习松弛反应，让患者放松与焦虑配对出现，形成交互抑制或对抗情境，由弱到强，一一消除，最后把最强的焦虑反应也予以消除(即脱敏)。系统脱敏疗法使原来可引起患者微弱焦虑的刺激在全身松弛状态下全面暴露，失去了引起焦虑的作用。这样异常行为被克服，而重新建立正常行为，可用于治疗恐惧症、强迫症和不良行为。系统脱敏疗法有四个步骤：肌肉放松；建立焦虑的主观量表；明确和建立焦虑的等级；把放松与焦虑等级中引发焦虑的事件结合起来。

(2) 厌恶疗法：是经典性条件反射发展出来的又一种消退疗法。其把一种厌恶刺激或不愉快的、令人讨厌的刺激与患者的一种不良行为结合在一起体验，从而抑制或消除患者的不良行为，以达到治疗的目的。不愉快的刺激，如针刺、没有危险的电击、催吐药等，使患者产生厌恶的主观体验。经过反复实施，不良行为和厌恶体验就建立起条件反射的联系，以后凡是患者出现不良行为时，便会产生厌恶体验，逐渐地患者就会放弃或中止原来的不良行为。厌恶疗法要在严格控制下进行，其对一些不良的行为习惯有较好的疗效。

2. *操作性条件反射理论及疗法*　在某种环境中（如在斯金纳箱内），每当实验动物发生某种特定的反应（如按压杠杆的操作活动时），就给予强化（即得到食物）。如此反复多次，实验动物就形成了一种条件反射，即学会了用按压杠杆获得食物的方法。这样形成的条件反射就称为操作性条件反射。按这种理论建立的疗法有：

（1）操作性行为疗法：根据操作性条件反射原理，用奖励-强化法和处罚-消除法。可广泛应用于教育事业中，矫正某些儿童的不良行为。康复治疗中用于矫正脑损伤及其他患者的一些偏离行为或不适应行为。

（2）代币法：又称代换券制度，也是根据操作性条件反射的原理进行的。其用各种漂亮的纸片或塑料片制成代币，当患者做出适应社会的行为或治疗者所希望的行为时，如不进食者开始有三餐进食行为时，治疗者马上给患者一个代币。这样持续下去，以达到建立适应社会的良好行为的目的。

（3）生物反馈疗法（biofeedback therapy）：即用现代电子仪器，将患者体内某些无法感知的生理功能转换成声、光或数字信号，经显示系统反馈给患者，使其根据反馈信号学习调节控制自己的生理功能，以达到预防和治疗疾病的目的。

（三）认知疗法

认知治疗（cognitive therapy）于 20 世纪 60～70 年代由 Aaron T. Beck 首创。认知疗法是通过改变人的认识过程和从这一过程中所产生的观念，来纠正人们的心理障碍，矫正不良的情绪和适应不良的行为。某些心理障碍和行为异常主要是对客观现实的错误认识，故认知疗法要帮助患者进行正确的认识和思维活动，纠正错误的认识，安排特定的学习过程，改变和重新组织患者以思维为主的认知过程。

1. *求助动机，认知重建*　一个人非适应性行为是由“现象分野”所决定的，即依赖个人所见去建立目的。如果要改善其不良的适应行为，先要更改或修正患者曲解的认知。所以，强调对事物的看法是认知治疗的重点，以此来矫正扭曲的认知。医师要与患者在认知解释上统一看法，并估计矫正所能达到的预期效果，且让患者自我监测思维、情感和行为，重新评价、更改看法，以便重新建立自己的认知。

2. *帮助患者在治疗时建立起每日活动计划表*　患者因无望、缺乏动机，整天卧床，痛苦回忆，思索今后前途、命运，会更加抑郁。这时应让患者活动起来，并按计划表循序渐进，从易到难，逐渐增加活动量和复杂性。计划本身应引起患者对生活的兴趣和积极投入，这样无形中就会改变其对生活的态度。

3. *医患互换角色*　医师扮演患者角色的目的是发现患者认知歪曲和解决问题的方法，并布置家庭作业，让其从认知歪曲改变为合理思维，使患者发展新的认知，取代原有歪曲的认知，重新评价自我。

4. *不良行为模式被适应模式所取代*　患者一旦改变认知，其行为必然发生改变，会逐渐被适应模式所取代。治疗每周 1 次，3 个月为 1 个疗程。

运用认知疗法时应注意，治疗的关键是要求患者对待自己和外部世界采取一种较为客观的态度，要避免陷入空洞问题的探询，要启发患者注意具体问题和客观事实。治疗中要善于把患者引导到一个特定的范围内，以找出错误观念的所在。治疗师可以向患者提出一些问题，目的是把患者的注意力引导到与情绪和行为密切相关的方面。有经验的提问常常可以使患者意识到被自己忽略的经验和认知，结合鼓励患者说出自己内心世界的看法，以纠正和提高患者的认知，并运用正确的观念，从而产生适当的情绪。

（四）社会技能训练

社会技能一般是指一个人有效地应付日常生活中的需求和挑战能力，它使个人保持良好的精神状态，在其所处的社会文化环境中和与他人的交往中表现出适当的和健康的行为。它包括处理问题技能、思维技能、人际交往技能、自我定向技能及控制情感、行为技能。

社会技能训练用于矫正各种行为问题和增进社会适应能力，以训练对象的需求和问题为中心，强调主动性、积极性、参与性和操作性相结合，强调各种心理技能的实用性，强调训练对象对社会技能的掌握程度。

（五）心理分析疗法

心理分析法是由著名的奥地利精神病学家弗洛伊德创立的一种心理治疗方法，实质就是把潜意识的内容意识化，其治疗目标是重建个体心灵内部的和谐，使自我的力量强大起来，又称精神分析方法。心理分析理论包括了潜意识学说、人格三层结构学说、人格发展力演化学说、梦的分析和心理防御机制。心理分析疗法一般包括自由联想、梦的分析、移情和阐释。心理分析疗法多适用于神经症、癔症、性心理障碍、性功能障碍和某些身心疾病。

1. 自由联想　鼓励患者在舒适的环境下，完全放松地将头脑中所出现的想法、愿望、躯体的感觉和想像毫无顾忌地全部说出来，无需考虑这些想法是否正确、有逻辑性。自由联想法是心理分析治疗的主体，以晤谈形式进行。目的就是让压抑在潜意识中的冲动和痛苦的回忆有机会释放出来，回到意识领域中，以抒发情绪。

2. 梦的分析　梦的分析就是对梦的隐意加以分析。弗洛伊德认为梦是一种精神过程，梦是潜意识信息的重要来源，梦的内容不是没有目的和意义的，而是潜意识中冲突或欲望的象征，人能说出的梦境是梦的显意，其背后都有隐意。

3. 移情　移情是指患者把儿童期与父母等的情绪依恋关系转移到治疗师身上，对治疗师产生强烈的、无现实根据的情感或期望。在会谈中患者往往把治疗师当作与自己早年心理冲突有关的某个人，从而将自己的情绪转移到治疗师身上。

4. 阐释　阐释是精神分析的关键性手段，指治疗师用心理分析的理论解释患者揭示出来的潜意识内容。通过阐释能使患者了解自身心理异常的深层原因，能够重新认识自己，认识自己与他人的关系，认识症状产生的潜意识根源，从而产生领悟而使症状消除。

此外，在康复医疗过程中，心理治疗还应与药物治疗、护理和其他各种康复治疗结合，在建立良好的沟通基础上，针对不同的临床病证，明确诊断和治疗，以突出心理治疗的科学性和艺术性。

（何　坚）

# 第五节　中国传统康复疗法

## 一、针灸与推拿疗法

(一) 针灸疗法

针灸康复法是指用针刺、艾灸、拔罐等方法刺激经络穴位，调节脏腑功能，达到治疗和预防疾病的目的。针灸康复法具有适应证广泛、安全有效、无毒副作用等优点。近年来的研究也证实，针刺有调节机体多方面的生理功能，改善机体的功能障碍，恢复患者的机体功能等作用。针灸在康复临床应用中应重视辨证论治，通过辨证选取穴位和施术相应手法，调整阴阳，补虚泻实，达到调整脏腑功能、恢复机体功能障碍的目的。

(二) 推拿疗法

推拿康复法是一种用双手或辅助工具在体表特定部位施行手法以治疗疾病、恢复健康的方法。推拿康复法是一种非侵入性的疗法，适用范围广，疗效显著，人们容易接受，被广泛应用于各种疾病的康复治疗。推拿可对各科疾病所致机体功能障碍进行恢复治疗，特别是对运动功能障碍的康复有重要作用。推拿对机体功能的康复作用，体现在提高机体免疫能力、调节机体各系统的功能、促进血液和淋巴液循环、消除肿胀、软坚散结、促进创伤修复、改善皮肤营养、通利关节、强健肌肉、松解粘连、防止肌肉萎缩等方面。

## 二、娱乐疗法

娱乐疗法就是选择性地利用具有娱乐性质的活动，进行康复治疗的医学行为。娱乐疗法能引起心理愉悦，直接或间接地改善生理功能，达到提高生命质量或生存质量的目的。娱乐疗法对于身心疾病具有良好效果。

(一) 歌咏疗法

包括歌唱和吟咏，是娱乐疗法的一种方式。

歌唱是音乐与文学的综合，即是将诗歌配上音乐，通过吟唱表达和激发人们感情的娱乐形式。它是音乐和文学的综合体，具有很强的解郁和调节情绪的作用。古今中外，歌唱这种娱乐方式都深受人们喜爱。吟咏，专指念诵诗歌，它其实也是唱歌的一种，因为读诗是有音调、有旋律、有节奏的，朗诵诗歌即是“唱诗”。而优美的散文或散文诗，语言形式上也含有类似诗歌的韵律，因而也可以通过朗诵获得美感和快乐。

歌唱和吟咏对健康的促进作用是通过调节情志和调息聚气两方面的机制来实现的。此外，古人指出，歌咏还有一个重要的作用机制是发散，对于积聚日久、不得宣泄的忧思愤怒情绪，歌咏能使之舒散，使人心胸坦荡清宁，排除心理障碍。

(二) 舞蹈疗法

舞蹈是人类最早的娱乐形式，它是通过有节奏的、经过提炼和组织的人体动作、造型来表达思想感情的行为和艺术，也是最早的养生、治疗和康复措施。

中华先祖大禹应该是最早的舞蹈传播者和推广者。汉代华佗所创设的“五禽戏”，则是集舞蹈、武术、体操、气功等多种形式为一体的治病、养生方法。

舞蹈以美的动作、视觉和听觉形象，陶冶人们的艺术情趣，激发人们对生活的热爱。对于舞蹈者来说，轻松的舞蹈会使神经系统沉浸在和谐、愉快的气氛中，使大脑处于最佳的休息状态，同时也使消沉、颓丧的情绪得到化解。对于脑力工作者而言，跳舞更是“有张有弛”的“文武之道”。

舞蹈疗法对情志病证的康复以情绪忧郁、悲伤、烦恼者为佳，可作为弱智、痴呆、神经衰弱患者的主要康复措施。舞蹈疗法的形式可分为欣赏和自娱两种类型。

大部分舞蹈是供人们欣赏的，能给人带来美的联想，获得美的享受，得到艺术熏陶。人的精神面貌、情绪反应也因此而得到调节。

自娱即自身跳舞、自娱自乐，达到祛病健身目的的娱乐行为。自舞娱乐不可过量，尤其是快节奏的舞蹈，消耗能量可达安静时的7～8倍。若消耗超过了人体的正常负荷，反而会影响健康。此外，要合理选择舞种，应根据年龄和身体状况选择相应的舞蹈，年龄较大者可选择节奏较慢的舞蹈，儿童则宜跳动作柔和的舞蹈。

(三) 戏曲

戏曲对情志疾病有康复作用。由于戏曲具有很强的情节性，很容易使观众进入剧情，从而产生或喜或悲或愁或乐的情感，对调节情志病变十分有效。

传统的戏曲和曲艺是由说唱(唱腔和道白)、表演结合形成的艺术形式。唱腔具有诗歌美和音乐美，表演具有舞蹈美和形体美，道白则具有吟咏叙事作品的效果，都给人以优美的视觉和听觉感受。我国是戏曲大国，戏曲和曲艺的种类繁多。越剧、昆剧、粤剧、黄梅戏的唱腔和表演柔和，剧情缠绵；京剧、秦腔的唱腔和表演刚劲，剧情雄壮，有阳刚之美。就剧情而言，喜剧宜情绪悲忧者观赏，悲剧易于引起悲伤情绪，对性格急躁易怒者有较好作用。观看戏曲表演可以令人忘记自己的客观环境，产生愤怒、欢乐、思念、悲哀、惊恐等多种情感活动，给人以充分的娱乐，起到调节情绪的作用。

(四) 琴棋书画

1. 弹琴　弹琴包括在音乐疗法之中。音乐疗法是用音乐来养身养性，使疾病康复的方法。中国的治疗音乐具有深厚的民族基础，但又不是简单的民乐演奏，而是溶民族之魂于作品之中。音乐疗法作品既有民族风味，又能达到保健康复的作用。中国的治疗音乐扎根于深厚的中医文化，诸如阴阳学说、五行理论以及中医的脏腑和经络体系、心神和情志学说，是音乐的创作依据和使用的指导纲要。弹琴可以引申为所有乐器的演奏，通过演奏乐器而达到养生康复的目的，称为弹琴疗法。弹琴的养生康复原理，古人用两个极简单的词作了概括，即调神和练指，是通过安定情志和手指运动来发挥大脑的功能。演奏乐器要求平心静气，进入一种淡泊的境界。在生理学上，宁静能使大脑处于一种最安静、最有序的状态，进而使生理、心理节奏与大自然的节律互相融汇。长期处于这种良好的环境中，大脑就会变得聪明，对全身的协调作用也会加强。其次，调神使身体的内环境保持稳定和平衡，能加强抵御致病因素侵害的能力。调神时的身心运动能对身体的组织器官起到自我按摩、疏通气血的保健作用。

2. 弈棋　棋的种类很多，常见的有中国象棋、国际象棋、围棋、跳棋、军棋等。跳棋、军棋等棋类不需要复杂的心神活动，游戏作用大于思维活动，对儿童和青少年比较适宜；围棋、中国象棋及国际象棋等棋类，都需要很复杂和强烈的心神活动，思维活动大于游戏作用，是成年人喜欢的棋类。弈棋的养生康复功效主要表现在以下几个方面。

(1) 启智棋类的作用首先在于开启智力：棋局的变化犹如战场，盘面的严谨构思及奥妙变化必须经过大脑周密的思索才能应对。因此，弈棋可作为先天智力迟钝和后天智力减退者的康复措施，尤其适用于小儿和老人。由于棋局变幻无常，需要极强的应变能力；而棋子的组合精妙，又需要优秀的记忆和计算能力；棋坛的胜负往往取决于一着之差，故又需要果敢的判断能力和独力思考能力。这些都是智力锻炼预期的目的。

(2) 安神棋类是养生长寿的手段：历来医家认为下棋可使人“至老嗜欲不衰”，“善弈者长寿”。其机制则在于：下棋时精神集中，摒除杂念，心平气和，深思熟虑，以至身心处于和谐的、有益的状态之中，对疾病患者来说是天然的“镇静剂”，对正常人而言则是怡情养性、修身治心的养生之法。

(3) 养性弈棋能加强人的道德修养：弈棋者在棋盘上的修养称为“棋品”，棋品、人品总是相互辉映的。棋品低下者，无人与之对阵；人品卑劣者，无人与之交友。因此，棋艺高者，人品一般都好，这也是中国特有的“道德养生”理论的具体体现。

综上所述，弈棋不仅通过竞赛的方式给人带来欢乐，对人的情绪具有良好的调节作用，而且还有益智健脑的功效，是一种高雅的养生保健方式。

3. *书画*　在传统娱乐养生康复法中，书画专指中国国画与毛笔书法。

中国国画和毛笔书法是我国特有的艺术形式，与中医、中国烹饪、京剧一起被称为中国的四大国粹。作为娱乐疗法，是将书画的过程作为修身养性、调摄情志、运动形体的手段，而不是以该书画艺术本身的造诣作为首要目的。也就是说，不是以成为书画家为第一目的。这也是所有娱乐疗法必须遵循的准则。

中国传统书画艺术在养生康复领域的运用有两种方式：一是观赏书画过程，二是亲手挥毫参与书画。其养生康复机制如下。

(1) 运动肢体：书画的过程是锻炼肢体的过程。挥毫书画时，要求执笔时提肘悬腕，臂开足稳，不但要用指力与腕力，而且要用到臂力和腰力，集诸多部位之力于笔端，刚柔共济，蜿蜒盘旋，跃然纸上，这就使骨骼肌肉与关节得到良好的锻炼。同时，需要平心静气，聚精会神，意气并用，排除杂念，这与气功、太极拳颇有相似之处，有调理脏腑、舒筋活血之功。临床可利用书画活动对肢体功能障碍性的疾病进行康复，挥毫时的运指、转腕、悬肘、牵臂等动作，对肢体功能障碍有很好的治疗作用和康复作用，凡手腕、肘、臂等关节肌肉拘挛麻木、屈伸不利者，可使气血流通、筋脉和畅，有助痊愈。

(2) 怡情移性：挥毫书画可产生积极的心理效应，适用于情志养生和心理疾病的康复。因为书画艺术有其独特的高雅情趣和艺术魅力，创作时的构思、设计经由想像通过笔墨，形成形象，产生韵味，这个过程可使人达到“忘我”的境界，能够摆脱不良心理状态的影响，转移“兴奋灶”，有效地调节大脑的兴奋与抑制过程，进而消除疲劳，忘却烦恼，以至减轻病痛。故不仅有益于健康人，而且对某些患者的康复亦颇有帮助，有的医院还把患者挥毫书画作为重要的辅助治疗手段而收到显著效果。运笔创作时，人的心理处于最佳状态，无任何杂念干扰，这对人的健康状态是最好的保健。

(3) 调节脏腑：练书法时的形体运动和精神状态与气功十分形似。这是一种精神高度集中，全神贯注于创作过程的状态，也是对养生康复极为有益的身心状态。而心理效应能进一步影响生理功能，对机体的物质代谢和内分泌功能产生直接的影响。

书画状态时的身心愉悦能使各器官、系统的功能得到有益的改善和协调，代谢活动加强，体内一些活性物质的分泌量增加。这些活性物质包括酶、激素和乙酰胆碱等，具有调节血流量及神经传导等作用，对身体健康有益。书画活动可使自主神经功能增强，胃肠蠕动增加、消化液分泌增多，从而促进食物的消化吸收，这对老年人是一种非常有益的养生活动。书画也可通过调节呼吸而加强心血管功能。书画时经常要屏息凝神，形成深而长的呼吸运动，特别是笔画长短与呼吸的协调配合，能加强血液循环。深沉舒缓的呼吸使胸廓的容积增大，内部的负压增高，静脉回流加速，从而改善了血液循环。此外，膈肌的运动又可以给肝脏以有规律性的按摩效果，可改善肝脏的功能。练书画也是预防心脏疾病及动脉硬化的有效方法。现代研究认为书画艺术能降低心率、血压，减缓呼吸及脉搏，具有缓和精神压力及焦虑的效果，其效果超过生物反馈、冥想、打坐等方法。

(4) 开发智力：书法、绘画是一种极具创造性的艺术活动，必须开动脑筋，锐意脱俗，长久以往便会形成创造性思维所必须的素质，有激发灵感的作用，能提高人的形象思维能力、观察能力、抽象能力。因此，书画艺术已经广泛地用于弱智儿童的康复训练。

此外，书画艺术还具有点缀环境、美化心灵的作用，具有娱乐与排遣等功能。但是，书画的养生康复功能只能是“潜移默化”，不能“立竿见影”，需要持之以恒、锲而不舍。

## 三、沐浴疗法

沐浴疗法是利用天然物理因子如日光、空气、水、泥沙等，使其作用于体表，通过这些物理因子的理化作用，达到锻炼身体、防病健身、康复功能等目的的方法。中医理论认为，沐浴有发汗解表、祛风除湿、行气活血、舒筋活络、调和阴阳、振奋精神等作用。

(一) 药浴

药浴是用一定浓度的药液，通过洗浴或浸泡全身，使药浴液中的有效成分直接作用于病变部位，起到杀菌、止痛、止痒、消炎的作用，并通过皮肤吸收进入血液循环，到达人体各个组织器官，发挥药物的治疗作用。同时，药浴与温泉浴、热水浴、桑拿浴一样，可通过沐浴的物理效应，即泉水的温热和水的机械浮力、静水压力作用，起到治疗的效能，是中医常用的外治方法之一。药浴可应用于局部软组织损伤、神经症、风湿性关节炎、类风湿关节炎、腰腿痛、坐骨神经痛、脑血管意外后遗症、肥胖病、银屑病、皮肤瘙痒症等疾病的治疗。应用时，根据不同的病情，选用不同的药物进行药浴治疗。药浴形式多种多样，常用的有浸浴、熏蒸、烫敷三种，而浸浴是最常用的一种。

1. *浸浴* 先将药物浸泡 30 min 以上，煎煮成药汁，再兑入洗澡水中，水温在 40～50 ℃，每次浸浴约 20 min(手足癣等传染性皮肤病只浸泡患处)，每日或隔日 1 次，或视病情而定。一般每剂药物可煎煮 2 次。药浴以午后或晚间进行为宜。浴后用干毛巾拭干，盖被静卧片刻。

2. *熏蒸* 将药物置纱布袋中，放入较大容器中煎煮，用煎煮时产生的热气熏蒸局部，或在蒸气室做全身浴疗。通常趁药液温度高、蒸气多时，先熏蒸后淋洗，当温度下降(一般为 37～42 ℃)时再浸浴。

3. *烫敷* 将药物分别放入两个纱布袋中上笼屉或蒸锅内蒸透，乘热交替放在局部烫贴，再加上按摩，效果更好。每次 20～30 min，每日 1～2 次，2～3 周为 1 个疗程。多用于治疗与康复。

药浴需要注意的是：温度不可过高，以耐受为度，以免烫伤；药物不能选择对皮肤有刺激和腐蚀性的；老、幼、病重者药浴时需人护理，避免意外；皮肤破损、饥饱过度、月经期、妊娠期不宜药浴。

（二）泥浆浴

泥浆浴是用矿泉周围的矿泥、井底泥或沼泽地里的腐泥进行全身或局部浸埋浴、涂擦浴的沐浴方式。

矿泉水的中心地带、地热资源丰富的地方，往往会形成特有的天然热矿泥，其温度在42～65 ℃，泥中含有大量的胶体物质、盐类和气体等。用这样的热矿泥进行泥浆浴，能刺激和调节机体的神经、体液系统，具有消炎、止痛和美容等作用。

热矿泥浴的方法是：先在泥浆浴池内的热泥浆中浸泡5～10 min，然后走出泥浆浴池，到沙滩上躺下，让太阳把身上的泥浆晒干，使泥浆一块块自然剥落，再用清水洗净身体。泥浆浴对治疗皮肤病和风湿性关节炎有特效。健康人在泥浆池内泡上一段时间，也有消除疲劳的益处。

中国古代还有一种泥浴疗法，不是用地热产生的热泥浆，而是用井底挖出的冷泥浆。这种方法实际上就是现代所说的腐殖酸钠浴。除了井底泥以外，沼泽地里的泥浆也有同样作用。腐殖酸钠是有机物腐败后生成的物质，是一种既带羧基、羟基，又有芳香核、脂肪链的高分子混和物。这种物质具有一定的离子交换、氧化还原、螯合能力及生理活性。生物学上具有调节机体内分泌、增加激素、抑制各种有害酶、加速人体血液循环、促进新陈代谢、提高人体免疫力的功能。使用井底泥或沼泽泥进行沐浴，对治疗类风湿关节炎、四肢关节疼痛、皮肤紫癍、机体软组织损伤、消化道溃疡、妇产科疾病、高血压病均有较好的疗效。尤其对因比赛或训练而造成扭伤的运动员消除肿胀、恢复体力具有神奇的疗效。各种皮肤感染、开放性损伤、患有严重器质性病变者及妇女经、孕产期，均不宜进行泥浆浴。

## 四、传统体育疗法

我国各种传统运动形式，在古代都包含在“导引按蹻”之内。所谓“导引”，是肢体运动、呼吸吐纳相结合的养生康复方法，是包含气功、武术内容的运动形式，目的是舒畅气血、伸展肢体、祛除病邪、强身健体、延年益寿。所谓“按蹻”，即如今所说的按摩。在古代，按蹻多指自我按摩，且将这些自我按摩的动作和导引结合在一起。如清代郑文焯《医故》中说：“古之按摩，皆躬自运动，振捩顿拔，按捺拗伸，通其百节之灵，尽其四肢之敏，劳者多健，譬犹户枢。”所以，并称为导引按蹻。

中国传统体育运动对人体有着运行气血、调和脏腑、疏通经络、强健筋骨、宁神定志、激发潜能的作用，目的是养生康复、延年益寿。与现代运动方法相比，它有两大特色：一是注重体验，不求争先。中国传统体育的运动方式，大多不是竞技型运动，注重的是自身的精神状态、形体动作与自然界融为一体，讲究的是身体内部功能的融和圆通。因此，从外表上看，它不似现代体育那样激烈勇猛、争先恐后，而是表现为祥和安坦，从容不迫。二是三才兼修，融会贯通。中医天人相应的理论要求养生康复达到身心状态的协调和完好。就传统体育运动的方式而言，也不仅仅是形体的动作，而是要练形、练气、练意。

中国传统体育运动的方法甚多，应用亦广，其流派、功法及作用特点各异。因此，在研习过程中必须遵循因人而异、因时制宜、循序渐进和持之以恒等原则。否则，不仅不会收到预期的效果，还会带来比较严重的副作用。常用的传统体育运动有以下几种。

1. 五禽戏　是三国时代著名医家华佗模仿熊、虎、猿、鹿、鸟的动态创编的。随其模仿禽兽的动作不同，意守、调息、动形的部分也有所不同，所起的作用亦有所区别。虎戏：为模仿猛虎善用爪力和摇首摆尾、鼓荡周身气血等威猛刚强的动态，意守命门，内壮真元，增强体力。鹿戏：为模仿鹿善运尾闾、活动腰胯的动态，能沟通任督二脉气血，活跃盆腔的血液循环，具有益肾强腰之功。人练之犹如鹿，心静体松，性灵寿高。熊戏：为模仿熊的动态，身形沉稳，外静内动，意守中宫（脐内），调和气血，有助于增强内脏器官功能。猿戏：为模仿猿的动态，敏捷机警，形动神静，肢体运动迅速轻捷，灵活自如，但意守脐中，思想清虚静达。鸟戏：又称鹤戏，为模仿鹤的动态，动作轻翔舒展，昂然挺拔，悠然自得，意守气海。五禽戏的每一种动作各有侧重，但全部练完又是一个整体。常练则有宁心神、增体力、调气血、益脏腑、通经络、活筋骨、利关节等作用，是中老年人延缓衰老和老年病康复的理想运动项目。

2. 八段锦　已有800余年历史。古人将其比作美丽多彩的锦段，又因整套动作按八套图势依次连贯进行，如锦缎般连绵滑利，遍及周身，故名八段锦。其特点：动作简单，功效全面，能加强臂力和下肢肌力，发达胸部肌肉，防治脊柱后凸和圆背等不良姿势，调形与调息结合，行气活血，周流营卫，斡旋气机，调养脏腑，舒展筋骨，是适应于中老年人及肌肉不发达或身姿不正的青少年锻炼的保健操。如曹廷栋说："八段锦之类，不过宣畅气血，展舒筋骸，有益无损。"根据八段锦的功法和作用特点，清代光绪初期曾有一无名氏用七言歌诀加以总结：双手托天理三焦，左右开弓似射雕；调理脾胃单举手，五劳七伤往后瞧；攒拳怒目增气力，两手攀足固肾腰；摇头摆尾去心火，背后七颠百病消。从歌诀中基本可以理解它的八种动作要领及其作用特点。

3. 太极拳　是我国传统的健身运动项目，以"太极"为名，系取我国古代《易经》哲学理论为指导思想，采太极图势的圆柔连贯、阴阳合抱之势为运动原则。运动中，手、眼、身、步法动作协调，与呼吸吐纳、神意内守有机结合。活动时形体外动，意识内静；动静结合，以静御动；内外兼修，以内制外；虚实相间，虚中求实；以意导气，以气动身；身动圆活，如环无端，以此达到经络疏通、气血流畅的目的。太极拳的锻炼要领有：一要神静体松，以静御动。切忌精神和躯体肌肉的紧张，要始终保持神静，排除思想杂念，使意识内守，全神贯注；形体放松，上身要沉肩坠肘，下身要松胯宽腰，以使经脉畅达、气血周流。二要全身协调，以腰为轴。要求全身协调，浑然一体，以腰部为轴心运动，做到定根于脚，发劲于腿，主宰于腰，形动于指，神注于眼，手动于外，气动于内，神为主帅，身为神使，做到手到、意到、气到，而眼神先至。三要呼吸均匀，气沉丹田，以腹式自然呼吸为主。呼吸的深长均匀，与动作的轻柔圆活相应。一般说吸气时动作为合、气沉丹田，呼气时动作为开、气发丹田。太极拳流派众多，主要有陈式、杨式、武式、吴式和孙式五大流派，各派架式各有特点。中华人民共和国建立以后，国家体委编有简化太极拳，通称太极二十四势，比较适用于强身健体。研究证实，太极拳能使脊柱周围的软组织和韧带保持旺盛的血液循环，从而减少和推迟骨质与韧带的硬化、钙化，阻止退行性变化的发生，防止或延缓驼背、关节不灵活等衰老现象的出现。此外，还可使机体的新陈代谢得到改善，提高消化功能，增强免疫能力，调节血压、血糖、血脂，防止高血压病、高脂血症、动脉硬化、糖尿病和肥胖症等老年常见病的发生。

4. 易筋经　相传易筋经是南北朝时期达摩和尚创造，并从少林寺流传出来的一种动功。"易"，变易、改变；"筋"，筋骨、肌肉。可知本法主要作用是锻炼筋骨，使之柔韧。正如《易筋经》所云："易筋以坚其体。"相传古代十二式易筋经中，所有动作都是由各种劳动姿势演化而成的，如舂米、运载、进仓、收囤等，后被寺庙僧人加工提炼而成。易筋经的锻炼要领是动静相谐、松紧结合、刚柔相济。其特点是全身自然放松，动随意引，意随气行，紧密配合呼吸，全身进行静止性用力（即发暗劲），通过意念、气息来调节肌肉、筋骨的紧张力。易筋经以形体屈伸、俯仰、扭转为特点，可达“伸筋拔骨”的效果。除了能使筋骨强壮、肌肉韧带富有弹性、收缩和舒张能力增强以外，更重要的意义在于内练丹田之气，宣通脏腑气血。持之以恒，使人精神饱满、增进食欲、旺盛性功能，还可使肥胖者消除腹部过多的脂肪，强腰固肾，解除腰腿酸痛，使步履稳健有力。易筋经共有十二式，包括韦驮献杵第一势、韦驮献杵第二势、韦驮献杵第三势、摘星换斗势、出爪亮翅势、倒拖九牛尾势、九鬼拔马刀势、三盘落地势、饿虎扑食势、打躬势、躬尾势、大鹏展翅势，能够强筋骨、增体力、延缓衰老。对于一般的神经衰弱、高血压病、心血管病、关节炎等亦有较好的治疗保健作用。

5. 站桩功　原是武术中作为腰腿锻炼的基本功夫，亦称马步、地盘，是一种形、神同练的静气功。特点是以站桩为主，练功之人犹如树大根深，站立挺拔，配合意念和呼吸练功，使躯干、四肢保持一定的姿势，肌肉呈持续性的静态收缩，思想集中。站桩功一方面能使中枢神经得到休息，另一方面能促进血液循环，增强各个系统的新陈代谢，使五脏六腑、四肢百骸的功能得到协调，最终达到全身润泽、生机旺盛、祛病延年的目的。在站式为主的基础上，根据上肢和下肢的姿势及体位高低，可分为提抱式、扶按式、撑按式、分水式、休息式数种。练功时必须注意：每日练功 2～3 次，开始每次 10 min 左右，以后逐步延长至 40 min 左右。站桩过程中，如发现头晕、恶心、出虚汗时，必须停止练功，适当休息一会。站桩结束后，可自由活动一下。如感到全身酸麻时，可进行四肢自我按摩或拍打。站桩时的意守和呼吸，一般任其自然。健康人练站桩功有增强体质的作用；慢性病患者则有治疗效果，尤其对高血压病、神经衰弱、慢性胃肠炎、胃溃疡、关节炎等患者更为适宜。

## 五、饮食疗法

饮食疗法是指在中医理论指导下，有目的地选择相关饮食，或将食物与药物配合制成药膳，来治疗或辅助治疗疾病而帮助患者康复的一种治疗方法。

由于药食同源，“食物入口，等于药之治病，同为一理”（《本草求真》）。食物不仅给人体提供了生命活动所需要的水谷精微，而且可以调整阴阳，协调脏腑，通畅气血，补虚泻实，扶正祛邪，故可用于治疗或辅助治疗疾病，或用于病后的康复。

食疗的作用机制与药物无异，无非是补虚泻实、祛邪扶正而已。正气不足，各种组织、器官和整体的功能低下，可分为气血阴阳虚损及脏腑虚损。根据病情和食性，可分别采用平补、清补、峻补、温补的食物来补虚扶正。邪气盛实，多见于外部致病因素侵袭人体，或内部功能紊乱而导致的疾病。如果同时又兼有正气虚弱的表现，则是“虚实错杂”。此时可用泻实或兼以扶正的食疗方治疗，如应用性质属寒的食品治疗热性疾病，若同时兼有热伤津液者，宜配伍生津的食品；又如应用性质温热的食品治疗寒性疾病，若同时兼有阳虚者，配伍温阳补虚食品。

虽然食疗既能补虚又可泻实，但食物中具有补益作用的偏多，故食疗在临床上更多地被用于“食补”。中医“药补不如食补”的说法，正是对此而言。

食疗的最大优点在于容易被人们接受，唐代孙思邈在《备急千金要方》中强调：“夫食能排邪而安脏腑，悦神爽志以资气血，若能用食平疴，适释情遣疾者，可谓上工。”

(一) 饮食康复的原则

饮食康复是根据中医食疗的原理，选择适合康复患者的饮食品种，组成康复食疗方加以运用，以促进人体身心康复。饮食康复有助于改善患者的饮食质量，调整患者的脏腑功能，具有食治、食补、食养的多种效用。

饮食用于康复医疗有悠久的历史，近年来越来越受到国内外康复医学界的重视。在康复医疗中，利用食物这种人类必不可少的营养物质，根据病情及患者的饮食习惯进行多品种配伍，加上艺术化的加工烹调，既保留了食物的营养成分和治疗功效，又色、香、味、形俱佳。因此，它既增进患者的食欲，又有利于脾胃运化、吸收，而提高机体抗病能力，促使患者早日康复。与药物相比，饮食康复法更受患者欢迎，也易于坚持，对老人和孩子尤为适用。张锡纯在《医学衷中参西录》中称赞饮食康复法说："病人服之，不但疗病，并可充饥；不但充饥，更可适口。用之对症，病自渐愈。"饮食康复疗法在运用时必须遵循下列原则。

1. 平衡阴阳，调节整体　对于康复患者来说，补偏救弊，损有余补不足，恢复整体阴阳的动态平衡，是运用饮食疗法的基本原则。如阳热亢盛、耗伤阴液，饮食康复法采用清热保津法，选食五汁饮、绿豆粥等，是泻阳以和阴；阳虚不能制阴、阴寒偏盛的病证，饮食康复法采用温经散寒法，选食当归生姜羊肉汤、羊肉羹等，是补阳以制阴。总之，饮食康复法必须围绕调整阴阳、维系阴阳平衡而合理配制膳食。

2. 协调脏腑，重视脾肾　脏腑功能协调则身体康健，失调则会发生疾病。饮食康复法应注意协调脏腑之间、整体与局部之间的关系，以恢复机体相互间的生理平衡。脏腑失调的情况比较复杂，但从其整体来说有五脏之间的失调、六腑之间的失调和脏与腑之间的失调。其失调的病机，不外乎脏腑的偏盛偏衰、气血的虚实、阴阳的失调，故协调脏腑，应重视这些失调的具体情况而调节之。如视物昏花的病证，为肝血不足表现于目，饮食调补宜采用滋补肝肾法，选食猪肝炒枸杞苗、猪肝羹等；口舌生疮的病证，为心胃火旺表现于口舌，饮食调补宜采用清胃泻火法，选食灯心粥、竹叶芦根茶等，这些都是协调脏腑、统一整体与局部关系的例证。

中医养生，首重脾、肾二脏，这是因为它们在生命活动过程中所起的作用特别重要。调补脾土的方法，在食疗实践中应用十分广泛，除了能治疗消化系统疾病外，还可用于循环系统、呼吸系统、泌尿系统、血液系统、神经系统等表现为气虚、血虚、气血两虚之证者。而调补肾脏的食疗方药，除用于单纯的肾虚外，对其他如神经系统、内分泌系统、呼吸系统、生殖泌尿系统等病证亦均有很好的效果，这是因为肾之阴阳能滋养和温煦其他脏腑阴阳的缘故，故康复治疗中运用补肾法可以起到全面的、整体的康复作用，从而有利于各种慢性疾患和老年病证的康复。

3. 辨证与辨病相结合　辨证施食与辨病施食相结合是中医饮食康复的又一基本原则。辨病，不仅包括中医的病，也包括西医的病，因为辨病施食可以针对病因，从总体上解决疾病的根本矛盾。如食用海带等治疗甲状腺疾病，多种动物肝脏与枸杞、桑椹同用治疗雀盲，食用芹菜防治高血压病，用动物胰脏治疗糖尿病等。

辨证施食的原则来源于中医的辨证施治思想。在康复实践中，辨证论治的思想应贯穿于饮食疗法的始终，相机立法，灵活处方。如肾炎的辨证，皆以水肿作为主症，但对于证属风邪犯肺、肺失宣化的阳水，应投以有利尿或攻水作用的膳食，如五皮饮、商陆粥；肺肾气虚者则宜用加味黄芪粥、马蹄煮猪腰；脾肾阳虚者宜用杜仲腰花、清蒸附片鱼；肝肾阴虚者宜用枸杞花旗参饮、地黄甜鸡；气阴两虚者宜用洋参鱼肚、清宫八珍糕；水肿甚者宜用黑鱼冬瓜汤。

4. 注重三因制宜　三因制宜即因人制宜、因时制宜、因地制宜，是中医治疗法则之一，也同样适用于饮食康复，是康复患者选择食物必须注意的原则。

因人制宜是根据康复者的年龄、体质、性别等不同特点，制订适宜的食疗方案，选择合适的康复饮食。儿童生机旺盛，稚阴稚阳，易伤食罹虫，饮食应健脾消食，选食淮山粥、蜜饯山楂等，慎食肥腻厚味，否则极易形成营养过剩而导致肥胖，或者导致消化不良、食欲不振。中青年人生长发育已经成熟，气血旺盛，但消耗较大，故一般荤素并重，使之营养充足，有助康复。人到老年期，组织器官日渐衰退，气血不足，故饮食宜以细碎软烂、易消化而多补益、淡食为主，慎食难以消化及寒凉食物。

因时制宜是根据时令气候的特点以及四时气候与内在脏器的密切关系，而选用适宜的食疗食物。春季，自然界万物复苏，为肝旺之时，康复患者宜少吃酸味，增加辛甘之品，饮食宜清淡温平，应多食时鲜蔬菜，少食肥肉等高脂肪和辛辣等食品。夏季，是万物生长发育最旺盛的季节，康复患者宜食清凉解暑之品。又因暑夏汗出较多，气阴易耗，故宜食些补益气阴的食品。长夏，湿气较重，故宜食清淡食品，可以化湿，以利脾气的运化。秋季干燥，万物渐趋凋谢，宜食用生津养肺、润燥护肤的食品。冬季寒冷，万物凋谢，故宜选温阳肉类食品，以助人体阳气潜藏。

因地制宜是根据不同地区的特点，而选用适宜的食疗食物。南方，湿气较重，故宜食清淡食品，可以化湿，以利脾气之运化。北方干燥，宜食用生津养肺、润燥护肤的食品。

（二）常用食养食疗方的组方原则

我国传统的食养食疗方品种繁多，比较多见的形式是将食物与食物或食物与药物搭配，经过烹调加工等步骤而制成。食养食疗方保持了食物本身的风味，又不失其特定的效用。

1. 药专力精，以食为主　尽量使用“药食两宜”的物品组方，如果确实要使用仅供药用的品种，则要避免组方药味过多、过杂，使食味杂乱，影响味觉和食欲。如“独参汤”仅一味人参，“雪羹汤”仅荸荠、海蜇两味，且这两个处方都使用了药食两用的品种。

2. 动静结合　药物和食物的功效都有动静之分，食养食疗处方如能将动静之药合理配伍运用，就能更好地发挥作用。例如，食养食疗方中运用补阴、补血药较多，如熟地、麦冬、枸杞之类，这些药物的特性以静为主，如果同时配伍陈皮、砂仁之类行气健脾之品，以辛温之动带动补益之静，使阴药得以内外相彻，整个处方就“动”了起来，也会使补益效果大大加强。

3. 对称、含蓄　许多食养食疗方习惯使用“对药”。所谓对药，实际上是固定的习惯用药，体现出一种典型的对称特性。对药包含着虚实补泻、动静刚柔、轻重缓急、升降浮沉、寒热温凉、相须相使等原则的运用，照顾了气血阴阳、五脏六腑的方方面面。如治糖尿病的食养食疗方，常用熟地和苍术、黄芪和山药两对药物，熟地与苍术包含阴阳、动静、润燥等方面的对称，黄芪与山药同属温补，但在作用点上，黄芪补中上焦，山药补中、下焦，有相须之效，这是功能上的对称。其他如熟地与山药、枳壳与牛膝等，都是这种对称用法的典型。而所谓“含蓄”，则指药食方中所用之物与疾病症状貌似不合，但实则能更加全面地解决问题，使方药表现出一种含蓄的特征。如治失眠的半夏秫米汤，其中药物均无安眠作用，而是一首养胃化痰的方剂，是针对“胃不和则卧不安”的失眠患者使用的。半夏秫米汤与失眠症状无直接的关联，但却因为解除了致病的本质因素，因而可以使人透过表面的不吻合而看到深层含蓄的治疗规律（辨证论治）。因此，临床上设计食养食疗方，最主要的是要与病机吻合，而不是以症状来定药食。

4. 灵活变化　“医者，意也”。“意”体现在食养食疗处方上，最典型的特征就是加减化裁，如何变化，既要根据机体虚损状况的发展、衰退或缠绵停滞的不同状态而决定，还要结合时令季节、性别年龄等各种因素，在组成上加以变化。

饮食疗法在疾病康复的过程中发挥着重要作用，随着人们对它的了解，应用会越来越广泛。

（李文迅）

## 第六节 康复工程

### 一、概述

康复工程是工程学在康复医学领域中的应用，是康复医学与工程技术相结合的一门学科。它是指在康复医学临床实践中，利用工程学的原理和手段，通过功能代偿和替代的途径来矫治畸形、弥补功能缺陷和预防功能进一步退化，使患者能最大限度地实现生活自理和回归社会。

随着康复工程的不断发展，工程学在康复医学临床中的应用范畴也越来越大。为了康复目的所需的评估、诊断、代偿、训练、护理等设施的原理研究和设备开发均属于康复工程学的范畴。对由于脑血管意外和脊髓损伤，以及意外损伤造成的肢体伤残者，借助工程手段是主要的，有时甚至是唯一的康复方法。因此，康复工程在康复医学中占有重要地位，起着不可替代的作用。从这意义上说，一个国家康复医学水平的高低与康复工程技术的发展水平有密切关系。

本节主要介绍矫形器、假肢、助行器、轮椅和自助具。

### 二、假肢

（一）概念

假肢（prosthesis）是用于替代截肢者肢体缺损和功能丧失而制造、装配的人工肢体。良好的假肢要求符合人体生物力学原理，功能好，易操纵，穿着舒适、安全，还要求轻便、坚固耐用，外观近似健肢。

（二）分类

假肢分类方法很多，这里介绍几种常用分类法。

1. 按截肢部位分类　①上肢假肢：用于上肢截肢者代偿部分上肢功能的假肢，可分为补缺假肢、掌骨截肢假肢、腕关节离断假肢、前臂假肢、上臂假肢等。上肢假肢的要求是最大限度地恢复手和前臂、上臂的主要功能而达到生活自理。②下肢假肢：从骨盆以下至趾骨间关节以上截肢的每个部位所安装的假肢，都称为下肢假肢。其基本结构是由假足、机械关节、容纳残肢的接受腔和固定、悬吊装置等组成。根据患者截肢部位不同和骨骼式下肢假肢的适用范围，分为半足假肢、跗骨假肢、踝关节离断假肢、小腿假肢、髌韧带承重假肢、膝关节离断假肢、大腿假肢、髋大腿假肢等。下肢假肢安装的目的是为了弥补下肢缺陷，以代替人体支撑和行走。要求除了外观逼真、操纵方便、轻便和耐用、穿脱方便外，还要与健侧肢体长度相等，具有良好的承重功能。残肢与假肢接触紧密，行走时残肢在假肢内移动小，步态接近于正常。

2. 按假肢结构分类　①壳式假肢：又称为外骨骼式假肢，是由制成人体肢体形状的壳体来承担假肢外力。其特点是结构简单、重量轻，缺陷是表面为硬壳、容易损伤衣裤。②骨骼式假肢:又称内假肢式假肢,假肢的中间为类似骨骼的网状结构,外面包裹海绵,在用肤色袜套或人造皮从外面套上。其特点是外观比较好、穿戴不易损伤衣裤,缺陷是结构比较复杂、比较重。

3. 按截肢后康复时间阶段分类　①临时假肢(包括术后即装假肢):为了装配正式假肢而制作的一种简易假肢,一般用于截肢的早期康复训练,促进残肢的定型,为装配正式假肢做准备。②正式假肢:需要长期使用的完整假肢。

4. 按假肢的使用目的分类　①装饰性假肢:又称为装饰性假手。设计时完全从外观考虑,不具有任何功能性。因此,装饰性假肢是上肢假肢中重量最轻、最为经济的一种。假肢外部皮肤由高分子材料制成,其手形、皮肤和表面纹理等各个细节均仿照真手设计、制作。②功能性假肢:假肢既保留了肢体的外形,又代偿了肢体的部分功能。③作业假肢:主要代偿肢体的功能而不具备肢体的外形,多用于辅助截肢者完成某些特定工作的需要。④运动假肢:专门为截肢者参加各种运动而设计和制作的假肢。

5. 按控制假肢的力源分类　分体外力源(肌电假肢、电动假肢)和自身力源假肢。其中,肌电假肢是通过将截肢者大脑神经支配残肢肌肉运动产生肌电信号放大,控制微型电机、带动传动系统,以按使用者的意志驱动假肢运动的一种电动上肢假肢,是现代上肢假肢的发展方向,也是当前上肢截肢患者的首选产品。

6. 按使用材料(接受腔)分类　分木质、铝质、皮革、合成树脂(塑料)、碳纤维复合材料假肢。

7. 按消费水平分类　分低档假肢(普及型假肢)、中档假肢(普通假肢)和高档假肢(高性能高价格)等。

## 三、矫形器

### (一) 概念

矫形器(orthosis)是装配于人体四肢、躯干等部位的,用于改变神经-肌肉和骨骼系统的功能特性或结构的一类体外器具的总称。主要目的是为了预防、矫正畸形或代偿失去的功能。

### (二) 基本作用

1. 稳定和支持　通过限制关节的异常活动来稳定关节,恢复其承重或运动功能。

2. 固定和保护　对已经病变的肢体或关节的固定和保护,促进病变的痊愈。

3. 预防、矫正畸形　以预防为主,多用于肌力不平衡或静力作用引起的骨与关节畸形。

4. 减轻轴向负荷　通过固定病变的肢体或关节,防止或限制其不合理的活动,减轻疼痛,保持肢体、关节的正常对线关系。

5. 抑制站立、步行中的肌肉反射性痉挛　这是控制关节运动、减少肌肉反射性痉挛的结果。

6. 代偿和助动　通过某些装置,如橡皮筋、弹簧等来提供动力或储能,代偿已经失去的肌肉功能,或对肌力较弱的肢体或躯干给予一定的助力来辅助肢体的活动,或使瘫痪的肢体产生运动,改进患者步行、饮食等日常生活和工作能力。

### (三) 命名与分类

1. 国际统一命名　过去曾称为支具、夹板、支持物、支架等,现根据我国国家标准 GB/T16432—1996(等同采用国际标准 ISO9999—1992),已统称为矫形器。

2. 按装配部位分类　按装配部位国际统一命名的英文缩写见表 3-6。

表 3-6　矫形器按装配部位分类及其国际统一缩写

| 中文名称 | 英文名称 | 缩写 |
| --- | --- | --- |
| 手矫形器 | hand orthosis | HO |
| 腕矫形器 | wrist orthosis | WO |
| 肘矫形器 | elbow orthosis | EO |
| 肘腕矫形器 | elbow-wrist orthosis | EWO |
| 肩矫形器 | shoulder orthosis | SO |
| 肩肘矫形器 | shoulder-elbow orthosis | SEO |
| 肩肘腕矫形器 | shoulder-elbow-wrist orthosis | SEWO |
| 肩肘腕手矫形器 | shoulder-elbow-wrist-hand orthosis | SEWHO |
| 足矫形器 | foot orthosis | FO |
| 踝足矫形器 | ankle-foot orthosis | AFO |
| 膝矫形器 | knee orthosis | KO |
| 膝踝足矫形器 | knee-ankle-foot orthosis | KAFO |
| 髋矫形器 | hip orthosis | HO |
| 髋膝踝足矫形器 | hip-knee-ankle-foot orthosis | HKAFO |
| 颈部矫形器 | cervical orthosis | CO |
| 颈胸矫形器 | cervical-thoracic orthosis | CTO |
| 颈胸腰骶矫形器 | cervical-thorax-lumbus-sacral orthosis | CTLSO |
| 胸腰骶矫形器 | thorax-lumbus-sacral orthosis | TLSO |
| 腰骶矫形器 | lumbus-sacral orthosis | LSO |
| 骶髂矫形器 | sacrum-iliac orthosis | SIO |

3. *按矫形器的作用、使用目的分类*　可分为装饰性矫形器、保护性矫形器、稳定性矫形器、免荷性矫形器、功能性矫形器、站立矫形器、步行矫形器、夜间用矫形器、牵引矫形器、功能治疗矫形器等。

4. *按主要材料分类*　可分为塑料矫形器、金属矫形器、皮质矫形器、布制矫形器等。

5. *按治疗疾病分类*　可分为小儿麻痹矫形器、马蹄内翻足矫形器、脊柱侧弯矫形器、先天性髋脱位矫形器、股骨头无菌性坏死矫形器、抗痉挛性矫形器等。

（四）不同部位矫形器特点

1. *上肢矫形器*　根据功能可分为静止性（固定性）和可动性（功能性）两大类。①静止性矫形器没有运动装置，用于固定、支持、制动。②可动性矫形器有运动装置，可允许机体活动，或能控制、帮助肢体运动，促进运动功能的恢复。上肢矫形器的使用目的主要是将不稳定的肢体保持于功能位，提供牵引力以防止关节的挛缩，预防或矫正上肢的关节畸形，补偿上肢肌肉失去的力量以及辅助无力的肢体运动或替代手的功能等。

2. *下肢矫形器*　由于下肢的功能主要是负重和行走，故下肢矫形器的主要作用是能支撑体重，辅助或替代肢体功能，限制下肢关节不必要的活动，保持下肢的稳定性，改善站立和步行时的姿态，预防和矫正畸形。某些下肢矫形器还有减轻或免除身体重量对下肢骨骼的负荷，促进骨折部位的骨痂形成，加快骨折愈合等作用。常用于神经-肌肉疾病的矫形器包括踝足矫形器、膝踝足矫形器、髋膝踝足矫形器、膝关节矫形器、截瘫支具、髋关节矫形器等，其中踝足矫形器是使用最多的品种。

3. 脊柱矫形器　主要用于固定和保护脊柱，矫正脊柱的异常力学关系，减轻躯干的局部疼痛，保护病变部位免受进一步的损伤，支持瘫痪的肌肉，预防、矫正畸形，通过对躯干的支持、运动限制和对脊柱对线的再调整而达到矫治脊柱疾患的目的。根据穿戴部位，脊柱矫形器分为颈椎、胸腰椎和脊柱侧凸矫形器。

(五) 临床操作程序

在定制或使用矫形器前，需要经过包括临床检查、制订矫形器处方、安装前后的训练及调整和维修等过程，才能保证矫形器的正确使用，达到其应有的功能。

1. 检查及诊断　包括患者的一般情况、病史、体格检查，拟制作或穿戴矫形器部位的关节活动范围和肌力情况，是否使用过矫形器及其使用情况。

2. 制订矫形器处方　根据患者的情况和各种矫形器的结构原理及其适应证，开出矫形器处方。处方应要求明确，切实可行，要将目的、要求、品种、材料、固定范围、体位、作用力的分布、使用时间等写清楚。

3. 矫形器装配前训练　根据患者各方面的情况制订康复治疗方案，主要用于增强肌力、改善关节活动范围、协调运动功能以及消除水肿，为使用矫形器创造较好的条件。

4. 矫形器制作　包括设计、测量、绘图、取模、制造、装配等程序。

5. 试穿、对矫形器进行评价　评价内容包括矫形器是否达到预期目的；试穿 30 min 后将矫形器移去，20 min 后是否仍有皮肤发红的情况；佩戴的矫形器是否舒适；对线是否正确等。

6. 矫形器使用训练　包括教患者如何穿脱矫形器，在使用矫形器的基础上完成相应的功能活动。

7. 终检　经过一段时间使用后，进一步检查矫形器的生物力学性能、作用和效果。终检合格后方可交付患者正式使用。对需长期使用矫形器的患者，应每 3 个月或半年随访 1 次，了解矫形器使用效果及病情变化，必要时进行修改和调整。

## 四、轮椅

轮椅不单是一种载运工具，实际亦等同行动不便者的假肢，属身体的一部分。轮椅使用得当，既能避免消耗体力，又可以提高使用者的独立性，胜任各项日常生活活动，有利于就业和全面康复。轮椅使用者通常是那些因残疾而无法行走、行动不便，或遵医嘱不适合行走者。

(一) 轮椅分类

轮椅分为普通轮椅和特形轮椅。普通轮椅一般由轮椅架、轮(大、小各 1 对)、刹车装置、椅坐、靠背五部分组成。特形轮椅是根据乘坐轮椅患者残存的肢体功能及使用目的，从普通轮椅中派生出来的，常用的有站立式轮椅、躺式轮椅、单侧驱动轮椅、电动轮椅和竞技用轮椅等。

(二) 轮椅的选择

乘坐轮椅者承受压力的主要部位是坐骨结节、大腿及腘窝部、肩胛区。因此，在选择轮椅时要注意这些部位的尺寸是否合适，避免皮肤磨损、擦伤及褥疮。

1. 座位宽度　测量坐下时两臀间或两股之间的距离，再加 5 cm，即坐下后两边各有 2.5 cm 的空隙。

2. 座位长度　测量坐下时后臀部与小腿腓肠肌之间的水平距离，将测量结果减 6.5 cm。

3. 座位高度　测量坐下时足跟或鞋跟至腘窝的距离，再加 4 cm，在放置脚踏板时，板面至少离地 5 cm。

4. 座垫　为了舒适和防止褥疮，座上应放座垫，可用泡沫橡胶（5～10 cm 厚）或凝胶垫子。为防止座位下陷，可在座垫下放一张 0.6 cm 厚的胶合板。

5. 靠背高度　靠背越高，越稳定；靠背越低，上身及上肢的活动就越大。①低靠背：测量座面至腋窝的距离（一臂或两臂向前平伸），将此结果减 10 cm。②高靠背：测量座面到肩部或后枕部的实际高度。

6. 扶手高度　坐下时，上臂垂直，前臂平放于扶手上，测量椅面至前臂下缘的高度，加 2.5 cm。适当的扶手高度有助于保持正确的身体姿势和平衡，并可使上肢放置在舒适的位置上。

7. 轮椅其他辅助件　为了满足特殊的患者需要而设计，如增加手柄摩擦面、车闸延伸、防震装置、防滑装置、扶手安装臂托，以及轮椅桌而方便患者吃饭、写字等。

## 五、助行器具

辅助人体支撑体重、保持平衡和行走的工具称为助行器（walking aids）。根据结构和功能，可将其分为无动力式助行器、功能性电刺激助行器和动力式助行器三类。其中，无动力式助行器结构简单，价格低廉，使用方便，是最常见的助行器，主要包括各种拐杖和助行架。

（一）拐杖

拐杖在辅助步行中可起到支撑体重、保持平衡、锻炼肌力的作用，适用于下肢骨折、截肢、截瘫、下肢无力、平衡功能障碍等症及行走不稳的老年人。

1. 种类　拐杖的形式多种多样，按不同的支撑方式可分为手杖、前臂杖、腋杖、平台杖等。

（1）手杖（stick）：用单侧手辅助支撑的行走辅助工具，又称 T 型杖，适用于上肢和肩部肌力正常和偏瘫或单侧下肢瘫痪的患者，是病情较轻的下肢功能障碍者辅助行走的用具。手杖通常是带有把手的一根支撑杆，但有直杆杖和弯杆杖之分，弯杆杖可使重心落在支撑杆的中心。手杖的高度有固定式、可调式，固定式的需根据使用者的身高将下端截取合适后使用。此外，根据用户的需要，还有带座手杖、折叠式或伸缩式手杖等。

（2）前臂杖（forearm crutch）：亦称洛氏杖（Lofstrand crutch）、肘拐，适用于握力差、前臂力较弱但又不必用腋杖者。这是一种在把手上部装有前臂杆和肘下环带的新型拐杖，优点为轻便、美观、使用灵活；利用手和前臂支撑，克服了腋拐压迫腋神经的弊端，长期使用前臂拐还有增强上臂肌力的作用。不足之处是稳定性不如腋杖。

（3）腋杖（axillary crutch）：又称 P 型杖，是一种传统型的拐杖，适用于截瘫或外伤较严重情况。具有支撑稳定、行走省力、站立时可以利用腋下支撑、前臂和手能够做些活动的特点。主要弊端是压迫腋神经，长期使用会造成上肢麻木等不利影响。

（4）平台杖（platform crutch）：又称类风湿拐。有固定带，可将前臂固定在平台式前臂托上，前臂托前方有一把手。用于手关节严重损害的类风湿病患者或手部有严重外伤、病变不宜负重者，使其改由前臂负重，把手起控制方向的作用。

2. 长度选择　选择长度适合的拐杖是保证患者安全、最大限度发挥拐杖功能的关键。

（1）确定手杖的长度：让患者穿上鞋或下肢支具站立。肘关节屈曲 150°，腕关节背伸，小趾前外侧 15 cm 处至背伸手掌面的距离即为手杖的长度。

（2）确定腋杖的长度：测定时患者应着常穿的鞋站立，杖体长度为身长减去 41 cm。大转子的高度即为把手的位置。若患者下肢或上肢有短缩畸形，可让患者穿上鞋或下肢支具仰卧，将腋杖轻轻贴近腋窝，至小趾前外侧 15 cm 处与足底平齐处即为腋杖最适当的长度，肘关节屈曲 150°、腕关节背伸时手掌面的位置即为把手部位。

(二) 助行架

助行架是用手臂支撑、辅助行走和训练行走的器具。助行架的支撑面积较大，起到保持身体平衡、支撑体重、防止跌倒、增强肌力的作用，比使用拐杖更稳定、安全。适用于下肢功能障碍、偏瘫、脑瘫等行走困难的患者进行移动或行走训练。

1. 种类

(1) 无轮助行架：不带轮子的框架式助行器，有搬动式和交替步进式两种。①搬动式助行架：是用双手抬起逐步向前移动的助行架，四个支撑腿带有防滑的橡胶头。具有稳定性好、结构简单、价格低廉的特点。适用于上肢功能完善、能站立的下肢功能障碍者。②交替步进式助行架：是左右交替前移的助行架。这种助行架的特点是步行中助行架不离地，容易保持平衡，适用于进行初期步行训练的患者。

(2) 二轮助行架：后面的两个支撑腿带橡胶头，前面的两个支撑腿装有轮子。步行时可以向前推动助行架，适合于不能抬起助行架的行走困难者进行初期步行训练。

(3) 二轮助行车：与二轮助行架一样带有两个前轮，只是做成推车的式样，便于从室内到室外使用。两个把手的高度可调，车架为可折叠式。适用于肌力弱、不能抬起助行架的步行困难者，尤其适合于重度脊柱侧弯和两腿不等长的患者使用。

(4) 三轮助行车：为带有三个小轮子的推车式助行器。前轮为万向轮，后两个轮子为固定轮，并装有手闸。因轻便、灵活，适合于轻度行走不便者和老年人外出时使用。

(5) 四轮助行车：为带有四个小车轮的推车式助行器。通常两个前轮为万向轮，两个后轮为固定轮，并装有手闸。它既推动灵活，又比三轮助行车稳定。

(6) 步行训练用四轮助行器：有四个车轮，两个前轮为万向轮，拐弯灵活；两个后轮为固定轮。上部装有扶手圈，增加了支撑面积，用前臂支撑，辅助步行时稳定、安全。适用于下肢残疾较重、偏瘫、脑瘫及身体虚弱的患者在屋内移动和步行训练。

(7) 带安全带的助行器：用于残疾儿童或老人进行步行训练，能确保安全。

2. 作用及应用范围

(1) 保持平衡：如适用于老年人、非中枢性失调的下肢无力、下肢痉挛而前伸不佳、重心移动不能的平衡障碍者，但对高龄脑卒中、多发性脑梗死患者平衡障碍作用不大。

(2) 支持体重：偏瘫、截瘫后，患侧下肢肌力减弱或双下肢无力不能支撑体重或因关节疼痛不能负重时，助行器可以起到替代作用。

(3) 增强上肢伸肌的肌力：经常使用手杖、腋杖，由于要支撑身体，故具有增强上肢伸肌肌力的作用。

## 六、自助具

(一) 概念

自助具是提供给有能力障碍的患者使用的生活辅助具，用于辅助患者独立或部分独立完成自理、工作或休闲娱乐等活动。

（二）种类和适应证

1. 进食自助具　①筷子：在两根筷子中间安装一根弹簧片，使筷子头部可以自动打开。②勺：可以在勺柄上增加附件（手固定夹）、增加柄的长度和调节叉、勺柄颈部的角度。③多功能固定带：又称万能袖带，可以将勺、叉、梳子、牙刷、笔等物品的柄插入其中，起固定作用。适用于握力减弱或消失、手指屈曲功能受限的患者。④腕关节背伸位固定夹板：适用于腕关节伸展和手指屈曲功能同时低下或丧失的患者。⑤水杯：可以在水杯上安装一个吸管卡，方便患者用吸管喝水。⑥防滑垫和盘挡：对于一侧上肢能力低下的偏瘫患者，餐桌上放置防滑垫或采用碗、盘底部安装负压吸引结构，可以解决碗和盘子的固定问题；在盘子边缘一侧加盘挡，防止用勺取菜时将菜推出盘外。

2. 更衣自助具　常用的有两用钩，可帮助手指功能障碍的患者扣脱纽扣和拉解拉链。此外还有穿袜器、长柄鞋拔、脱鞋器等，适用于髋关节活动受限或不能弯腰的患者。

3. 梳洗自助具　①刷子：设计带负压吸盘的刷子固定在水池边，方便偏瘫患者完成洗手、刷牙、刷洗水果等动作。②梳子：可以设计各种梳头的自助具，帮助不能完成上举动作或手指不能屈曲、丧失持握功能的患者梳头。③剃须刀：丧失手指捏握功能的患者，可以利用指的伸展，将剃须刀固定在手指上以完成剃须动作。④指甲刀：对于一侧上肢截肢、偏瘫的患者，可以将大指甲刀固定在桌面或板面上，用患手的尺侧、前臂尺侧或肘按压指甲刀给健手剪指甲。

4. 如厕自助具　①可调节坐便器：坐便器的高度和周围的扶手均可以调节，适用于不同身高的患者。②助起式坐圈：对下肢肌力弱，便后起立困难的患者可以使用助起式便器坐圈。便后利用双手抓住两侧扶手向下压的力量使便器坐垫弹起，协助患者完成起立动作。③使用卫生纸的自助具：对截肢、上肢关节活动度受限、手指功能低下的患者可以使用用铅管制成的卫生纸夹持器，它可以调节长度和夹住卫生纸。

5. 其他自助具　包括沐浴自助具、书写自助具、床头阅读架、取物自助具、拨电话辅助器具、厨房劳动自助具、开门自助具等。

（王东岩）

# 第四章
# 临床常见疾病的康复

## 导学

本章主要介绍常见疾病的康复评定与康复治疗方法。通过学习本章，要求掌握脑卒中、脊髓损伤、骨折、软组织损伤的康复；熟悉小儿脑瘫、颈椎病、腰椎间盘突出症、人工关节置换术后的康复；了解其他疾病康复的有关内容。

## 第一节　脑卒中的康复

### (一) 概述

1. 概念

脑卒中(stroke) 俗称中风，是由于急性脑血管破裂或闭塞，导致局部或全脑神经功能障碍，持续时间超过 24 h 或引起死亡的临床综合征。

脑卒中是我国的常见病、多发病，其发病率、病死率和致残率均很高。流行病学调查表明我国脑卒中的年发病率为 200/100 万，每年新发病例约 150 万，每年死于脑卒中者近 130 万，存活者中约 75% 导致残疾，5 年内复发率达 41%，每年造成的经济损失高达 1 000 亿元。因此，对脑卒中患者进行及时正确的康复训练，最大程度地减轻残疾的影响，使患者重返社会具有重要意义。

2. 主要功能障碍　脑卒中按其病理过程可分为出血性卒中和缺血性卒中，出血性卒中占脑卒中患者总数的 30% ～40%，缺血性卒中占脑卒中患者总数的 60% ～70%。

脑卒中因病变部位、性质、范围不同，可出现不同的临床表现，并组成各种复杂的临床综合征。偏瘫是脑卒中后最常见的功能障碍，由偏瘫表现出来的肌张力增高和异常运动模式给功能恢复造成不同程度的影响。因此，了解偏瘫引起功能障碍的特点对患者康复有重要意义。

(1) 异常运动模式：联合反应和共同运动是最常见的表现形式。

1) 联合反应：联合反应在偏瘫的早期明显，但在恢复的中、后期逐渐减弱，并以固定的模式出现。联合反应造成患者上、下肢痉挛加重，肢体被强制在固定的肢位上难以完成功能上需要的动作；如果上肢经常处于屈曲位，会导致关节挛缩（特别是肘关节和手指），影响上肢功能的改善；联合反应的出现可加重挛缩，影响运动功能的改善。

2）共同运动：共同运动是指偏瘫患者渴望完成某项活动时引发的一种随意活动，是由意志诱发而又不随意志改变的一种固定的运动模式。这种运动模式的存在，严重妨碍了肢体功能活动的完成。

（2）肌痉挛模式：偏瘫患者常见的痉挛模式是上肢屈肌亢进和下肢伸肌亢进。肌痉挛的严重程度取决于脑卒中的部位，常在病后的1～3周内出现，有些患者表现不明显，且很快恢复，而有些将终身存在。患者在肌痉挛期间，如果治疗中不注意控制痉挛，并采用过强的刺激，则会使肌痉挛加重。

（3）紧张性反射活动的再现：脑卒中后高级与低级中枢之间的相互调节、制约功能受到破坏，损伤平面以下的各级中枢失去了上一级中枢的控制，使正常的反射活动丧失，而原始的、异常的反射活动，如紧张性迷路反射、对称性紧张性颈反射、非对称性紧张性颈反射、阳性支持反应、交叉伸展反射、抓握反射却被释放、夸张地表现出来，引起反射性肌张力异常，表现为平衡反应、调整反应能力减弱，出现病理反射、脊髓反射、肌紧张反射（姿势反射）亢进，造成肢体协调、控制、平衡功能的异常，影响了正常功能活动的进行。

（4）运动协调控制障碍：脑卒中后由于高级中枢对低级中枢控制异常，肢体各肌群之间失去了相互协调控制，正常的精细、协调、分离运动被粗大的共同运动模式或痉挛模式所取代。尽管偏瘫侧肢体有肌肉收缩活动，像出现用力屈肘、握拳等动作，但这些动作是由屈肌共同运动中伴随着痉挛而产生的，不能随意地控制，且无法随意恢复到原先的伸展位，更无手部精细的协调功能。

（5）平衡功能异常：脑卒中的脑功能损害，加上各种反射活动异常、本体感觉障碍、视野缺损及肢体间协调控制能力的异常，平衡功能受到影响，表现出坐、立位不稳，步行困难，影响患者日常功能活动的进行，致使一些患者长期卧床，不能坐立，妨碍了进一步的康复。

（6）其他功能障碍：除上述异常的运动模式外，患者还常伴有不同程度的感觉障碍、言语交流障碍、认知障碍、情感和心理障碍等，这些障碍都严重影响着功能的恢复。

（二）康复评定

脑卒中的康复评定是对脑卒中后患者所存留的或丧失的功能进行识别和测定，以判断患者功能障碍的部位、严重程度，指导制订有效的康复治疗计划。

1. *急性期脑损伤严重程度的评定*

（1）格拉斯哥昏迷量表（Glasgow coma scale，GCS）：GCS用于确定患者有无昏迷及昏迷严重程度。GCS分数≤8分为昏迷状态，是重度脑损伤；9～12分为中度损伤；13～15为轻度损伤。

（2）脑卒中患者临床神经功能缺损程度评分：我国第四届脑血管学术会议推荐应用脑卒中患者临床神经功能缺损程度评分标准（MESSS）来评定脑卒中损伤的程度（表4-1）。该评分标准简单实用，是脑卒中最基本的功能评定方法之一。它的最高分是45分，最低分是0分，轻型是0～15分，中型是16～30分，重型是31～45分。

2. *运动功能的评定*　运动功能评定的方法有Brunnstrom运动功能法、简化Fugl-Meyer运

表 4-1　中国脑卒中患者神经功能评分标准

| 检 查 项 目 | 评 分 | 检 查 项 目 | 评 分 |
|---|---|---|---|
| (一) 意识(最大刺激,最佳反应) | | (五) 上肢肌力 | |
| 1. 提问:①年龄;②现在是几月 | | Ⅴ正常 | 0 |
| 相差 2 岁或 1 个月都算正确 | | Ⅳ不能抵抗外力 | 1 |
| 均正确 | 0 | Ⅲ 抬臂高于肩 | 2 |
| 一项正确 | 1 | Ⅲ 平肩或以下 | 3 |
| 都不正确,做以下检查 | | Ⅱ上肢与躯干夹角>45° | 4 |
| 2. 两项指令(可以示范):①握拳、伸掌;②睁眼、闭眼 | | Ⅰ上肢与躯干夹角≤45° | 5 |
| | | 0 | 6 |
| 均完成 | 3 | (六) 手肌力 | |
| 完成一项 | 4 | Ⅴ正常 | 0 |
| 都不能完成,做以下检查 | | Ⅳ不能紧握拳 | 1 |
| 3. 强烈局部刺激(健侧肢体) | | Ⅲ握空拳、能伸开 | 2 |
| 定向退让(躲避动作) | 6 | Ⅲ能屈指、不能伸 | 3 |
| 定向肢体回缩(对刺激的反射性动作) | 7 | Ⅱ能屈指、不能及掌 | 4 |
| 肢体伸直 | 8 | Ⅰ指微动 | 5 |
| 无反应 | 9 | 0 | 6 |
| (二) 水平凝视功能 | | (七) 下肢肌力 | |
| 正常 | 0 | Ⅴ正常 | 0 |
| 侧方凝视功能受限 | 2 | Ⅳ不能抵抗外力 | 1 |
| 眼球侧方凝视 | 4 | Ⅲ 抬腿 45°以上,踝或趾可动 | 2 |
| (三) 面瘫 | | Ⅲ 抬腿 45°左右,踝或趾不能动 | 3 |
| 正常 | 0 | Ⅱ抬腿离床不足 45° | 4 |
| 轻瘫、可动 | 1 | Ⅰ水平移动,不能抬高 | 5 |
| 全瘫 | 2 | 0 | 6 |
| (四) 言语 | | (八) 步行能力 | |
| 正常 | 0 | 正常行走 | 0 |
| 交谈有一定困难,借助表情动作表达;或言语流利, | 2 | 独立行走 5m 以上,跛行 | 1 |
| 但不易听懂,错语较多 | | 独立行走,需扶杖 | 2 |
| 可简单对话,但复述困难,言语多迂回,有命名障碍 | 5 | 有人扶持下可以行走 | 3 |
| | | 自己站立,不能走 | 4 |
| 词不达意 | 6 | 坐不需要支持,但不能站立 | 5 |
| | | 卧床 | 6 |

动功能法、上田敏偏瘫功能评价法、运动功能评定量表(motor assessment scale,MAS)和 Rivermead 运动指数 (RMI)方法等。它们各有侧重,选择哪种方法可依具体情况而定,也可将几种方法综合起来对患者进行评定。

(1) Brunnstrom 运动功能评定法:Brunnstrom 运动功能评定法是脑卒中最常用的评定运动功能的方法(表 4-2)。Brunnstrom 将手指、上肢及下肢运动功能根据脑卒中后恢复过程中肌张力的变化分为 6 个阶段或等级，能精细观察肢体完全瘫痪之后，先出现共同运动，以后又分解成单独运动的恢复过程，但其只是一种定性或半定量的评定方法。

**表 4－2　Brunnstrom 偏瘫运动功能评定**

| 阶段 | 上　肢 | 手　指 | 下　肢 |
|---|---|---|---|
| Ⅰ | 无随意运动 | 无随意运动 | 无随意运动 |
| Ⅱ | 开始出现痉挛，肢体协同动作或一些成分开始作为联合反应而出现 | 能开始粗的抓握，有最小限度的屈指动作 | 出现痉挛，有最小限度的随意运动 |
| Ⅲ | 痉挛加剧，可随意引起共同运动，并有一定的关节运动 | 能全指屈曲，勾状抓握，但不能伸展，有时可由反射引起 | ①随意引起共同运动或其成分。②坐位和立位时，髋、膝、踝关节可屈曲 |
| Ⅳ | 痉挛开始减弱，出现一些脱离共同运动模式的动作：①手能置于腰后部旋转；②上肢前屈 90°(肘关节伸展位)；③肘屈 90°，前臂能旋前、旋后 | 拇指能侧方抓握及带动松开，手指能部分随意的、小范围的伸展 | 开始脱离共同运动的动作：①坐位，足跟触地，踝关节能背屈。②坐位，足跟触地，屈膝大于 90°时可将足部向后滑动 |
| Ⅴ | 痉挛减弱，基本脱离共同运动，出现分离运动的动作：①上肢外展 90°(肘关节伸展位，前臂旋前)；②上肢前平举及上举过头(肘关节伸展位)；③肘关节伸展位，前臂能旋前、旋后 | ①用手掌抓握，能握圆柱状及球形物，但不熟练。②能随意全指伸开，但范围大小不等 | 从共同运动到分离运动的动作：①立位、髋关节伸展位能屈膝。②立位，膝关节伸直位，足稍向前踏出，踝关节能背屈 |
| Ⅵ | 痉挛基本消失，协调运动正常或接近正常 | ①能进行各种抓握；②全范围的伸指；③可进行单个指活动，但比健侧稍差 | 协调运动大致正常，①立位，伸膝情况下髋关节能外展超过骨盆上提的范围。②坐位，髋关节可交替地内、外旋，并伴有踝关节内、外翻 |

(2) 简化 Fugl-Meyer 运动功能评定法：Fugl-Meyer 运动功能评定法是由 Fugl-Meyer 等在 Brunnstrom 运动功能评定法的基础上制订的综合躯体功能的定量评定法，其内容包括上肢、下肢、平衡、四肢感觉功能和关节活动度的评测，科学性较强，因而在有关科研中多采用此法。而简化 Fugl-Meyer 评定法是一种只评定上、下肢运动功能的简化评定形式，具有省时、简便的优点。简化 Fugl-Meyer 运动功能评定中各单项评分充分完成为 2 分，不能完成为 0 分，部分完成为 1 分。其中上肢 33 项，下肢 17 项，上、下肢满分为 100 分。可以根据最后的评分对脑卒中患者的运动障碍严重程度进行评定。

(3) 上田敏偏瘫功能评价法：日本上田敏等认为，Brunnstrom 评定法从完全偏瘫至完全恢复仅分为 6 级是不够的。因此，他在 Brunnstrom 评定法的基础上，将偏瘫功能评定分为 12 级，并进行了肢位、姿势、检查种类和检查动作的标准化判定，此方法称为上田敏偏瘫功能评定法，也是一种半定量的方法。

(4) 运动功能评定量表 (motor assessment scale，MAS)：MAS 是由澳大利亚的 Carr 和 Shepherd 等人 1985 年通过多年的临床研究编制而成，由 8 个不同的运动功能项目和 1 个有关全身肌张力项目组成，每一项的评定记分为 0～6 分，检测的内容有：仰卧位翻至侧卧位、仰卧位至床边坐、坐位平衡、坐位至站位、行走、上肢功能、手的运动和手的精细活动等。

(5) Rivermead 运动指数(RMI)：RMI 是由英国 Rivermead 康复中心 1991 年编制的、专门用于评估运动功能的方法。该方法针对性强，简单、实用、易于掌握，但相对较粗，共有 15 项评测内容和 2 个功能等级 (0～1 分)，能独立完成规定的运动得 1 分，不能完成则为 0 分。

(6) 改良 Ashworth 肌张力分级评定法：主要用于上运动神经元损伤引起的肌张力异常增高的评定，通过被动活动关节来了解受累肢体肌肉的张力情况。

3. *日常生活活动能力评定*　可用 Barthel 指数评定、Katz 指数、功能独立性、评定 FIM 等。

4. *生存质量的评定*　生存质量评定能够较好地反映脑卒中患者的功能恢复情况，它是评定脑卒中康复结局的重要指标之一。

5. *其他功能障碍的评定*　其他的评定还有感觉功能评定、认知功能评定等；对有言语功能障碍的脑卒中患者要进行构音障碍或失语症的评定；对产生心理障碍患者，需要进行心理评定。

（三）康复治疗

脑卒中的康复治疗包括物理治疗、作业治疗、言语治疗、心理治疗、矫形器的应用及中国传统康复治疗等方法。

1. *急性期的康复治疗措施*　脑卒中急性期持续时间一般为 2～4 周，待病情稳定后，康复治疗即可与临床诊治同时进行。康复的目的是预防褥疮、呼吸道和泌尿道感染、深静脉血栓形成及关节挛缩和变形等并发症；尽快地从床上的被动活动过渡到主动活动，为主动活动训练创造条件；尽早开始床上的生活自理，为恢复期功能训练做准备。康复治疗措施如下。

（1）床上正确体位的摆放：脑卒中急性期的大部分患者肢体呈弛缓状态，此阶段不仅不能运动，还会导致关节脱位和关节周围软组织损伤，甚至由于长时间异常体位造成肢体的痉挛模式。正确体位的摆放能预防和减轻肌肉弛缓或痉挛带来的特异性病理模式，防止因卧床引起的继发性功能障碍。

1）健侧卧位：是患者最舒服的体位。患肩前伸，肘、腕、指各关节伸展，放在胸前的垫枕上，健侧上肢向头顶方上举约 100°。患腿屈曲向前放在身体前面的另一垫枕上，既不外旋，也不内旋，避免足内翻。

2）患侧卧位：患肩前伸，将患肩拉出，避免受压和后缩，肘、腕、指各关节伸展，前臂旋后。患侧髋关节伸展，膝关节微屈，健腿屈曲向前放在身体前面的垫枕上。该体位可以牵拉整个偏瘫侧肢体，增加患侧感觉输入，防治痉挛。

3）仰卧位：仰卧位不是一个好的体位，因为仰卧位可以加重患者的痉挛模式，如患侧肩胛骨后缩及内收，上肢屈曲、内旋（常常放在胸前），髋关节轻度屈曲及下肢外旋（可引起外踝部褥疮），足下垂及内翻。为预防这些异常现象，患肩应放在体旁的垫枕上，肩关节前伸，保持伸肘、腕背伸、手指伸展。患侧臀部和大腿下放置垫枕，使骨盆前伸，防止患腿外旋，膝下可置一小枕，使膝关节微屈，足底避免接触任何支撑物，以免足底感受器受刺激，通过阳性支持反应而加重足下垂。

此外，偏瘫患者应避免半卧位，因该体位的躯干屈曲及下肢伸展姿势直接强化了痉挛模式。

（2）床上体位变换：任何一种体位若持续时间过长，都可能引起继发性损伤，如关节挛缩、褥疮等。因此，为了防止关节的挛缩或维持某一种体位时间过长而导致的褥疮，要适时变换体位。

1）被动向健侧翻身：先旋转上半部躯干，再旋转下半部躯干。治疗师一手放在颈部下方，另一手放在患侧肩胛骨周围，将患者头部及上半部躯干转呈侧卧位；然后，一手放在患侧骨盆将其转向侧方，另一手放在患侧膝关节后方，将患侧下肢旋转并摆放于自然半屈位。

2）被动向患侧翻身：治疗师先将患侧上肢放置于外展 90°的位置，再让患者自行将身体转向患侧；若患者处于昏迷状态或体力较差时，则可采用向健侧翻身的方法帮助患者翻身。

体位变换应注意以下几点：①每隔 2 h 变换 1 次体位，在特殊情况下亦不应超过 3 h，否则褥疮开始形成。②变换体位时不要在肢体远端牵拉，必须对肢体远端及近端均进行支撑并缓慢进行活动。③出现下列症状时应暂时停止体位变化：血压明显下降，收缩压在 100 mmHg(13.3kPa)以下；头部轻度前屈时出现瞳孔散大；患侧瞳孔散大和对光反射消失；呼吸不规则；呕吐频繁；双侧弛缓性瘫痪；频发性全身痉挛；去大脑强直状态。

(3) 被动活动关节：对昏迷或不能做主动运动的患者，应做患肢关节的被动活动。通过被动活动关节，既可以防治关节挛缩和变形，又能早期体验正确的运动感觉，保持大脑皮质对运动的"记忆"。

肢体的被动活动应注意以下几点：①被动运动要在关节正常活动范围内进行，若患者出现疼痛，不可勉强。②要充分固定活动关节的近端关节，以防止替代运动。③动作要缓慢、柔和，有节律性，避免因粗暴动作而造成的软组织损伤。④对容易引起变形或已有变形的关节要重点运动。⑤活动顺序应从近端关节至远端关节，各关节的诸运动方向都要进行，每个动作各做 3～5 次，每日 2 次。⑥两侧均要进行，先做健侧，后做患侧。

(4) 床上活动：当肢体肌力部分恢复时，可进行早期的辅助运动；待肌力恢复至 3～4 级时，可让患者进行主动活动。急性期的主动训练主要是在床上进行的，目的是使患者独立完成各种床上的早期训练后达到独立完成从卧位到床边坐位的转移。

1) 双手交叉上举训练：患者仰卧位，双手手指交叉，患手拇指置于健手拇指之上(Bobath 握手)，用健侧上肢带动患侧上肢在胸前伸肘上举，然后屈肘，双手返回置于胸前，如此反复进行。上举过程中要保证肩胛骨前伸，肘关节伸直，患者可将其上肢上举过头。

2) 双手交叉摆动训练：在完成上项训练的基础上，进行上举后向左、右两侧摆动的训练。摆动的速度不宜过快，但幅度应逐渐加大，并伴随躯干进行转移。

3) 利用健侧下肢辅助抬腿训练：患者仰卧位，用健侧足从患侧腘窝处插入并沿患侧小腿伸展，将患足置于健足上方。患者利用健侧下肢将患侧下肢抬起，尽量抬高，患侧下肢不得屈曲，然后缓慢放回床面，如此反复进行。

4) "桥式"运动：患者仰卧位，上肢伸直放于体侧，双腿屈髋屈膝，足支撑在床上。嘱患者将臀部主动抬起，并保持骨盆成水平位，维持一段时间后慢慢放下（双桥式运动）。开始，治疗师可以通过轻拍患侧臀部，刺激其活动，帮助伸髋。随着控制能力的改善，为了进一步提高患侧髋关节伸展控制能力，可逐步调整桥式运动的难度。如将健足从治疗床上抬起，或将健腿置于患腿上，以患侧单腿完成桥式运动(单桥式运动)。

脑卒中急性期的康复治疗除了运动疗法外，还可以采用综合治疗技术，如针灸、理疗和按摩等。然而，无论采用哪种治疗手段，时刻不要忘记抗痉挛模式，即在康复体位的前提下进行治疗。

2. *恢复期的康复治疗措施* 脑卒中恢复期一般为 1 年，言语和认知功能的恢复可能需要 1～2 年。发病后 1～3 个月是康复治疗和功能恢复的最佳时期。恢复后期功能进步缓慢或停滞不前，可出现肢体的废用。此期康复目标包括运动功能的康复，重点是抑制痉挛、原始反射和异常运动模式，增强肌力，促进协调性和精细运动，提高和恢复日常生活活动能力；进行翻身、坐起和站起训练；进行步行训练，改善步态，恢复步行能力。康复治疗措施如下。

(1) 床上活动

1) 分离运动及控制能力训练：患者仰卧位，支撑患侧上肢于前屈 90°，让患者上抬肩部使手伸向天花板并保持一定的时间，或患侧上肢随治疗师的手在一定范围内活动，并让患者用患手触摸自己的前额、另一侧肩部等部位。

2）屈曲分离训练：患者仰卧位，上肢置于体侧。治疗师一手将患足保持在背屈位、足底支撑于床面；另一手扶持患侧膝关节，维持髋关节呈内收位，令患足不离开床面完成髋、膝关节屈曲，然后缓慢地伸直下肢，如此反复练习。

3）伸展分离训练：患者仰卧位，患膝屈曲，治疗师用手握住患足（不应接触足尖），使其充分背屈和足外翻。随后缓慢地诱导患侧下肢伸展，让患者不要用力向下蹬，并避免髋关节出现内收内旋。

4）髋控制能力训练：摆髋是早期髋关节控制能力的重要训练方法。患者仰卧位，双腿屈髋屈膝，足支撑在床上，双膝从一侧向另一侧摆动。同时，治疗师可在健膝内侧施加阻力，加强联合反应以促进患髋由外旋回到中立位。进一步可进行患腿分、合运动。

5）踝背屈训练：患者仰卧位，双腿屈髋屈膝，双足踏在床面上。治疗师一手拇、示指分开，夹住患侧踝关节的前上方，用力向下按压，使足底保持着床位；另一手使足背屈外翻。当被动踝关节背屈抵抗消失后，让患者主动保持该位置，随后指示患者主动背屈踝关节。

（2）翻身训练：患者仰卧位，双上肢 Bobath 握手，伸肘，头转向要翻转的一侧，肩上举约 90°，健侧上肢带动患肢伸肘向前送，用力转动躯干向翻身侧，同时摆膝，完成肩胛带、骨盆带的共同摆动而达到侧卧位。

（3）坐位训练

1）坐起训练：患者首先从仰卧位变换为侧卧位，用健手握住患手置于腹部，头抬起，健侧肘关节屈曲，上臂呈直立位以支撑上半身抬起；健足插入患足下呈交叉状，以健足带动患足向床边挪动；上半身进一步上抬、前倾，同时健手手掌向下放在床上，以支撑身体起立。两足下垂在床沿上。坐起，移开交叉的双腿，两足着地。

2）坐位平衡训练：平衡训练分静态平衡训练和动态平衡训练。静态平衡训练要求患者无支撑下在床边或椅子上静坐位，髋关节、膝关节和踝关节均屈曲 90°，足踏地或支撑台，双足分开约一脚宽，双手置于膝上。治疗师协助患者调整躯干和头至中立位，当感到双手已不再用力时松开双手，此时患者可保持该位置数秒，然后慢慢地倒向一侧。随后治疗师要求患者自己调整身体至原位，必要时给予帮助。静态平衡完成后，让患者自己双手手指交叉在一起，伸向前、后、左、右、上和下方并有重心相应的移动，此为自动态坐位平衡训练。患者一旦在受到突然的推、拉外力仍保持平衡时（被动态平衡）就可以认为已完成坐位平衡训练。

3）坐位时身体重心向患侧转移训练：偏瘫患者坐位时常出现脊柱向健侧侧弯，身体重心向健侧偏移。治疗师站在患者对面，一手置于患侧腋下，协助患侧上肢肩胛带上提，肩关节外展、外旋，肘关节伸展，腕关节背伸，患手支撑于床面上；另一手置于健侧躯干或患侧肘部，调整患者姿势，使患侧躯干伸展，完成身体重心向患侧转移，达到患侧负重的目的。

（4）立位训练

1）站起训练：患者坐位，双足平放于地面，足尖与膝盖成一直线。治疗师坐在患者对面，膝关节屈曲并抵住患侧膝关节，用肘部夹患者上肢抵在自己的腰部，另一手置于患者肩部，协助患者将身体重心向前移动。当双肩前移超过双足时，膝关节伸展而完成起立动作。起立时尽量患侧负重，抬头看前方。

2）站位平衡训练：静态站位平衡训练是在患者站起后，让患者松开双手，上肢垂于体侧，治疗师逐渐除去支撑，让患者保持站位，注意站位时不能有膝过伸。患者能独立保持静态站位后，让患者重心逐渐移向患侧，训练患腿的负重能力。同时让患者双手交叉的上肢（或仅用健侧上肢）伸向各个方向，并伴有随躯干（重心）相应的摆动，训练自动态站位平衡。如在受到突发外力的推拉时仍能保持平衡，说明已达到被动态站位平衡。

3）患侧下肢负重训练：当患侧下肢负重能力逐渐提高后，就可以开始患侧单腿站立训练。患者站立位，身体重心移向患侧，健手可抓握一固定扶手起保护作用，为避免患侧膝关节过度伸展，治疗师可用手辅助膝关节保持屈曲 15°左右。然后患者将其健足抬起，置于患侧膝关节内侧，躯干、骨盆及患侧下肢位置不动，将健侧下肢内收、内旋。

（5）步行训练

1）步行前准备：如扶持站立位下患腿的前后摆动、踏步、屈膝、伸髋练习，患腿负重，健腿向前、向后移动及进一步训练患腿的平衡。

2）扶持步行：治疗师站在偏瘫侧，一手握住患手，掌心向前；另一手从患侧腋下穿出置于胸前，手背靠在胸前处，与患者一起缓缓向前步行，训练时要按照正确的步行动作行走或在平行杠内步行，然后扶杖步行（四脚杖、三脚杖、单脚杖）到徒手步行。

3）改善步态训练：步行早期常有膝过伸和膝打软（膝突然屈曲）现象，应进行针对性的膝关节控制训练。

4）复杂步行训练：如高抬腿步、弓箭步、绕圈走、转换方向、越过障碍走、各种速度和节律的步行，以及训练步行耐久力（如长距离的步行、接力游戏）、增加下肢力量（如上斜坡、上楼梯）、训练步行稳定性（如在窄步道上步行）、训练协调性（如踏固定自行车、踏脚踏式织布机）等。

（6）上、下楼梯训练：偏瘫患者上、下楼梯训练应遵照健足先上、患足先下的原则。治疗师站在患侧后方，一手协助控制膝关节，另一手扶持健侧腰部，帮助患者将重心转移至患侧，健侧足先蹬上一层台阶。当健侧下肢在高一层台阶上支撑时，重心充分前移，治疗师一手固定腰部，另一手协助患足抬起，髋、膝关节屈曲，将患足置于高一层台阶。如此反复进行，逐渐减少帮助，最终能够独立上楼梯。下楼梯时，治疗师站在患侧，一手置于患膝上方，稍向外展方向引导，协助完成膝关节的屈曲及迈步；另一手置于健侧腰部，身体向前方移动。患者健手轻扶楼梯扶手以提高稳定性，但不能把整个前臂放在扶手上。

（7）日常生活活动能力训练：包括床椅转移、穿衣、进食、上厕所、洗澡、行走、上下楼梯、个人卫生等。通过作业治疗，使患者尽可能实现生活自理。

（8）作业治疗：对偏瘫患者应针对其功能障碍采用作业治疗。

1）肩、肘、腕关节的训练：应用墙式或桌式插件进行肩、肘、腕关节的训练，做捶钉木板、调和黏土等肘关节伸屈的训练。

2）前臂旋前或旋后的训练：拧龙头、拧螺帽、利用圆盘状插件等。

3）手指精细活动：用栓状插件进行拇指的对指、内收、屈曲活动，以及捡豆、和面、编织、刺绣、拼图、打字等。

4）改善协调平衡训练：脚踏缝纫机、拉锯、打保龄球、砂磨板作业等。

5）认知功能的作业训练：如记忆力、表达力、计算力、理解力等的作业训练。

（9）言语治疗：尽早地进行言语训练可改善患者的交流能力，促进患者全面康复。

3. *后遗症期的康复治疗措施*　后遗症期是指脑卒中发病后 1 年以上的时期，此期患者不同程度地留下各种后遗症，如痉挛、肌力减退、挛缩畸形、共济失调、姿势异常甚至软瘫。此期康复治疗的目的是维持性训练，利用残余功能，防止功能退化。

康复治疗措施是：利用健侧代偿；适时使用辅助器具（杖、步行器、轮椅），改善周围环境，争取最大限度的日常生活自理；重视职业、社会、心理康复，使患者尽可能回归社会。

4. 常见并发症的康复治疗措施　脑卒中的并发症直接影响脑卒中后各种功能的恢复，既是影响肢体功能恢复和引起脑卒中后遗症的重要因素之一，也是脑卒中病死的原因之一。因此，无论是对脑卒中治疗，还是对危险因素的控制，在康复治疗的同时，都必须积极地防治并发症。

(1) 肩手综合征：肩手综合征是脑卒中后常见的并发症，常在卒中后 1～3 个月内发生，发病率为 12.5%～70%。肩手综合征的发病机制目前尚不清楚，一般认为与反射性交感神经营养不良有关，也有人认为与机械作用致静脉回流障碍有关。

1) 临床表现：突然出现的肩部疼痛，运动受限，手部疼痛及水肿；后期可出现手部肌肉萎缩，手指挛缩畸形，直至患手的运动功能永久丧失。

2) 预防和治疗：正确放置患肢，避免牵拉损伤肩关节周围组织；避免患手静脉输液；尽快减轻水肿、疼痛和僵硬；通过被动和主动运动恢复肢体的运动功能。

(2) 肩关节脱位：肩关节脱位多数在脑卒中后 3 周内发生，发病率为 40.9%～70%。主要由肩关节绞索机制的丧失和肩关节周围肌肉的瘫痪而引发。

1) 临床表现：典型的表现为翼状肩，肩关节脱位且本身无疼痛，但容易受损伤而引起疼痛。

2) 预防和治疗：正确的体位摆放；纠正肩胛骨的位置；刺激肩关节周围起稳定作用的肌群；保持肩关节的正常活动范围。

(3) 肩痛：脑卒中早期肩痛极少发生，可在发病后很长时间甚至数月后发生，发病率高达 84%。引起肩痛的原因很多，一般认为与肩关节脱位、肩手综合征、不恰当地活动患肩造成局部损伤、痉挛所致肩关节正常机制被破坏等有关。

1) 临床表现：患肢疼痛剧烈，拒绝接触，回避治疗，给康复治疗带来了很大的困难。

2) 预防和治疗：正确的体位摆放；抗痉挛，恢复正常肩肱关节节律；增加肩关节被动活动的范围；应用止痛药物控制疼痛，局部使用超短波、超声波等物理治疗。

(4) 痉挛：脑卒中后 3 周内，几乎 90% 的患者将会发生痉挛。主要由上运动神经元受损引起的牵张反射增强所致。

1) 临床表现：骨骼肌肌张力随牵张速度的加快而增加，引发疼痛、挛缩、褥疮等并发症。

2) 预防和治疗：痉挛防治应该是综合性的，包括避免伤害性刺激、早期的抗痉挛体位、持续性被动牵拉肢体、抑制异常反射模式和物理治疗等。

(5) 其他并发症：如深静脉血栓形成、肌肉萎缩、关节挛缩、消化道出血、癫痫、神经衰弱等，可根据具体情况有针对性的训练治疗。

（郭永明）

## 第二节　颅脑损伤的康复

### （一）概述

1. 概念　颅脑损伤（traumatic brain injury，TBI）是指由于创伤所致的脑部损伤，常引起意识、认知、感觉和肢体功能的障碍。颅脑损伤主要见于交通事故、工伤、运动损伤、跌倒和撞击等。我国流行病学调查表明，颅脑损伤的年发病率为 55.4/10 万，患病率为 783.3/10 万，男女比例大致为 2∶1。

2. *主要功能障碍* 颅脑损伤是一种严重的创伤性疾病，根据损伤方式可分为开放性损伤和闭合性损伤，按照病理机制可分为原发性损伤和继发性损伤。该病伤情复杂严重，病死率高。随着医疗水平的提高，大部分患者虽然得以幸存，但常遗留有不同程度的神经功能障碍，主要表现为以下七类。

(1) 运动功能障碍：颅脑损伤患者的运动功能障碍表现可以是多方面的，如肌力减弱、耐力降低、关节活动受限、共济失调、姿势不良、异常运动模式、运动整合能力丧失等。一些障碍形成的原因和特点与脑卒中的功能障碍相类似，而另一些具有特殊性，这些特殊性是由于认知、行为和情绪障碍所致。

(2) 感知觉功能障碍：颅脑损伤时常可造成患者感知觉功能障碍，障碍多发生在右侧大脑半球受损时，具体表现为物像障碍、空间关系紊乱、失认和失用四大类型。在脑损伤疾患中较为常见的感知觉障碍包括在失认症中发病率较高的半侧视空间失认和 Gerstman 综合征，以及在失用症中发病率较高的结构性失用、运动失用和穿衣失用。

(3) 认知功能障碍：颅脑损伤时常可造成患者认知功能障碍，最常见的功能障碍包括注意力降低、记忆力减退、动作开始和终止能力受损、安全感降低、判断能力受损、反应迟钝、执行功能困难和抽象思维能力障碍、概括归纳能力障碍等。

(4) 行为障碍：颅脑损伤时行为障碍主要表现为正性行为障碍（攻击、冲动、幼稚、反社会性、持续动作等）、负性行为障碍（丧失自知力、无积极性、无主动性、迟缓等）和症状性行为障碍（抑郁、类妄想狂、强迫观念、狂躁-抑郁气质、情绪不稳定、癔症等）。

(5) 性格、情绪和器质性精神障碍：颅脑损伤不仅存在性格、情绪障碍，而且可发生气质性的精神症状。性格障碍在恢复期较为常见，主要存在反应性问题（如焦虑、抑郁、神经过敏、不相信他人、绝望、无援、发怒、恐惧、不愿参加社会活动等）、神经心理上引起的问题（如易冲动、妄想狂、焦躁、情绪不稳定、不适合社会的议论或动作、幼稚行为、对缺陷缺乏自知力、误解他人的意图或动作、明显地缺乏主动性、难以唤醒等）和性格方式的问题（如强迫性或超乎寻常的行为、不可靠、多疑、不愿内省自身和讨论个人问题、乐于使别人烦恼、乐于依赖他人、常表现抗议或挑战等）；情绪障碍经常表现为沮丧、情绪不稳定、焦虑、抑郁、淡漠无情、呆傻、神经过敏等；精神症状主要表现为谵妄、妄想、幻觉和遗忘、痴呆等。

(6) 言语功能障碍：颅脑损伤患者言语功能障碍主要表现为言语错乱、构音障碍、命名障碍，以及失语。

(7) 脑神经损伤：颅脑损伤患者经常造成Ⅰ、Ⅱ、Ⅲ、Ⅵ、Ⅶ、Ⅷ对脑神经损伤，其原因是它们在颅骨中的位置所决定的，并造成相应的功能障碍。

### (二) 康复评定

1. *颅脑外伤严重程度评价*

(1) 昏迷期间：根据格拉斯哥昏迷量表 (Glasgow coma scale，GCS)评定（表 4－3）。最低为 3 分，最高 15 分。≤8 分为昏迷；≥9 分无昏迷；3～5 分为特重型；6～8 分为严重损伤；9～12 分为中度损伤；13～15 分为轻度损伤。

(2) 清醒后：根据损伤后遗忘（post-traumatic amnesia，PTA）间期的时间长短评定。遗忘间期<10 min 为极轻型；10 min 至 1 h 为轻型；1 h 至 1 d 为中型；1 d 至 1 周为重型；>1 周为极重型。

(3) 根据昏迷时间长短的评定：昏迷时间>6 h 为严重损伤；1～ 6 h 为中度损伤；<1 h 为轻度损伤。

**表 4－3 Glasgow 昏迷评价表**

| 项 目 | 试 验 | 患 者 反 应 | 评 分 |
|---|---|---|---|
| 睁 眼 | 自发睁眼 | 自己睁眼 | 4 |
| | 言语刺激 | 大声向患者提问时患者睁眼 | 3 |
| | 疼痛刺激 | 捏患者时能睁眼 | 2 |
| | 疼痛刺激 | 捏患者时不睁眼 | 1 |
| 运动反应 | 口令 | 能执行简单命令 | 6 |
| | 疼痛刺激 | 捏痛时患者拨开医生的手 | 5 |
| | 疼痛刺激 | 捏痛时患者撤出被捏的部分 | 4 |
| | 疼痛刺激 | 捏痛时患者身体呈去皮质强直(上肢屈曲、内收内旋，下肢伸直、内收内旋，踝关节背屈） | 3 |
| | 疼痛刺激 | 捏痛时患者身体呈去大脑强直(上肢伸直、内收内旋，腕、指关节屈曲，下肢伸直、内收内旋，踝关节趾屈） | 2 |
| | 疼痛刺激 | 无反应 | 1 |
| 言语反应 | 言语 | 能正确会话，回答医生他在哪、他是谁及哪年哪月 | 5 |
| | 言语 | 言语错乱，定向障碍 | 4 |
| | 言语 | 说话能被理解，但无意义 | 3 |
| | 言语 | 发出声音，但不能被理解 | 2 |
| | 言语 | 不发声 | 1 |

2. 功能及预后的评定

(1) Glasgow 结局量表(Glasgow outcome scale，GOS)：它是对颅脑外伤患者恢复及其结局进行评定，根据患者能否恢复工作、学习，生活能否自理等指标，将残疾严重程度分为 5 个等级：死亡、持续性植物状态、重度残疾、中度残疾、恢复良好(表 4－4)。

**表 4－4 Glasgow 结局量表**

| 分 级 | 简写 | 特 征 |
|---|---|---|
| Ⅰ死亡(dead) | D | 死亡 |
| Ⅱ持续性植物状态(persistent vegetation state) | PVS | 无意识，无语言，无反应，有心跳、呼吸，在睡眠觉醒阶段偶有睁眼，偶有呵欠、吸吮等无意识动作，从行为判断大脑皮质无功能，特点是无意识但仍存活 |
| Ⅲ重度残疾(severe disability) | SD | 有意识，但由于精神、躯体残疾或由于精神残疾、躯体尚好而不能自理生活。记忆、注意、思维、言语均有严重残疾，24 h 均需要他人照顾。特点是有意识，但不能独立 |
| Ⅳ中度残疾(moderate disability) | MD | 有记忆、思维、言语功能障碍和极轻偏瘫、共济失调等，可勉强利用交通工具，在日常生活、家庭中尚能独立，可在庇护性工厂中参加一些工作。特点是残疾，但能独立 |
| Ⅴ恢复良好(good recover) | GR | 能重新进入正常社交生活，并能恢复工作，但可遗留有各种轻度神经学和病理学的缺陷。特点是恢复良好，但仍有缺陷 |

(2) 残疾分级量表 (disability rating scale，DRS)：DRS 主要用于中度和重度残疾的颅脑外伤患者，目的是评定功能状态及其随时间的变化情况。DRS 量表包括 6 项内容，前 3 项反映唤

醒、觉醒和反应能力，第四项反映自理生活方面的认知能力，第五项反映生活独立水平，第六项反映心理社会适应能力。

3. *感知觉障碍的评定* 对感知觉功能障碍的评定，除了依靠典型的临床表现外，还有一些简单的检查方法。

（1）半侧视空间失认的检查方法：有 Albert 划杠测验、字母删除试验（Diller 测验高声）、高声朗读测验和平方直线测验等。

（2）Gerstman 综合征：主要是以"四失"，即手指失认、左右失定向、失写、失算为主，检查方法如下。

1）手指失认：检查前让患者清楚各手指的名称，评定者说出左侧或右侧手指的名称，让患者举起相应的手指，或指出评定者相应的手指。回答不正确为阳性。

2）左右失定向：评定者说出左侧或右侧身体某一部分的名称，嘱患者按要求举起相应的部位，或由评定者指患者的一侧肢体，让患者回答是左侧还是右侧。回答不正确为阳性。

3）失写：让患者写下评定者口述的短句，不能写者为阳性。

4）失算：简单的心算可从 65 开始，每次加 7，直到 100 为止。不能算者为阳性。

（3）结构性失用的检查方法：有 Benton 三维结构测验、画图和用火柴棒拼图等。

（4）运动性失用的检查方法：常用 Goodglass 失用试验评定，分别检查四个方面的动作：吹火柴、用吸管吸饮料；刷牙、锤钉子；踢球；做拳击姿势、正步走。这四个动作分别检查面颊、上肢、下肢和全身功能。Goodglass 失用试验评定标准：正常者为不用实物也能按命令完成；阳性者为在给予实物的情况下才能完成大部分动作；严重损伤者为给予实物也不能按命令完成指定动作。

（5）穿衣失用的检查方法：让患者自己穿衣，如出现正反不分、穿衣或系鞋带困难或不能在合理的时间内完成均为阳性。

4. *认知功能障碍的评定* 认知功能障碍主要涉及记忆、注意、理解、思维、推理、智力和心理等活动，如出现记忆障碍、听力理解异常、空间辨别障碍、智能障碍等。

5. *行为障碍的评定* 行为障碍的评定主要靠行为记录，即通过记录发现不适当的行为及其发作的频率，为行为治疗提供依据。

6. *言语功能障碍的评定* 具体评定方法参阅有关章节。

7. *运动功能障碍的评定* 请参阅脑卒中运动功能障碍评定。

8. *日常生活活动能力的评定* 具体评定方法参阅有关章节。

（三）康复治疗

颅脑损伤的康复治疗可以分为急性期、恢复期和后遗症期康复治疗三个阶段进行。

1. *急性期的康复治疗措施* 急性期的康复主要是稳定病情，提高觉醒能力，促进健忘症恢复，预防并发症，促进功能恢复。康复治疗措施如下。

（1）促醒治疗：严重颅脑损伤的患者会出现不同程度的意识障碍，除临床上应用药物改善脑细胞代谢、调整血流量、促进神经细胞恢复以外，还可给予各种感觉刺激以帮助患者恢复。以下是一些常用的感觉刺激方法。

1）听觉刺激：通过定期播放患者病前较熟悉的音乐；亲属定期与患者谈话，谈话内容包括患者既往遇到过的重要事件、患者喜欢或关心的话题等来观察患者对听觉的反应。

2）视觉刺激：患者头上放置五彩灯，通过不断变换的彩光刺激视网膜、大脑皮质。

3）肢体运动觉和皮肤觉刺激：肢体关节位置觉、皮肤触觉刺激对大脑皮质有一定的刺激作用。可由治疗师或患者家属每天对患者的四肢关节进行被动活动；利用毛巾、毛刷等从肢体远端至近端的皮肤进行刺激。

4）穴位刺激：国内有报道选用头针刺激感觉区、运动区和百会、四神聪、神庭、水沟、合谷、内关、三阴交、劳宫、涌泉、十宣等穴位，采用提插泻法，并连接电针仪加用电刺激，有助于解除大脑皮质的抑制状态，可起到开窍醒脑的作用。

（2）保持良姿位：让患者处于感觉舒适、对抗痉挛模式、防止挛缩的体位。头的位置不宜过低，以利于颅内静脉回流；患侧上肢保持肩胛骨向前、肩前伸、肘伸展，下肢保持髋、膝关节微屈和踝关节中立位。要定时翻身、变换体位，预防褥疮、肿胀和挛缩。可使用气垫床、充气垫圈。预防褥疮的发生，每日至少 1 次全身热水擦身，大小便后用热毛巾擦干净。

（3）运动治疗：被动关节活动范围的练习，对易于缩短的肌群和软组织进行伸展练习，每日 2 次，具有维持关节活动范围、预防关节挛缩和关节畸形的作用。一旦生命体征平稳，神志清醒，应尽早帮助患者进行深呼吸，肢体主动运动、床上活动和坐位、站位练习，但应循序渐进。

（4）物理因子治疗：对弛缓性瘫痪患者，可利用低频脉冲电刺激疗法增强肌力、兴奋支配肌肉运动或感觉麻痹的神经，以增强肢体的运动功能。

（5）高压氧治疗：颅脑损伤后及时改善脑循环，保持脑血流相对稳定，防止灌注不足或过多，将有利于减轻继发性损害，促进脑功能恢复，高压氧治疗在这方面有不可低估的作用。

高压氧治疗的方法：可按常规方案进行，临床治疗一般应用 2～3 绝对压（atmosphere absolute，ATA）。ATA＝附加压（表压）＋1 个大气压（常压）。面罩间歇吸氧，即呼吸纯氧 20 min，换吸空气 10 min，如此反复 4 次，总共吸氧 80 min，每日 1 次，10 次为 1 个疗程。纯氧舱，持续吸氧不超过 1.5 h。高压氧治疗过程中，结合药物治疗，可以提高治疗效果。

在康复治疗的同时，应当积极运用：①药物治疗，如抗水肿治疗、止血药、皮质激素、冬眠低温疗法、抗癫痫治疗、脑细胞代谢功能活化剂、神经生长因子等。②支持疗法，给予高蛋白质、高热量饮食，避免低蛋白血症，提高机体免疫力，促进创伤恢复、神经组织修复和功能重建。③排痰引流、保持呼吸道通畅。每次翻身时用空掌从患者背部肺底部顺序向上拍打至肺尖部，帮助患者排痰；指导患者做体位排痰引流。

*2. 恢复期的康复治疗措施*　恢复期的康复主要是减少患者的定向障碍和言语错乱，提高记忆、注意、思维、组织和学习能力；最大限度地恢复感觉、运动、认知、言语功能和生活自理能力，提高生存质量。

颅脑损伤是一种弥漫性、多部位的损伤，在躯体运动、认知、行为和人格方面的残损，因损伤方式、范围、严重程度的差异而有所不同，且认知和行为的相互作用更增加了其复杂性。在颅脑损伤康复中，运动、言语、心理等治疗可参见脑卒中的康复。本节主要介绍感知觉、认知和行为障碍的治疗。

（1）感知觉功能障碍的治疗：感知觉功能障碍的治疗方法有功能训练法、转移训练法和感觉运动法三种。

1）功能训练法：在功能训练中，治疗是一个学习过程，要考虑每一个患者的能力与局限性，治疗的重点应放在纠正患者的功能问题上，而不是放在引起这些问题的病因上，使用方法是代偿和适应。要对存在的问题进行代偿，患者首先要了解自己存在的缺陷及其含义，然后教会其使用健存的感觉和知觉技能；适应是指对环境的改进。训练中注意用简单易懂的指令，并建立一个常规，用同样的顺序和方式做每个活动，并不断地重复。

2）转移训练法：需要一定的知觉参与活动练习，可对其他具有相同知觉要求的活动能力有改善作用。使用特定的知觉活动，如样本复制、二维和三维积木、谜语等，这类活动可以促进日常生活活动能力的改善。

3）感觉运动法：通过给予特定的感觉刺激并控制随后产生的运动，可以对大脑感觉输入方式产生影响，包括下列四个内容。①单侧忽略：主要出现在左侧。进行一些刺激忽略侧的活动，让患者知道它的存在；做一些促进患者向忽略侧看的活动，如教患者对着镜子进行视觉扫描；重复有问题的日常生活活动；改变环境使患者注意偏瘫侧。②视觉空间失认：在抽屉内、床头柜上只放少数最常用的物品，对其中多用的物品再用鲜艳的颜色标出，使用语言性提示或触摸，多次重复进行练习，并练习从多种物品中找出特定的物品；练习对外形相似的物体进行辨认，并示范其用途。③空间关系辨认：适当的分级活动可帮助患者恢复掌握空间关系的能力，先练习从包含两项内容的绘画中选择一项适当的内容，再从包含三项内容的绘画中选择一项适当的内容，最后从一整幅绘画中选择一项适当的内容。逐渐升级到较为正常的刺激水平。④空间位置：练习将钢笔放入杯子中，按照要求摆放物品，并描绘两种物品的不同位置。经过针对性的训练，患者的感觉功能将有所改善。

(2) 认知功能障碍的治疗：处于恢复期的患者一般都有一定程度的运动功能和认知功能障碍。认知功能训练可提高患者的智能水平，应贯穿在治疗的全过程。

1）注意力障碍的训练：①猜测游戏。取两个透明玻璃杯和一个弹球，在患者注视下，治疗师将一个杯子扣在弹球上，让患者指出有弹球的杯子，反复数次，无误后改用不透明的杯子，重复上述过程。②删除作业。在纸上写几个大写的汉语拼音字母，让患者指出指定的字母，成功之后改变字母的顺序，删除规定的字母，再成功之后将字母写小些或改为三行，或更多的字母再进行删除。③时间感。给患者一只秒表，要求按口令启动秒表，并于 10 s 停止；然后不让患者看表，启动秒表后 10 s 停止；以后将时间由 10 s 逐渐延长到 2 min 停止。

2）记忆功能障碍的训练：进行记忆功能训练时，注意进度要慢，训练从简单到复杂，将记忆作业化整为零，然后逐步串接；每次训练的时间要短，开始要求患者记住的信息量要少，信息呈现的时间要长，以后逐步增加信息量；患者成功时应及时强化，给予鼓励，增强信心。如此反复刺激，反复训练，提高记忆能力。常用的方法有：①PQRST 法。P(preview)：先预习要记住的内容；Q(question)：向自己提问与内容有关的问题；R(read)：为了回答问题而仔细阅读资料；S(state)：反复陈述阅读过的资料；T(test)：用回答问题的方式来检验自己的记忆，鼓励患者使用记忆工具，应用日常物品作为提醒物。②编故事法。把要记住的内容按照自己的习惯和爱好编成一个小故事，以便于记忆，亦可利用辅助记忆物来帮助记忆。记忆功能训练也可采用计算机辅助技术、图形的视觉记忆、声音的听觉记忆等训练方法，并根据患者的情况增加或减轻训练难度。③安排环境。将房间贴上清晰的标签，在地板上贴上方向标记，以便患者较少依赖记忆。也应鼓励患者运用笔记本、日记本和微型收录机。

3）思维障碍训练：根据患者存在的不同思维障碍进行针对性的训练。训练方法有：①指出报纸中的消息。取一张当地的报纸，首先问患者关于报纸首页的信息，如大标题、日期、报纸的名称等。如回答无误，再请其指出报纸中的专栏，如体育、商业分类广告等；回答无误后再训练其寻找特殊的消息，可问两个球队比赛的比分如何；当日的气象预报如何；回答无误后再训练其寻找一些需要做出决定的消息，如患者想购物，取出购物广告的报纸，让其从报纸上找出接近其想购物品条件的广告，再问其是否打算去购买。②排列数字。给患者 3 张数字卡，让其由低到高顺序排列好，然后每次给其 1 张数字卡，让其根据数字的大小插进已排好的 3 张卡间，正确无误后再给其几个数字卡，问其中有什么共同之处，如有些都是奇数、偶数，有些可以互为倍数。③分类。给患者 1 张列有 30 项物品名称的清单，并告知这 30 项物品都分别属三类（如食品、字典、衣服）物品中的一类，要求患者给予分类，如不能进行，可帮助他。训练成功后，进而要求对上述清单中的某类物品进行更细的分类，如初步分为食品后，再细分是植物、肉、奶制品等；成功后另外给患者一张清单，列有成对的、有某些共同之处物品的名称，如椅子-床、牛排-猪肉、书-报纸等，让患者分别回答出每一对中的共同之处。答案允许多于一个，但必须有共同之处。还可以进行从一般到特殊的推理和做开支预算等思维方面的训练。

（3）行为障碍的治疗：颅脑损伤患者的行为障碍是多种多样的。行为异常的治疗目的是设法消除患者不正常、不为社会所接受的行为，促进其亲近社会的行为。治疗方法如下。

1）创造适合于行为治疗的环境：环境安排应能保证增加适当行为出现的概率，尽量降低不适当行为发生的概率。稳定、限制的住所与结构化的环境是改变不良行为的关键。

2）行为治疗：行为障碍可分为正性行为障碍和负性行为障碍。正性行为障碍常表现为攻击他人，而负性行为障碍常表现为情绪低落、感情淡漠，对一些能完成的事不愿意做。治疗原则是：①对所有恰当的行为给予鼓励；②拒绝奖励目前仍在继续的不恰当行为；③在每次不恰当行为发生后的一个短时间内，拒绝一切奖励性刺激；④在不恰当行为发生后应用预先声明的惩罚；⑤在极严重或顽固的不良行为发生之后，给患者以厌恶的刺激。

一些药物对患者的运动控制、运动速度认知能力和情感都有一定效果，可以配合治疗。一般应用对改善行为和伤后癫痫有效而副作用少的药物，如卡马西平、乙酰唑胺等。

3. 后遗症期的康复治疗措施　后遗症期的康复是使患者学会应付功能不全状况，学会用新的方法代偿功能不全，增强患者在各种环境中的独立和适应能力，回归社会。康复治疗措施如下。

（1）利于家庭和社区环境继续加强日常生活活动能力的训练：强化患者自我照料生活的能力；逐步与外界直接接触；学习乘坐交通工具、购物、看电影等。

（2）职业训练：TBI 患者中大部分是青壮年，其中不少在功能康复后尚需重返工作岗位，部分可能要转变工作，应尽可能对患者进行有关工作技能的训练。

（3）矫形器和辅助器具的应用：有些患者需要应用矫形器改善功能；对运动障碍患者可能需要使用各种助行工具、轮椅；自理生活困难时，可能需要各种自助具等。

（郭永明）

## 第三节　小儿脑性瘫痪的康复

### （一）概述

1. 概念　小儿脑性瘫痪（cerebral palsy，CP）是指小儿从出生前至出生后的 1 个月内，因各种原因所致的一种非进行性脑损伤综合征。主要表现为中枢性运动障碍和姿势异常，可伴有智力低下、癫痫、行为异常、言语功能障碍、视觉及听觉功能障碍等。

脑瘫患病率在不同国家或地区的流行病学调查结果也不尽相同，发达国家脑瘫患病率为0.1%～0.4%。我国脑瘫发病率尚缺乏资料报道，据不同地区流行病学调查为0.15%～0.5%。本病的发生与下列因素有关。①家族因素：有脑瘫、智力低下家族史；母亲分娩过有运动障碍的婴儿；父母近亲结婚；母亲智力低下；家庭中有死胎、死产史、早产史等。②围生期因素：产前因素包括胎儿宫内发育迟缓、母亲孕期用药史、射线暴露史、孕期感染、多胎妊娠、先兆子痫等；产时因素包括异常分娩、胎儿宫内窘迫、出生窒息、缺氧缺血性脑病、颅内出血、早产、过期妊娠、低出生体重、4 000g以上巨大胎儿等。③产后因素：新生儿期非感染性疾病、感染性疾病、意外受伤、吸吮无力、喂养困难等。

2. 临床分型

(1) 根据运动障碍的性质分型

1) 痉挛型：此型最常见，病变主要在锥体束系统。临床表现为肌张力增高，肢体活动受限，上肢肩关节内收，肘、腕关节屈曲，手紧握拳。双下肢内收肌肌张力增高，髋关节内旋，踝关节趾屈，而呈剪刀式交叉，脚跟悬空，脚尖着地，步态不稳。腱反射亢进，病理反射阳性。

2) 手足徐动型：此型也较常见，病变主要在锥体外系统。临床表现为难以用意志控制的不自主运动，儿童期头颈常摇晃，头控能力差，手足徐动，舞蹈样动作。无腱反射亢进和病理反射。

3) 共济失调型：此型较少见，临床表现为平衡、协调性差，意向震颤，主要病变在小脑。

4) 混合型：以上任何两型或两型以上的症状混合出现，临床以痉挛型和手足徐动型的表现并存为多见。

5) 其他类型：较少见，如弛缓型是以肢体肌张力低下为主；刚强型表现为运动阻力明显增高，呈铅管样强直；震颤型是以肌肉出现静止性震颤为主。

(2) 根据肢体障碍情况分型：按肢体障碍情况可分为单瘫、双瘫、截瘫、三肢瘫、四肢瘫，临床以四肢瘫和双瘫为多见。

(3) 根据病情严重程度分型：分为轻度、中度、重度(表4-5)。

**表4-5　2岁以下患儿瘫痪程度分度表**

| 分型 | 大运动 | 精细运动 | 智力 |
|---|---|---|---|
| 轻度 | 会爬，能扶行，但姿势异常 | 不会拇、示指捏，会拇指与其他指捏 | MDI>70 |
| 中度 | 会爬，姿势亦异常，不会爬，不会扶站 | 能大把抓，不会拇指与其他指捏 | MDI 50～70 |
| 重度 | 不会坐，不会爬 | 无主动抓握动作 | MDI<50 |

3. 主要功能障碍

(1) 运动发育落后：包括粗大运动或精细运动迟缓，主动运动减少。

(2) 运动及姿势异常：静止时姿势异常如紧张性颈反射姿势、四肢强直姿势、角弓反张姿势、偏瘫姿势，活动时姿势异常如舞蹈样手足徐动及扭转痉挛、痉挛性截瘫步态、小脑共济失调步态。

(3) 肌张力异常：表现为肌张力亢进、肌强直、肌张力低下及肌张力紊乱。

(4) 反射异常：表现为原始反射延缓消失、保护性反射减弱或延缓出现。痉挛型脑瘫患儿腱反射活跃或亢进，有时可引出踝阵挛及Babinski征。

脑瘫常伴有其他功能的障碍，如智力低下、癫痫和斜视、弱视、眼球震颤等视力异常，以及听力减退、言语功能障碍、认知功能障碍和行为异常等。

（二）康复评定

1. 运动功能评定

（1）肌张力评定：肌张力过高是脑性瘫痪患儿的主要表现，通常用修订的 Ashworth 痉挛评定量表进行评定，年龄小的患者应做以下检查。

1）硬度：肌张力增高时肌肉硬度增加，被动活动时有抵抗的感觉。肌张力低下时触之肌肉松软，被动活动时无抵抗的感觉。

2）摆动度：固定肢体近端，使远端关节及肢体摆动，观察摆动幅度。肌张力增高时摆动度小，肌张力低下时无抵抗，摆动度大。

3）关节伸展度：被动伸屈关节时观察伸展、屈曲角度。肌张力升高时关节伸屈受限，肌张力低下时关节伸屈过度。

（2）肌力评定：因为肌张力变化、智力低下和年龄小不能配合等因素的影响，故脑瘫患儿的肌力评定一般较困难。能够配合的患儿常用徒手肌力评定法。

（3）关节活动度评定：关节活动范围的测量用测角器进行，测量患儿的主动关节活动度和被动关节活动度。

（4）原始反射与自动反应

1）原始反射：包括紧张性迷路反射、不对称性紧张性颈反射、拥抱反射、呕吐反射、觅食反射、自动站立和行走反射、躯干侧弯反射、抓握反射、咬合反射和交叉伸展反射。

2）自动反应：包括调正反应（头部侧面调正反应、俯卧位头部调正反应、仰卧位头部调正反应、抬躯反应、躯干调整反应）、平衡反应（俯卧位、坐位、垂直悬空位的平衡反应）、保护性伸展反应（头部朝下、向侧方、向后的保护性伸展反应和放置反应）。

（5）平衡与协调能力评定

1）平衡功能评定：①观察法，如 Romberg 检查法；②量表法，如 Berg 平衡量表、Tinnetti 量表及“站立-走”计时测试等；③定量姿势图即平衡测试仪评定。

2）共济运动检查：指鼻试验、跟-膝-胫试验、轮替动作、对指试验、闭目难立征等可检查患儿共济运动情况，有震颤、舞蹈、手足徐动时均完成不好。

3）姿势控制能力的评定：按下列情况评定。

0 级：在被动运动的情况下也不能完成规定的体位。

1 级：被动运动可做到完成规定的体位，但不能保持。

2 级：被动运动稍可维持规定体位。

3 级：无外力帮助勉强可完成规定体位。

4 级：用近似正常运动模式完成并维持规定体位。

5 级：正常。

2. 功能独立性评定功能独立检查（FIM）　不仅针对日常生活活动能力，而且作为医疗康复残疾状况评估的基本测量工具，对今后医疗康复过程中的功能测量和评估具有重要意义。

3. 智力评定

（1）智商测试：智力评定应用的智力量表分为筛查和诊断两种。最常用的筛查检测手段是丹佛发育筛选测验(DDST),适用于0~6岁儿童。此外,还有图片词汇测验(PPVT)、绘人测验等。诊断性测验包括韦氏儿童智力量表和中国修订的韦氏儿童智力量表(WISC)、格赛尔(Gesell)量表、斯坦佛-比奈尔智力量表等。

(2)社会适应行为测试:我国一般采用湖南医科大学第二附属医院的“适应行为量表”和“婴儿-初中学生社会生活能力测试表”。

4. *言语功能评定* 言语功能障碍是脑瘫常见的并发症之一,不利于患儿的交流、交往和社会心理发展。脑瘫患儿言语功能障碍的评定包括语言发育评定和构音能力评定两个方面。

(三) 康复治疗

康复目标是利用各种康复手段和教育方法,在现有的身体条件下促进患儿正常运动、姿势发育和心理健康发育,控制畸形发育,最大限度地提高日常生活活动能力和社会适应能力。康复治疗措施如下。

1. *运动治疗* 这是脑瘫康复治疗的主要手段。目前,在国际上有不同学派的脑性瘫痪运动疗法,如Bobath疗法、Vojta疗法、Temple Fay疗法、Doman Delacatop疗法、运动再学习疗法、引导式教育(Peto法)等。临床上可根据患者的情况选用不同的方法,本书介绍临床常用方法。

(1) 头部控制训练:脑瘫患儿的许多异常姿势反射和异常运动模式都与头部、肩部、肘关节、腕关节、骨盆、膝关节、踝关节等部的控制有关。这些部位在临床治疗中称为“关键点”。在训练中,只要注意控制这些关键点,便可以阻止原始反射,引出正常姿势反射和自主运动。头部控制训练主要让患儿保持头部控制在中线位,然后做前屈、后伸、旋转等动作。①痉挛型:患儿仰卧位,将双手托住患儿头部的两侧,拉伸颈部,并在上抬患儿头部的同时,用前臂将患儿的肩膀向下压,从而顺利地抬起患儿头部。②手足徐动型:患儿仰卧位,将患儿的手臂拉直并向内旋转,然后稍往下压,慢慢将患儿拉坐起来,使患儿的头部保持抬高向前。③肌张力低下型:用手握住患儿双肩,将拇指顶在胸前,同时用双手将患儿双肩旋前,拉伸肩胛带,协助患儿将头抬起。

(2) 翻身训练:患儿翻身动作的顺序一般是按抬头→抬肩→躯干旋转→翻身的顺序完成。翻身训练常用以下两种方法:①让患儿头转向一侧,双上肢上举过头,以肩部旋转带动躯干、骨盆和下肢。治疗师可用双手握住患儿一侧肩部,使肩部做旋转运动,带动躯干、骨盆和下肢。②患儿仰卧位,治疗师用双手分别握住患儿双足踝,做左右交叉转动身体,带动髋部,使骨盆旋转,并以骨盆旋转带动躯干旋转,最后带动肩部,使患儿翻身。

(3) 坐位训练:①痉挛型:先将患儿的双腿分开坐,髋关节屈曲,并下压患儿膝关节使其下肢伸直,上身前倾并坐稳。②手足徐动型:将患儿两脚并拢,屈曲髋、膝关节坐位,治疗师用手抓住患儿双肩旋前,让患儿上肢伸直支撑自己身体。③肌张力低下型:治疗师抱住患儿,用双手在患儿的腰椎部位向下压,并用拇指按压在脊柱两旁,予以固定,以促进头及躯干的伸直。

(4) 爬行训练:爬行训练应该先从手膝跪位训练开始,当患儿能达到手膝跪位后,开始练习爬行动作,治疗师用手固定骨盆,然后轻轻将骨盆左右交替上抬,帮助其爬行。患儿刚开始手脚同侧向前伸,逐渐变成左手右脚及右手左脚的交替爬行。

(5) 跪立训练:在维持跪立位姿势时,髋部控制是关键。治疗师可用双手扶助患儿两侧髋部,或一手托住臀部,另一手抵住胸部,使患儿髋部充分伸展;也可根据患儿上肢功能,在跪立时上肢提供适当支持。

(6) 站立训练:站立是行走的基础,掌握站立功能后才可以进入行走训练。训练患儿从地上站立起来时,需注意保持患儿的两侧大腿分开和外旋,并用手顶住膝盖,使重心往前倾,双足均匀地落在地上。要求头部保持正中位,上身平直,髋、膝关节伸展。开始训练时,可让患儿靠墙站、利用站立架或倾斜板进行站立训练。在站立训练基础上,让患儿做跨步站立训练。当具备了使重心由两条腿向一条腿转移的能力时,开始学习行走。

(7) 行走训练:患儿步行训练时,治疗师站在患儿后面,让其背部紧靠自己身体,双手抓握患儿上臂近腋窝处,治疗师用自己的腿慢慢迈步,推动患儿的腿迈步。对于下肢功能稍好的患儿,也可利用助行器、矫正鞋、拐杖、平行杠等进行步行训练,以后逐渐减少扶持和帮助,并过渡到独立步行。

2. 作业治疗　脑瘫患儿作业治疗的主要内容是日常生活能力训练,包括进食、穿脱衣服、大小便、洗浴等及手的精细功能等。

(1) 日常生活活动能力训练

1) 进食训练:训练患儿自己进食时,要注意摆正喂食的姿势,控制患儿的下颌,主要训练上肢的主动伸展、眼手协调、抓握与放开、手口协调、咀嚼与吞咽等动作的完成。

2) 穿、脱衣训练:要让患儿理解身体的各部位、衣服的结构、身体在空间中的位置和穿衣的顺序。如穿衣时先穿患侧,再穿健侧;脱衣时先脱健侧,再脱患侧。穿脱裤子要训练基本的体位转换,如从侧卧位到仰卧位,从坐位到站位。

3) 大小便训练:首先要让患儿养成定时大小便的习惯,学会控制大小便。然后训练向下蹲坐、坐在便盆上、站起这一过程。大小便训练也是综合动作的训练,其中涉及到坐位平衡、站立平衡、体位转换及穿脱裤子等。

4) 洗浴训练:训练患儿坐位平衡、上肢运动、手眼协调、对头和躯干的控制等。帮助患儿保持身体平衡或将其置于有利于控制头和躯干的体位,这是解决患儿独立洗澡的关键所在。可在浴室安装各种扶手、使用防滑垫。

(2) 手的技巧训练:包括对称地用手训练,如拍手、揉捏橡皮泥等;手的抓放动作训练,如抓放小的物件到一个容器中;手的精细动作训练,如搭积木、拼图、插棍、插针、涂彩、描画等;借助器材训练手功能。

3. 物理因子治疗　包括低频电疗法、温热疗法、水疗法、生物反馈疗法等,可根据患儿病情具体情况选择应用。

4. 言语治疗　脑瘫患儿常见的言语障碍类型为构音障碍和言语发育迟缓。构音障碍由发声器官运动失调引起,需进行呼吸训练,改善下颌、上唇及舌肌、软腭等运动控制,进行构音训练。言语发育迟缓的患儿,要根据患儿年龄等具体情况,制订训练计划,通过使用语言符号、练习发声,使其理解语言的概念和含义,逐步训练其语言交往能力。

全身肌张力的控制有助于改善发声器官的痉挛,故言语治疗时患儿应采取抗痉挛体位,全身放松。

5. 支具或矫形器的应用　在物理治疗和作业治疗中常配合使用支具或矫形器,以达到限制关节异常活动、提高稳定性、协助控制肌痉挛、保持肌肉长度、预防畸形、辅助改善运动功能等目的。矫形器的应用关键在于根据患儿的个体情况选择最佳佩戴时期和类型,应由康复医师、治疗师和矫形师等治疗小组成员共同协商决定。

6. 药物治疗　常用的药物有脑神经营养药、肌肉松弛剂等。药物治疗只有在必要时才能使用，它不能替代功能性训练。对于全身多处痉挛的患儿，可采用口服抗痉挛药。近年来，巴氯芬通过植入泵进行鞘内给药被证明对肌张力广泛升高并干扰了功能的患者非常有效，且副作用小，比口服巴氯芬更加安全高效。局部痉挛肌可注射A型肉毒抗毒素，以有效降低痉挛，防止畸形。

7. 手术治疗　主要用于痉挛型脑瘫患儿，目的是改善肌张力和矫正畸形。对于下肢肌肉广泛痉挛且肌力低下不显著、无挛缩、肌张力降低后功能可以改善的患儿，可采用选择性脊神经后根切断术。如果已出现固定畸形，且上述方法无效，则可采用肌肉或骨关节矫形手术。下肢矫形术应在步态成熟后进行，在手术实施的前后应有规范的康复治疗方案与之相配，严格选择手术适应证，术后尽量缩短固定时间，尽早活动，必要时佩戴支具，以维持疗效。

8. 心理行为治疗　脑瘫患儿常见的心理行为问题有自闭、多动等症状。健康的家庭环境、增加与同龄儿交往及尽早进行心理行为干预是防治的关键。

9. 特殊教育　儿童处于发育成长阶段，面向脑瘫患儿的服务不仅需要有功能性治疗，还应包含针对不同智力水平的特殊教育。因此，建立融医疗、生活照顾和教育为一体的机构，是为患儿提供全面的、连续性服务的很好模式。

（齐　瑞）

## 第四节　脊髓损伤的康复

（一）概述

1. 概念　脊髓损伤(spinal cord injury，SCI)是指由于各种原因引起的脊髓结构、功能的损害，造成损伤水平以下运动、感觉、自主神经障碍，使患者丧失部分或全部工作能力、活动能力和生活自理能力。

脊髓损伤以青壮年为主，男女比例约为4∶1。国外SCI的主要原因是车祸、运动损伤等，我国多为高处坠落、砸伤、交通事故等。

2. 临床特征

(1) 症状：主要是运动控制障碍、行动障碍、感觉障碍、大小便控制障碍、性功能异常。高位脊髓损伤患者可伴有呼吸困难。

(2) 体征：主要有肌力减弱或消失，肌张力异常，腱反射异常，Hoffman征或Babinski征阳性，皮肤感觉异常。高位脊髓损伤患者可出现呼吸运动障碍和自主神经反射性功能异常现象。

3. 临床分类

(1) 创伤性脊髓损伤

1) 脊髓颈段损伤：指脊髓颈段损伤造成的四肢瘫。高位脊髓颈段(C1～4)损伤时，急性期表现为四肢弛缓性瘫痪，随后出现痉挛性瘫痪。可有呼吸困难，中枢性尿潴留或尿失禁。颈膨大(C5～T2)损伤时，表现为上肢的下运动神经元瘫痪，下肢的上运动神经元瘫痪，感觉消失，膀胱功能障碍。

2) 脊髓胸腰段损伤：T3～12脊髓损伤时，表现为下肢的上运动神经元瘫痪和排尿障碍，病灶以下感觉丧失;腰膨大(L1～S2)损伤时,表现为下肢的下运动神经元瘫痪,下肢及会阴部感觉丧失,排尿障碍。

3) 圆锥、马尾损伤:圆锥部(L3～5)损伤无运动障碍,仅有会阴部感觉丧失,低张力型膀胱功能障碍;马尾损伤时,下肢为下运动神经元瘫痪,尿潴留,下肢及会阴部感觉丧失。

(2) 非创伤性脊髓损伤

1) 发育性疾病:脊柱侧弯、脊柱裂、脊髓动静脉畸形、脊髓空洞症等。

2) 后天(获得)性疾病:主要有感染(脊柱结核、吉兰-巴雷综合征、横贯性脊髓炎等)、肿瘤(脊膜瘤、神经胶质瘤、神经纤维瘤、继发于肺癌等的脊髓肿瘤)、退行性疾病、代谢性疾病和医源性疾病等。

4. 临床综合征　典型的脊髓横贯性损伤按损伤水平分为截瘫和四肢瘫。不完全性脊髓损伤具有各种特殊表现,包括:

(1) 中央束综合征:常见于脊髓颈段血管损伤。因为上肢的运动神经偏于脊髓中央,而下肢的运动神经偏于脊髓的外周。血管损伤后,脊髓中央先开始发生损害,然后向外周扩散。因此表现为上肢运动障碍较下肢严重。患者有可能可以步行,但上肢部分或完全瘫痪。

(2) 半切综合征:常见于刀伤或枪伤。脊髓半侧损害,表现为同侧肢体本体感觉和运动障碍,对侧痛、温觉障碍。

(3) 前束综合征:脊髓前部损伤,表现为损伤平面以下运动和痛、温觉丧失,而本体感觉存在。

(4) 后束综合征:脊髓后部损伤,表现为损伤平面以下本体感觉丧失,而运动和痛、温觉存在。

(5) 脊髓圆锥综合征:主要为脊髓骶段圆锥损伤,临床通常表现为无反射性膀胱和肠道运动障碍,下肢反射消失。偶尔可保留脊髓骶段反射。

(6) 马尾综合征:椎管内腰骶神经损害,临床表现除相应的运动或感觉障碍以外,无反射性膀胱及肠道运动障碍,下肢功能和反射活动丧失。

(二) 康复评定

1. 损伤水平评定　脊髓损伤平面指脊髓具有身体双侧正常运动、感觉功能的最低脊髓节段。脊髓损伤水平主要以运动损伤平面为依据,但 T2～L1 阶段损伤运动平面难以评定,故以感觉平面来确定。评定时需同时检查身体两侧的运动损伤平面和感觉损伤平面,并用左侧感觉阶段、右侧感觉阶段、左侧运动阶段、右侧运动阶段分别记录。

(1) 运动平面的评定:运动损伤平面主要通过检查关键肌(确定神经损伤平面的标志性肌肉)的徒手肌力评定来确定。将肌力 3 级的关键肌定位运动损伤平面,但该平面以上的关键肌的肌力必须≥4 级。运动评分(motor score)是美国脊髓损伤协会(American Spinal Injury Association,ASIA)根据神经支配的特点,确定了人体左右各有 10 组关键肌,采用 MMT 法测定肌力,每一块肌肉的得分与测得的肌力级别相同,为 0～5 分。两侧最高分合计 100 分。评分越高表明肌肉功能越好(表 4-6)。

(2) 感觉平面的评定:感觉损伤平面主要通过检查以 ASIA 标准确定的 28 个感觉关键点(确定神经损伤平面的标志性皮肤部位)的痛觉和轻触觉来确定。感觉评分(sensory score):正常评 2 分,异常 1 分,消失 0 分。每一脊髓节段一侧正常痛觉和轻触觉各 2 分。28 个感觉关键点的正常感觉功能总分 224 分(表 4-7)。

表 4-6 运动评分

| 右侧评分 | 平 面 | 关键肌肉 | 左侧评分 |
|---|---|---|---|
| 5 | C5 | 肱二头肌 | 5 |
| 5 | C6 | 桡侧腕伸肌 | 5 |
| 5 | C7 | 肱三头肌 | 5 |
| 5 | C8 | 中指指深屈肌 | 5 |
| 5 | T1 | 小指外展肌 | 5 |
| 5 | L2 | 髂腰肌 | 5 |
| 5 | L3 | 股四头肌 | 5 |
| 5 | L4 | 胫前肌 | 5 |
| 5 | L5 | 踇长伸肌 | 5 |
| 5 | S1 | 腓肠肌 | 5 |

表 4-7 感觉平面确定

| 平 面 | 部 位 | 平 面 | 部 位 |
|---|---|---|---|
| C2 | 枕骨粗隆 | T8 | 第八肋间锁骨中线 |
| C3 | 锁骨上窝 | T9 | 第九肋间锁骨中线 |
| C4 | 肩锁关节顶部 | T10 | 脐水平锁骨中线 |
| C5 | 肘前窝桡侧 | T11 | 第十一肋间(在 T10～12 之间)锁骨中线 |
| C6 | 拇指 | T12 | 腹股沟韧带中点 |
| C7 | 中指 | L1 | 大腿前方(在 T12～L2 距离的一半) |
| C8 | 小指 | L2 | 大腿前方中点 |
| T1 | 肘前窝尺侧 | L3 | 股骨内侧髁 |
| T2 | 腋窝顶部 | L4 | 内踝 |
| T3 | 第三肋间锁骨中线 | L5 | 足背第三跖趾关节 |
| T4 | 第四肋间锁骨中线 | S1 | 足跟外侧 |
| T5 | 第五肋间锁骨中线 | S2 | 腘窝中点 |
| T6 | 剑突水平 | S3 | 坐骨结节 |
| T7 | 第七肋间锁骨中线 | S4～5 | 肛周区 |

(3) 脊髓功能部分保留区：完全脊髓损伤患者在脊髓损伤水平以下 1～3 个脊髓节段中仍有可能保留部分感觉或运动功能，脊髓损伤水平与脊髓功能完全消失的水平之间的脊髓节段称为脊髓功能部分保留区。

2. 损伤程度评定　根据 ASIA 的损伤分级(表 4-8)，损伤是否完全以脊髓最低骶段(S4～5)有无残留感觉和运动功能为准。脊髓骶段的感觉功能包括肛门皮肤黏膜交界处感觉及肛门深部感觉，运动功能是肛门指检时肛门外括约肌的随意收缩。

(1) 完全性脊髓损伤：脊髓最低骶段(S4～5)的感觉和运动功能完全丧失。可有部分保留区，但不超过 3 个节段。

(2) 不完全性脊髓损伤：脊髓最低骶段(S4～5)有感觉和运动功能残留，部分保留区超过 3 个节段。临床上不完全性脊髓损伤尤其是不完全性脊髓颈段损伤，常见前述的 6 种临床综合征。

表 4－8　ASIA 脊髓功能损伤分级

| | 损伤程度 | 临床表现 |
|---|---|---|
| A | 完全性损伤 | 脊髓最低骶段的感觉和运动功能均消失 |
| B | 不完全性损伤 | 损伤平面以下包括 S4～5 有感觉功能，但无运动功能 |
| C | 不完全性损伤 | 损伤平面以下运动功能存在，大多数关键肌肌力＜3 级 |
| D | 不完全性损伤 | 损伤平面以下运动功能存在，大多数关键肌肌力≥3 级 |
| E | 正常 | 感觉和运动功能正常 |

3. 脊髓休克的评定　球(海绵体)-肛门反射和肛门反射是判断脊髓休克是否结束的指征之一，反射消失为休克期，反射的再出现表示脊髓休克已经结束。此外，脊髓损伤平面以下出现任何感觉、运动或肌张力升高也表示脊髓休克结束。具体方法：

(1) 球(海绵体)-肛门反射：一手示指插入肛门，另一手刺激龟头(或女性的阴蒂)，阳性时可以感觉到肛门外括约肌的收缩。

(2) 肛门反射：刺激肛门引起肛门括约肌的收缩为阳性，临床意义同球(海绵体)-肛门反射。

4. ADL 评定

(1) 改良 Barthel 指数：截瘫患者可用改良的 Barthel 指数进行评定。

(2) 四肢瘫功能指数：对于四肢瘫患者用四肢瘫功能指数(quadriplegic index of function, QIF)进行评定。由转移、梳洗、洗澡、进食、穿脱衣服、轮椅活动、床上活动、膀胱功能、直肠功能、护理知识 10 项内容按不同权重方法得出总分，然后以下列公式求出 QIF 分。

$$\text{QIF 分} = \frac{\text{权重后的总分}}{200} \times 100$$

5. 功能恢复的预测　完全性脊髓损伤患者，其脊髓损伤平面与功能恢复的预后直接相关(表 4－9)。

表 4－9　脊髓损伤与功能恢复的关系

| 神经平面 | 活动能力 | 生活自立能力 |
|---|---|---|
| C1～3 | 依赖膈肌起搏维持呼吸，可用声控方式操纵某些活动 | 完全依赖 |
| C4 | 使用电动高靠背轮椅，有时需要辅助呼吸 | 高度依赖 |
| C5 | 可用手在平坦路面上驱动高靠背轮椅，需要上肢辅助具及特殊推轮 | 大部依赖 |
| C6 | 可用手驱动轮椅，独立穿上衣，可以基本独立完成转移，可驾驶特殊改装汽车 | 中度依赖 |
| C7 | 可独立完成床-轮椅/厕所/浴室转移 | 大部自理 |
| C8～T4 | 可用轮椅活动，使用骨盆长支具站立 | 基本自理 |
| T5～8 | 可用支具进行治疗性步行 | 基本自理 |
| T9～12 | 可用长下肢支具进行治疗性步行 | 基本自理 |
| L1～3 | 长腿矫形器扶杖步行，长距离行动需轮椅 | 基本自理 |
| L4～S1 | 短腿矫形器扶杖步行，无需轮椅 | 基本自理 |

(三) 康复治疗

脊髓损伤的康复治疗包括早期康复治疗和中后期康复治疗。早期是指脊髓损伤发生后到骨科情况容许患者伤区脊柱适当负重以采取垂直体位的这一段时间，一般是发病后 6～8 周。此后即进入中后期，一般在 8～12 周。

1. 早期的康复治疗措施　患者脊髓损伤后一旦生命体征平稳、脊柱稳定后，即可进行康复训练。早期康复主要在床边进行，目的在于防止肌肉萎缩、骨质疏松、关节挛缩等。主要内容有：

（1）保持正确体位：患者在床上的正确体位，不仅对保持骨折部位的正常排列，而且对于预防褥疮、关节挛缩及痉挛的发生都是非常重要的，应在发病后立即按照正确体位摆放患者。仰卧位时四肢瘫患者肩部下垫的枕头要足够高，使两肩不至后缩，肘关节伸展，腕关节背伸，拇指外展背伸，手指应处于微屈位，髋关节伸展，踝关节背屈；侧卧位时双肩均向前，呈屈曲位，肘关节屈曲，前臂旋后，腕关节自然伸展，手指自然屈曲，位于下侧的髋、膝关节伸展，上侧髋、膝关节屈曲放在枕头上与下侧腿隔开，踝关节自然背伸。

（2）体位变换：对卧床患者应定时变换体位，可以采用仰卧位、侧卧位和俯卧位，一般每 2 h 翻身 1 次，以防止褥疮的发生。

（3）关节活动度训练：生命体征稳定之后就应开始对瘫痪肢体各关节进行被动运动训练，每日 1～2 次，每一关节在各轴向活动 10～20 次，以防止肌肉挛缩和关节畸形。进行被动运动时要注意动作轻柔、缓慢，活动范围不超过最大生理范围。禁止同时屈曲腕关节和指关节，以避免拉伤伸肌肌腱。

（4）呼吸功能训练：对高位脊髓损伤有呼吸功能障碍的患者，训练深呼吸、腹式呼吸运动，采用叩击胸背部和体位引流方法促进排痰。

（5）直立适应性训练：对骨折已趋稳定或进行了充分内固定的患者应早期就开始直立训练。为了防止体位性低血压，可利用摇床从 30°角开始训练，每日 1～2 次，每次 30～60 min。以后逐渐增加角度，直至能够完全坐起。然后利用斜板床从 30°开始逐步进行站立训练，以不出现头晕等低血压症状为度，以后逐渐增加角度直至 90°。下肢可用弹力绷带，同时可使用腹带，以增加静脉淋巴回流。

（6）膀胱和直肠功能训练：脊髓损伤后早期常有尿潴留，一般采用留置导尿的方式。留置导尿要尽早结束，随后采用间歇导尿、自主排尿或反射排尿训练。脊髓损伤后主要的直肠问题是便秘，可采用润滑剂、缓泻剂或手指肛门牵张法处理。

（7）心理治疗：脊髓损伤患者会有严重的心理障碍，患者易产生抑郁、焦虑，甚至出现自杀。应该及时发现患者的心理障碍并进行积极的治疗，调动患者参与康复的积极性，帮助其建立生活的信心。

2. *中后期的康复治疗措施*　中后期阶段是在早期阶段康复治疗的基础上，加强残存肌力和全身耐力训练，进行站立和步行训练及轮椅使用训练。

（1）肌力训练：完全性脊髓损伤的患者肌力训练的重点主要是背阔肌、肩部和上肢肌、躯干肌肌力。不完全性脊髓损伤还要训练残存肌力，肌力 3 级的肌肉可采用渐进性抗阻力训练方法；肌力 2 级时采用辅助运动和主动运动；肌力 1 级时采用功能性电刺激的方式进行训练。对于采用低靠背轮椅者，还需要进行腰背肌的训练。卧位时采用举重、支撑，坐位时利用倒立架、支撑架等训练。

（2）肌肉与关节牵伸训练：牵伸训练是康复治疗过程中始终进行的项目，主要牵伸腘绳肌、内收肌和跟腱。牵伸腘绳肌是为了使患者的直腿抬高大于 90°，便于患者独立坐起；牵伸内收肌是为了避免内收肌痉挛导致会阴部清洁困难；牵伸跟腱是防止跟腱挛缩，以利于步行训练。牵伸还可以针对某些痉挛肌肉以降低张力。

(3) 坐位训练:正确的独立坐位是进行转移、轮椅和步行训练的前提。床上坐位可分为长坐位(膝关节伸直)和短坐位(膝关节屈曲)。实现长坐位必须腘绳肌牵张良好,髋关节活动度超过90°。除独立坐位,还应训练坐位平衡。

(4) 转移训练:转移动作方法种类较多,可以根据脊髓损伤患者的损伤平面、残余肌力、关节活动度等情况进行选择。转移动作除需具备平衡能力外,还需要有很强的上肢肌(如肱三头肌及伸腕肌等)肌力。四肢瘫患者只能完成转移平面高度一致的转移动作,而大多数截瘫患者则经过训练后能够转移到任何一高度的平面上,可进行床-轮椅转移和轮椅-坐便器转移等训练。

(5) 步行训练:完全性脊髓损伤患者步行的基本条件是上肢有足够的支撑力和控制力。不完全损伤患者,则要根据残留肌力的情况确定步行能力。关节控制肌的肌力经过训练仍然达不到3级以上,则需要适当的矫形器来代偿肌肉功能。步行训练分为平行杠内训练和拐杖步行训练。当患者达到站位平衡时,可以进行平行杠内站立和行走训练,平行杠内行走训练包括摆至步训练、摆过步训练、四点步训练,步行技巧熟练后进行拐杖行走训练。耐力增强之后,可以练习上下台阶、跨越障碍等训练。近年来随着减重步行训练装置的应用,使脊髓损伤患者的步行训练更加容易。

(6) 轮椅训练:伤后2~3个月患者脊柱稳定性良好,坐位训练已完成,可独立坐15 min以上时,开始进行轮椅训练,而训练上肢的力量和耐力是使用轮椅的前提。轮椅训练包括前后轮训练、左右转训练、进退操纵、前轮翘起行走和旋转操纵、上下台阶训练等。注意每坐30 min,必须用上肢撑起或侧倾躯干,使臀部离开椅面减轻压力,以免发生坐骨结节褥疮。

(7) 辅助器械的使用:辅助器械的应用是脊髓损伤康复治疗的重要组成部分。脊髓损伤的水平不同,其康复目标不同,则所需要的辅助器械也不相同。四肢瘫患者主要应用上肢支具、自助具和轻型轮椅,截瘫患者主要应用下肢支具、助行器和标准轮椅。

手部夹板对脊髓颈段损伤患者是必须的,应该在入院后48 h内使用。下肢矫形器是很多截瘫患者站立步行所必需的。无助动功能步行矫形器多采用双侧髋膝踝足矫形器(HKAFO)、双侧膝踝足矫形器(KAFO)和踝足矫形器(AFO)。行走主要靠患者身体重心前倾和骨盆侧倾来实现,故进行站立和行走功能训练时应使用双拐,注意安全。以ARGO(advanced reciprocating gait orthosis)为代表的助动功能步行矫形器应用于临床,使得T4以下的完全性脊髓胸段损伤患者应用步行矫形器进行实用性步行成为可能。ARGO的结构设计特点使其不仅在步行中有助动功能,而且在患者站立与坐位的姿势互换过程中也有助动功能。不需要先用手开关膝关节部的铰链锁即可直接起立或坐下,且因膝关节部支具的弹性装置使得姿势互换时得到助动,省力易行。

3. *并发症的处理*　脊髓损伤后主要的致死并发症为褥疮并发败血症、尿路感染、呼吸系统感染等,也有痉挛、深静脉血栓、性功能障碍、异位骨化等并发症。并发症处理不当会影响到患者的功能康复,甚至危及生命。褥疮、尿路感染、痉挛的处理参见有关章节。

(1) 深静脉血栓:下肢深静脉血栓是脊柱脊髓损伤常见并发症,往往隐匿出现,容易被忽视。脊髓损伤患者深静脉血栓的发生率较高,有时会发展成为肺栓塞,危及患者的生命。深部静脉血栓及肺栓塞常发生在脊髓损伤后1个月内,故要注意观察患者两侧下肢的腿围,是否有水肿出现,做到早期诊断并采取治疗措施。预防措施有尽早应用弹力袜和弹力绷带,早期靠床站立训练,以使截瘫的肢体血管神经舒缩功能得到改善。药物治疗常用肝素、右旋糖酐40和尿激酶等。

(2) 性功能障碍

1) 脊髓损伤平面及严重程度与性功能障碍的关系:脊髓损伤后性功能障碍的男性患者表现为勃起异常和射精异常;女性患者主要表现为阴道痉挛及性欲高潮障碍,而生育功能不受影响。性功能障碍与脊髓损伤平面有密切关系。

2) 恢复男性勃起能力的技术:①阴茎海绵体注射血管活性物质(常用罂粟碱和酚妥拉明联合使用,一般注射于阴茎根部后外侧)。②真空技术。③阴茎假体。④其他方法,如骶前神经刺激器可以作为治疗尿失禁的方法,也可以造成阴茎勃起,故有将刺激电极植入体内作为刺激阴茎勃起的治疗方法。

(3) 异位骨化:异位骨化是指在正常情况下不具有骨化性质的组织中有骨形成,其特点是在关节周围的软组织中形成新骨,里面包裹有坏死组织、碎骨、血液等,是脊髓损伤常见的并发症,发病率为 10%～53%。此症一般发生在损伤后 1～4 个月,常发生在脊髓损伤平面以下,以髋关节常见,其次为膝、肘和肩关节,手和脊柱也可受累。预防和治疗措施有:进行关节被动运动时要注意动作轻柔,不可采用暴力,以免拉伤软组织;一旦出现异位骨化,早期常用局部冷疗且暂停被动运动 1 周,后期采用消炎止痛药及手术治疗。

(齐　瑞)

## 第五节　骨折后的康复

(一) 概述

1. 概念　骨或软骨的连续性和完整性发生断裂,称为骨折,骨骺发生分离也属骨折,是临床常见病、多发病,尤其以四肢、脊柱骨折为多见。

2. 主要功能障碍和临床表现

(1) 损伤后炎性反应和肢体肿胀:骨折后局部组织受到损害,同时并发出血和血管内血栓形成,临床上表现为肿胀、疼痛;骨折愈合后的肢体肿胀多由于血管壁弹性减弱、运动减少,使肌肉的“唧筒”作用减弱而产生的血液回流障碍所致。

(2) 局部肌肉萎缩和肌力下降:肌肉对废用十分敏感,肢体制动后肌肉的废用性萎缩很快发生,正常人上肢长臂石膏固定 1 个月,握力可下降 44%。这是因为肢体被固定时,肌肉收缩大为减少,神经的向心及离心冲动减少,神经的轴索流变慢,神经对肌肉的营养作用减少以及制动时局部组织血流减少所致。多数废用性肌萎缩是可逆的,仅有肌纤维变细,当肌萎缩严重时可有部分肌纤维透明变性并崩解。

(3) 关节活动障碍:制动后关节周围纤维组织的挛缩及关节内外组织的粘连是导致关节主动、被动活动均受限的一个重要原因。关节囊、韧带、肌腱和疏松结缔组织缺乏必要的牵拉而逐渐挛缩,使关节活动受限。老年人纤维组织挛缩的倾向增加,可因局部不太严重的损伤或其他原因而导致肢体多关节功能障碍。制动时关节内滑膜纤维、脂肪组织增生,软骨表面有血管翳增生,可侵蚀软骨,形成关节内粘连。而关节周围疏松结缔组织中的胶原纤维互相粘连,损伤后局部血肿和渗出物吸收不完全,致使纤维化造成瘢痕粘连,以及滑囊内滑液减少甚至干涸、滑囊闭合或消失，而形成关节周围粘连。除此以外，可能存在的关节内结构异常如骨缺损、关节内骨折复位欠佳、关节内存在游离体、关节软骨因营养障碍而坏死，甚至剥脱形成溃疡等，以及关节周围软组织严重损伤后的瘢痕形成，均可明显影响关节的活动范围。非外伤部位的关节也可因为长时间不活动导致关节僵硬，同样需要在临床上引起重视。

（4）骨强度降低：制动使骨丧失了应力负荷的刺激，同时使骨组织血液循环受到影响，导致骨代谢障碍，骨无机盐流失，引起骨质疏松。在肌腱、韧带附着处骨质疏松更为明显，粗暴的被动活动则可能造成撕脱性骨折。

（5）关节稳定性减弱：制动使关节韧带强度降低，同时由于部分肌肉萎缩、肌力下降，吸收和缓冲应力的能力减弱，使韧带失去保护和支持，而容易损伤。

（6）整体功能下降：骨折后因各种原因如下肢或脊柱骨折、年老体弱者、其他严重的骨折或并发其他损伤而需要较长时间卧床休息，可对全身健康状况产生明显影响，各系统功能均发生减退，容易并发坠积性肺炎、褥疮、便秘、尿路感染和静脉血栓形成等。

（7）心理障碍：因各种原因而产生上述的康复问题，特别是经过康复治疗后功能障碍仍较明显，并有可能长期存在时，患者可出现各种心理问题如焦虑、忧郁等。如果这种功能障碍严重影响患者的生活质量和工作要求时，更应注意其心理的异常变化。

（二）康复评定

骨折常用的评定内容有关节活动度测定、肌力和肌耐力评定、肢体围径和长度的测定、步态分析、日常生活活动能力评定、肌电图和运动诱发电位检查、对骨折处软组织损伤的评定等，临床可以根据需要选用相应的评定方法，以进行康复前诊断、评估康复程度和评价康复疗效。

1. 关节活动度评定　使用通用或方盘测角器测量关节活动度，可分别测量关节的主动和被动活动度，衡量关节的活动功能，评价康复疗效应以关节的被动活动度为准。

2. 肌力、肌耐力评定　使用徒手或器械肌力评定进行测试，评定肌肉的功能状态和障碍程度。

3. 肢体围径和长度的测定　选用软尺测量同一水平高度的肢体围径，双侧进行对比；肢体长度的测定有助于了解肢体是否发生骨折畸形愈合。

4. 步态分析　下肢骨折者进行步态分析，定性和定量分析法结合，以判断关节活动有无受限、承重能力、肌肉力量、感觉有无障碍、身体协调性等。

5. 日常生活活动能力评定　该评定是康复医学中很基本、很重要的内容，评价骨折患者日常生活活动中的自理能力，可在康复治疗中逐步树立患者自信心，以期取得更佳的康复疗效。

6. 肌电图、运动诱发电位检查　通过肌电图、运动诱发电位检查，以明确骨折有无伴随神经损伤。

（三）康复治疗

复位、固定和功能锻炼是骨折治疗的基本原则。功能锻炼是骨折治疗的重要组成部分，也是康复的主要手段。各种类型的骨折经妥善复位、固定处理后，都应早期进行康复治疗，以促进骨折愈合，减轻和消除骨折后的不良影响。骨折康复治疗的目的是最大限度地发挥创伤后肢体的功能。

骨折的康复治疗应遵循骨折后的病理变化过程，但这一连续过程不能截然以时间划分。为了便于临床制订和实施康复治疗计划，可分为两期进行康复治疗。在骨折愈合尚未坚固稳定、局部肢体尚需固定制动阶段，可进行第一期的康复治疗。由于此时骨折处于愈合过程中，又称愈合期康复。主动或被动肌肉关节的活动不仅可以防止肌肉萎缩和关节僵硬，而且也有利于骨折愈合。所以，只有将有效的固定和合理的运动结合起来，才能使骨折局部获得相对的稳定，并为肌肉与关节运动创造条件。骨折愈合已稳固、外固定去除后，可进行第二期的康复治疗。由于此时骨折已基本愈合，康复治疗着重于功能恢复，又称恢复期康复。

1. *愈合期的康复治疗措施* 此期康复尤为重要，可以明显减轻骨折后的不良影响，也为恢复期的康复创造条件。此期康复目前尚未得到应有的重视，如果在制动解除出现肢体僵硬、肌肉萎缩，再进行康复治疗，功能恢复多不理想。在骨折复位并进行固定或牵引 2～3 d 后，局部损伤反应开始减退，即可开始康复治疗。

(1) 关节活动度训练：在骨折固定部位远端和近端的关节进行主动或被动活动训练，这种活动应在关节所具有的各个活动平面上进行，逐渐增加活动范围和运动量，但应避免影响骨折断端的稳定性。每日 2～3 次，每个活动轴位 10～20 次。在这种对未固定关节的活动训练中，尤其要加强易发生挛缩关节的活动，如肩关节外展、外旋，掌指关节屈伸和踝关节背伸等活动。关节活动还可促进骨痂形成及愈合，加快骨折康复的进程。如是关节内骨折，可于固定 3～4 周后，每日取下外固定物，对受累关节进行短时间、不负重的主动活动，然后再予以固定，每日 1～2 次，活动幅度及重复次数逐渐增加。局部夹板固定时，关节的主动活动可提前至伤后半个月，活动量也应逐渐增加。

(2) 持续被动活动(CPM)：骨折已经内固定且无需外固定，则可早期进行 CPM 治疗。利用机械和电动活动装置，使肢体在伤后早期进行持续、缓慢、无痛范围内的被动活动，并逐渐增加活动范围。其适应证较广，包括关节内手术后，骨折内固定术后，肌肉、肌腱、韧带损伤术后，关节松解术后，人工关节置换术后等。许多实验证明，CPM 机治疗可以促进伤口的愈合和关节软骨的修复、再生，加快关节液的分泌和吸收，促进关节周围软组织的血液循环和损伤软组织的修复。临床实践证明，CPM 机治疗可以缓解疼痛，改善关节活动范围，防止粘连和关节僵硬，消除手术和制动带来的并发症。

(3) 等长收缩运动：局部肌肉在复位基本稳定、无明显疼痛时，可进行等长收缩，每日 2～3 次，每次 5～10 min。主动的肌肉收缩能使肌腹和肌腱向近端滑移，是防止或减轻粘连的重要方法之一。

(4) 维持机体整体功能：尽可能保持正常活动对于维持机体整体功能水平具有重要的作用，包括未受伤肢体的正常活动，尽早起床站立、负重行走，即使是下肢骨折者也应努力拄拐或扶持物体起立。必须卧床的患者特别是年老体弱者，要做卧位保健体操，内容包括深呼吸和咳嗽练习、腹背肌练习、未受伤肢体的正常活动以及大肌群的用力收缩等。

(5) 物理因子治疗：采用低剂量超声波作为新鲜骨折的辅助治疗手段，有助于骨痂形成，但骨骺未愈合的儿童禁用。低强度磁疗法也有一定作用。透热疗法能使深部组织充血，改善局部血液循环，活跃细胞代谢，消炎退肿，有助于骨痂形成，可选用中波、短波、超短波、微波等疗法。光疗法除温热作用外，可直接促使组织再生，常用的有红外线、白炽灯、紫外线等。为减少软组织瘢痕与粘连，可用音频或超声波治疗。为防止肌萎缩，可用低、中频电疗法，电疗可以刺激肌肉被动收缩，临床较多使用，并发周围神经损伤时，肌肉的萎缩更为明显，可以在石膏上开窗进行电刺激。

(6) 推拿治疗：在骨折部位的近端与远端未被固定部分进行手法推拿，可有效地改善局部血液循环，有利于消肿，预防或减轻粘连，推拿应从远端向近端逐渐进行。骨折局部推拿手法的使用需待骨痂愈合良好方可进行。

2. 恢复期的康复治疗措施　固定去除后，恢复期存在有程度不同的关节活动受限和肌肉萎缩，康复治疗的主要目的是争取关节活动度及肌力充分、迅速地恢复，以恢复日常生活、工作和运动能力。

(1) 关节活动度训练：恢复关节活动度是患者的主要要求。轻度的关节活动受限经过主动、辅助和被动锻炼可逐步改善，关节存在较牢固的挛缩和粘连时需进行关节持续牵引，将受累关节近端固定，在其远端按需要的方向用适当重量进行牵引，每次 15 min 左右，每日可行数次，重量大小以引起可耐受的酸痛感觉、不至产生肌肉痉挛为宜。亦可选用关节松动技术或间断固定。关节松动技术主要利用关节的生理运动和附属运动被动地活动患者关节，以改善关节活动范围，通常选用 Maitland 的Ⅲ级或Ⅳ级手法。间断固定是对挛缩过于顽固的关节，在做上述各种增进关节活动度治疗的间隙进行固定，以减少纤维组织的弹性回缩，加强牵引效果。固定材料可用夹板、石膏、热塑材料。固定的位置应逐渐调整，关节活动度增加时应在新的角度进行固定，固定不宜过紧，以免产生褥疮。刚去除固定者可先采用辅助运动，以后随着关节活动范围的增加而减小助力。对组织挛缩、粘连严重，辅助运动与主动运动难以奏效者，可进行被动运动。但运动方向和范围应符合解剖生理学，动作应平稳柔和，不应引起明显疼痛及肌肉痉挛，不可使用暴力而引起新的损伤。

(2) 物理因子治疗：热疗可促进血液循环，软化瘢痕，改善关节活动功能；药物离子导入和音频电疗法可松解粘连。

(3) 推拿治疗：对促进局部血液循环、松解粘连有确切的作用。

(4) 增强肌力的训练：恢复肌力应逐步增加肌肉的工作量，引起肌肉的适度疲劳。如无周围神经损伤或特别严重的肌肉损伤，肌力 3 级以上者应进行抗阻力练习。肌力训练应与关节活动度训练同时进行。

1) 肌力为 0～1 级时，可采用水疗法及水中运动、推拿、低频电疗法、被动运动、辅助运动等。

2) 肌力为 2～3 级时，以主动运动为主，亦可做辅助运动、摆动运动、水中运动。

3) 肌力达 4 级时，应进行抗阻力运动，以争取肌力的最大恢复，通常采用渐进抗阻力训练，亦可用等速练习器进行训练。

(5) 作业治疗：随着关节活动度和肌力的恢复，应逐渐增加肢体动作的复杂性和精确性训练，以恢复其实用功能。上肢着重于完成各种精细动作的各种练习，下肢着重于正常负重和行走的各种练习。

### (四) 常见骨折的康复

1. 上肢骨折

(1) 肱骨外科颈骨折：此型骨折中老年多见，占全身骨折 1% 左右。早期做握拳和屈伸腕、肘关节运动，外展型应限制肩外展活动，内收型则限制肩内收活动。4～6 周解除外固定后应做肩关节各方向活动，配合其他物理治疗，可加快肩关节功能的恢复，避免肩周炎的发生。对老年患者，应尽早进行功能练习。

(2) 肱骨干骨折：此型骨折易并发桡神经损伤。早期多做握拳、屈伸手指、耸肩活动，同时可做其他物理治疗。2 周后复查 X 线片，若出现断端分离现象，应及时纠正。可采用触碰手法，治疗师一手按压肩部，另一手按压肘部，沿肱骨纵轴方向向上挤压，并用弹力绷带“O”字固定法固定，使断端紧密接触。中期可进行肩、肘关节功能练习，逐渐增加各关节活动范围。

(3) 肱骨髁上骨折：此型骨折时易引起肱动脉或正中神经损伤。如无血管、神经损伤，固定后做握拳、屈伸手指及肩、肘关节的功能练习，配合物理治疗。4～6 周后外固定解除，积极做肘关节的屈伸练习，禁止被动反复粗暴屈伸，以避免骨化性肌炎的发生。

(4) 尺、桡骨干双骨折：固定后应立即做握拳、屈伸手指及上肢肌肉的收缩活动。肿胀消退后，做肩、肘关节的功能练习，逐渐增加活动范围及次数。约 6 周后解除外固定，做前臂的旋前、旋后练习，直至前臂的旋转功能恢复。

(5) 桡骨下端骨折：固定后即可做屈伸手指和握拳活动，肿胀减轻后做肩、肘关节活动，4 周后做腕关节活动，解除外固定后做前臂旋转及腕关节大幅度的屈伸练习。

2. 下肢骨折

(1) 股骨颈骨折：多在骨质疏松症的基础上发生，多见于老年人，女性多于男性。应尽早做下肢肌力练习，如股四头肌的等长收缩、踝关节屈伸运动和健肢的功能练习。配合物理治疗，牵引去除后做髌骨的被动活动及髋、膝关节的屈伸活动，3 个月后扶拐行走。有坚固内固定的患者，术后可在床上活动，2 周后扶拐下地或坐轮椅活动，但不宜过早负重。

(2) 股骨干骨折：术后 3～4 d 开始做股四头肌的等长收缩，髌骨被动运动，踝、趾关节主动运动。第三周起开始做髋关节屈伸主动运动和上肢支撑功能练习，并逐渐过渡到小范围的主动伸膝。内固定后，无外固定者可在膝下垫枕，逐渐加高，以扩展主动伸膝的范围。骨折未达到骨性愈合前，应严禁做直腿抬高运动。如患者不受卧床限制，可用双拐杖做步行练习。但负重应根据骨折固定的坚固性和骨折愈合程度，由部分逐渐过渡到完全。

(3) 髌骨骨折：①非手术治疗。适合于髌骨无移位、移位小于 1 cm 或年老体弱者，可采用加压包扎或各种抱膝固定，应尽早做踝关节与足趾的屈伸活动，2 周后做腘绳肌群静力性收缩和髌骨侧向被动运动，4～6 周后增加主动屈膝和被动伸膝练习。②手术治疗。切开复位并做内固定，术后用石膏托固定 3 周，外固定解除后做膝关节屈伸练习及髌骨被动活动。

(4) 胫、腓骨干骨折：康复的主要目的是恢复小腿的长度、对线和负重功能，重点应以胫骨的复位和固定为主。对无移位的骨折，可采用石膏或小夹板固定；有移位的稳定性骨折，可手法复位后用石膏或小夹板固定。如复位固定良好，早期即应开始做股四头肌的收缩活动和足趾的屈伸活动，2 周后可开始屈膝、屈髋活动，6～8 周后可开始不负重的下地活动，10～12 周后可部分负重，逐渐过渡到离拐行走。对不稳定骨折，多采用切开复位和内固定。

3. 脊柱骨折　多发生于脊柱活动度较大的部位，如第五、第六颈椎和胸、腰椎，可分为稳定骨折和不稳定骨折。单纯椎体楔形压缩不超过椎体前缘原有高度的 1/3 者为稳定骨折，椎体骨折合并附件骨折、脱位、棘间韧带断裂、脊髓损伤及严重的椎体粉碎性骨折者为不稳定骨折。脊柱骨折康复治疗的目的是防止躯干肌萎缩，促进骨折愈合，恢复脊柱的稳定性和柔韧性，防止下腰痛及消除长期卧床对机体的不利影响。

(1) 稳定骨折

1) 愈合期康复：不做复位及固定时，卧床 1 周左右，开始进行腰背肌训练。训练强度和时间应逐渐增加，并避免局部明显疼痛。训练中及床上翻身时，应避免脊柱前屈和旋转。4～5 周后，如做卧位练习时无痛，可起床站立行走，时间逐渐延长。采用俯卧位下床方法，由卧位起立时，先俯卧位移至床边，一腿先下地，然后撑起上身，再放下另一腿成站立位，中间不经过坐位，以免腰部屈曲。由站立位卧下时按相反顺序进行。骨折基本愈合后才可取坐位，但应避免屈腰坐，站立和坐位时可佩戴腰围。行石膏固定者，石膏干燥后即可开始做卧床腰背肌等长收缩训练，1～2 周后增加适度的腹肌练习。局部无疼痛时，可起床站立行走，做上下肢活动。

2）恢复期康复：约在受伤 3 个月以后，骨折愈合、石膏去除后，做进一步的腰背肌、腹肌训练和脊柱柔韧性练习。

(2) 不稳定骨折：多需手术治疗，术后卧床 1 个月左右，继以石膏背心固定 3～4 个月。康复训练应适当延缓，术后 2～3 周开始轻度背肌训练，石膏干燥后做腰背肌等长收缩训练及轻度腹肌训练，2 个月后开始站立行走。

(3) 并发脊髓损伤的胸、腰椎骨骨折：应尽早处理，伤后不超过 6 h 为最佳治疗时间，应减压彻底、固定稳妥。对脊髓的任何轻微压迫均可引起严重后果，要设法消除外界的压力，并采用有效的内固定术制动。恢复椎管形态，早期可通过闭合复位或手术疗法，晚期则多需以手术方式恢复与重建椎管形态。预防并发症，常见并发症有肺炎、褥疮、血栓性静脉炎、深部血栓形成、尿路感染、膀胱结石、骨化性肌炎等。

骨折康复中应熟知患者全部病情，定期进行关节活动度和肌力评定。康复方法确定前必须准确掌握骨折的愈合状况，评估断端的牢固程度，如进行 X 线检查等。康复治疗必须循序渐进，由于患者可承受的运动负荷无法精确定量，为避免因过量训练而造成的不良影响，运动负荷应渐进增加。密切观察骨折局部情况，禁忌暴力，运动负荷过量可造成局部损伤。轻者局部肿胀、疼痛，可暂停或减少训练数日、局部冷敷或用消炎镇痛类擦剂或软膏即可；严重者可产生骨痂断裂，骨折断端重新分离。不应通过暴力来改善患者关节运动功能，关节活动范围练习应与肌力练习同步进行，以避免关节软弱不稳而导致关节损伤。

（胡　斌）

## 第六节　软组织损伤的康复

(一) 概述

1. 概念　软组织通常是指人体的皮肤、皮下组织、肌肉、肌腱、韧带、筋膜、关节囊、滑囊、滑膜和神经、血管等。软组织损伤通常是指机械性致伤因素作用于机体所造成的软组织结构完整性破坏或功能障碍。临床上，软组织损伤不包括骨、软骨、关节及内脏等组织的损伤。常见软组织损伤类型有扭伤、挫伤、挤压伤、撕裂伤或断裂伤等，软组织损伤严重时可能并发骨、软骨甚至内脏的损伤。因此，在临床处理过程中应多加注意，及时治疗并发损伤。

软组织损伤的直接原因多是由于外部作用力对组织的直接伤害，如撞击、跌倒、扭转、碾压等。外部直接作用多引起软组织的钝挫损伤，程度较严重，如棍棒打击、撞击、碾压等。如外力远离损伤部位，而是通过力的传导引起组织损伤，多为撕裂伤或扭伤。如因肌肉急骤、强力而不协调地收缩和牵拉则易造成肌肉、肌腱、韧带的撕裂或断裂。

持续劳累性损伤是指较小的力反复、持久地作用引起的组织损伤。长时间行走、坐卧或站立，或长时间以不正确的姿势学习、劳动等，使人体某一部位处于过度用力状态而引起的组织损害，如长期低头或弯腰工作所致颈、腰肌劳损，持续伸腕用力而致的网球肘等均属此类。

2. 主要功能障碍和临床表现

（1）损伤后炎性反应和肢体肿胀：软组织损伤的临床表现为肿胀、疼痛，病理表现为炎症反应，局部组织血流加快、充血、渗出增加、炎性细胞增多，反应强度与损伤的严重性呈正比。

（2）局部肌肉萎缩和肌力下降：较严重的软组织损伤后，常需制动，肌肉对废用十分敏感，肢体制动后肌肉的废用性萎缩很快发生。肢体被固定时，肌肉收缩大为减少，神经的向心及离心冲动减少，神经的轴索流变慢，神经对肌肉的营养作用减少以及制动时局部组织血流减少所致。多数废用性肌萎缩是可逆的，仅有肌纤维变细，当肌萎缩严重时，可有部分肌纤维透明变性并崩解。需要注意的是，在肌萎缩的同时，肌组织含水量增加，脂肪和结缔组织增生，故临床上对肌萎缩程度的估计可能常偏低。

（3）关节活动障碍：软组织损伤后关节周围纤维组织的挛缩及关节内外组织的粘连是导致关节主动、被动活动均受限的一个重要原因。关节囊、韧带、肌腱和疏松结缔组织缺乏必要的牵拉而逐渐挛缩，使关节活动受限。老年人纤维组织挛缩的倾向增加，可因局部不太严重的损伤或其他原因而导致肢体关节功能障碍。

（4）关节稳定性减弱：制动或软组织损伤后所形成的瘢痕使关节韧带强度降低，同时由于部分肌肉萎缩、肌力下降，吸收及缓冲应力的能力减弱，使韧带失去保护和支持，而容易重复损伤。

（5）日常生活活动能力下降：局部制动、疼痛、关节活动受限和肌力下降，可使软组织损伤患者日常生活和工作受到明显影响。

（二）康复评定

软组织损伤康复评定包括临床症状、体征和肢体运动功能两方面。

1. 临床症状、体征的评定

（1）了解疼痛的性质和程度，判断损伤的组织与性质：急性损伤引起的疼痛较剧烈，慢性损伤的疼痛多表现为胀痛、酸痛，且疼痛多与活动牵拉有关。皮肤及皮下组织损伤时疼痛较轻，肌肉、韧带损伤则疼痛较明显。如伴有麻木感或电灼样剧痛，表明有神经损伤。

（2）寻找压痛点，明确病变的部位：压痛点往往代表病灶的部位，通过寻找压痛点，可以明确病变的部位。仔细诊查压痛的位置、范围、程度、深度，以便明确损伤发生在何种组织。

（3）判断局部损伤程度：要通过局部肿胀的检查和有关的运动测试，如关节稳定性测试、神经牵拉试验等。外力较大时，损伤程度重，局部肿胀就严重，可发生皮下组织淤血、深层组织血肿；外力小时，损伤程度轻，局部肿胀也就轻；如有异常活动时，表明并发有骨折或关节脱位。因此，应判断损伤与骨关节、神经、韧带、肌肉、肌腱的关系，并进行有关的运动测试，如关节稳定性测试、神经牵拉试验等。

2. 运动功能的评定　发生在肢体或脊柱的运动创伤，由于局部疼痛、组织肿胀，大多会出现不同程度的运动功能障碍，应通过关节活动度评定、肌力评定和神经功能评定等查明运动障碍的性质。

（三）康复治疗

软组织损伤康复的主要目的是消肿、止痛、消炎、预防和控制感染、促进组织愈合、减少组织粘连与瘢痕、促进功能的恢复。本病康复治疗过程中，既要避免损伤组织过早地承受不当应力负荷而妨碍其愈合，以至转变为慢性损伤，又要及时进行必要的运动，以防止骨、关节及肌肉等组织发生废用性改变。因此，必须尽早、及时地进行适当运动治疗和必要的理疗、按摩等康复治疗，以恢复运动功能，使患者早日康复。

1. 早期的康复治疗措施

(1) 早期治疗：运动创伤的早期治疗常采取的方法是实施“PRICE”常规。“P”(protection)：保护，用弹性绷带、夹板或矫形器固定患部，保护患区免受进一步损伤；“R”(rest)：休息，局部制动、固定以利于局部休息，避免刺激损伤区及牵拉未愈合牢固的组织；“I”(ice)：冰敷，在损伤后24 h或48 h内，局部冰敷、冰水浸泡或冰按摩12～15 min，有镇痛、减少出血和渗出的作用；“C”(compression)：加压，早期用弹性绷带加压包扎，以减少局部出血及水肿；“E”(elevation)：抬高，抬高患部，以利于局部体液回流，减轻水肿。

(2) 物理治疗

1) 物理因子疗法：可酌情选用温热疗法、低频电疗法、中频电疗法、高频电疗法、超声波疗法等。

温热疗法：一般在损伤后48 h开始，先采用低温度、短时间，然后逐渐增加，每次治疗时间应少于30 min，每日1～2次。

低、中频电疗法：经皮电刺激、干扰电或调制中频电疗法有较好的止痛、消肿作用，可适当选择应用，每日1次，每次20 min。

高频电疗法：伤后24 h，可采用小剂量或中等剂量的超短波或微波治疗，每次20 min，每日1～2次，主要作用是促进吸收。开放性损伤并发感染时，应用小剂量的高频电疗法可控制和消除感染。

超声波疗法：超声波治疗有较好的消肿和止痛作用，在损伤24 h后即可选用，中等剂量，每日1～2次，每次8～10 min。

2) 运动疗法：主要包括主动、被动运动练习和恢复肌肉功能的练习、牵伸练习等。

主动、被动运动练习：尽早通过被动运动、辅助运动和主动运动以维持和扩大关节各方向的活动范围。关节活动范围练习每日1～2次，每次每个关节活动3～5遍。

恢复肌肉功能的练习：伤后制动、固定的肢体应尽早开始等长收缩训练，防止肌肉萎缩，此后视病情进行等张收缩训练和抗阻力训练。

牵伸练习：损伤早期应做被动的手法牵伸，以恢复和保持肌肉、肌腱及韧带等结构的正常长度。后期关节活动受限明显时，使用关节功能牵引法或伸展手法，分解已发生的粘连。

3) 推拿治疗：损伤后早期即可开始在损伤部位的近端做向心性推拿，以促进静脉回流，减轻水肿。2～3 d后做损伤局部轻手法推拿，以促进渗出物质吸收。手法治疗时，动作要轻柔，不可引起或加重损伤。

(3) 局部封闭治疗：对慢性运动创伤可用皮质类固醇激素加局麻药做局部痛点注射，每周1次，可重复注射2～3次。

(4) 药物治疗：可酌情选用非甾体消炎药，以消除疼痛、减轻炎症反应。

2. 后期的康复治疗措施　治疗主要是针对存在的问题及功能障碍，如疼痛、关节活动受限以及肌肉萎缩和功能减弱等。早期所采用的各种方法仍可继续应用，但要有所侧重。物理治疗主要用于分解组织粘连、软化瘢痕以及改善与恢复肌肉、关节活动功能等，常用的有温热疗法、音频电疗、超声波疗法和直流电离子导入疗法、运动疗法等。

（四）常见软组织损伤的康复

1. *肩部撞击综合征*　又称肩峰下疼痛弧综合征，是肩关节外展活动时，肱骨头及大结节反复撞击肩峰前缘及肩峰下结构，使局部骨质增生及硬化、肩峰下滑囊受挤压所致。

本病病理是一个渐进的过程，按其进程分为充血水肿期、纤维病变期和骨骼肌腱病损期。临床症状随病变进程逐渐加重。早期病变是可逆的，后期导致不可逆的病损。

本病主要临床症状表现为肩部（肩峰周围及三角肌区）疼痛，以夜间为主；肩无力，特别是患肢上举困难；肩关节有"交锁"现象。主要体征为肩峰前下方与肱骨大结节之间的间隙压痛，疼痛弧试验阳性（上肩外展上举时，60°以内不痛，60°～120°的弧度内出现疼痛，超过120°则疼痛消失；若再将上臂又循原路线放下，在60°～120°疼痛又显现，小于60°时疼痛消失），肩部撞击试验阳性（患者取坐位，检查者位于背后，一手扶住肩部，稳定肩胛骨；另一手托住患肢肘部，将患者上肢向前方快速推动，使肱骨大结节与肩峰撞击，产生疼痛）。病程长者可出现肩关节活动度减小。X线检查早期无变化，后期可出现肱骨大结节硬化、骨赘及囊性变。MRI检查往往能对病变部位及性质做出一个相对准确的诊断。

本病早期诊断和治疗非常重要，康复治疗的具体措施与其他软组织损伤基本相似。治疗的主要目的是消炎止痛、恢复肩关节的功能，其中一个重要原则是避免进行各种使疼痛加重的肩部活动。①局部制动：轻、中度患者应限制肩部活动，疼痛较重者用三角巾悬吊前臂，减少肩关节活动。②局部封闭：损伤较重或疼痛剧烈者可行局部封闭，在肩峰前缘及肩峰下压痛最明显处，用1%普鲁卡因5 ml加醋酸泼尼松龙1 ml行痛点注射，每周1次，可用1～3次，临床疗效显著。③运动疗法：一旦疼痛缓解，就应进行肩部功能锻炼，主要是肩外展、上举和肩部旋转活动以及增强肩带肌力量的训练，以防止发生肩部粘连。④局部理疗：有助于局部炎症消退，减轻或消除粘连。⑤服用消炎止痛药物：可减轻局部炎症反应，缓解疼痛。已引起骨、肌腱、滑囊实质性病变者需手术治疗。

2. *肱二头肌长头肌腱腱鞘炎*　肱二头肌长头肌腱在肱骨结节间沟处由于肩外伤或长期反复活动，使该处的肌腱与腱鞘的摩擦增加，造成腱鞘滑膜层急性水肿或慢性损伤性炎症，使腱鞘管壁增厚、腱鞘腔变窄，从而导致肌腱在腱鞘内的滑动功能发生障碍而出现临床症状。本病多见于中年人，多在外伤或劳损后急性发病，是肩痛的常见原因之一。

本病主要临床表现为：①肩关节前部疼痛，可向上臂前外侧放射，夜间加剧，肩部活动后加重，休息后好转。②早期肩关节活动尚无明显受限，但外展、后伸及旋转时疼痛。逐渐加重，肩关节活动受限，患手不能触及对侧肩胛下角。③肱骨结节间沟处压痛明显。④肱二头肌抗阻力试验（Yergason征）阳性。抗阻力屈肘及前臂旋后时，在肱二头肌长头腱处出现剧烈疼痛。⑤并发有肩周炎或其他疾病患者，疼痛范围广，可见肩关节僵硬及肌萎缩。

本病主要采取非手术疗法，疗效良好。①局部制动：疼痛较重者用三角巾悬吊前臂，减少肩关节活动。②局部封闭：在肱二头肌间沟压痛最明显处，用1%普鲁卡因5 ml加醋酸泼尼松龙1 ml行鞘内注射，每周1次，可用1～3次，临床疗效显著。③运动疗法：一旦疼痛缓解，就应进行肩部功能锻炼，主要是肩上举和肩部旋转活动以及增强肩带肌力量的训练，以防止发生冻结肩。④局部理疗：有助于局部炎症消退，减轻或消除粘连。⑤服用消炎止痛药物：可减轻局部炎症反应，缓解疼痛。

3. *肩袖损伤*　肩袖损伤是肩袖肌腱或并发肩峰下滑囊的损伤性炎症病变。常因反复超常外展运动使肩袖肌腱与骨、韧带不断摩擦，或肌肉的反复牵拉使肌腱、滑囊发生微细损伤所致。

临床表现为肩外展疼痛，有时会向上臂、颈部放射，肩外展或伴内、外旋时疼痛加重。压痛局限于肩峰和肱骨大结节之间。疼痛弧试验阳性，外展外旋抗阻力试验阳性。急性期常伴有三角肌痉挛疼痛，慢性期继发三角肌萎缩乏力。肩袖肌腱断裂少见，完全断裂者肩外展功能丧失，出现“耸肩”现象。

治疗以非手术疗法为主。急性期上臂置于外展30°位，适当休息，理疗、针灸、推拿或痛点封闭的效果均较好。急性期过后，可逐渐做肩关节下垂放松的弯腰晃肩、旋转及举臂等活动。症状完全消失后，可做负重练习。慢性期做肩关节各个方向的运动，注意发展小肌肉的力量及肩关节的柔韧性，但以不引起局部疼痛为原则。肩袖肌腱完全断裂者，应行手术治疗。

4. *肱骨外上髁炎*　又称网球肘，多发生于经常进行前臂旋转或腕关节屈伸活动职业的人，是常见的肘部慢性、劳损性疾病。常因在伸腕、伸指运动时，附着于肱骨外上髁部的肌腱筋膜受到牵拉，超过了所能承受的应力，而损伤伸肌总肌腱附着点。病理上表现为局部充血、水肿、渗出、粘连，部分伸肌总肌腱撕裂、钙化和无菌性坏死等。

主要症状是缓慢出现的肱骨外上髁处的疼痛，可向前臂桡侧、腕部或上臂放射。握物无力，尤其在屈肘时手不能拿重物，但肘关节在伸直位时能提重物，肘部活动正常。肱骨外上髁处有局限性增生隆起。肱骨外上髁、桡骨头或肱桡关节处压痛明显。伸肌腱牵拉试验（Mills 试验）阳性：肘伸直、握拳、屈腕，然后将前臂旋前，即发生肘外侧部剧痛。

治疗以非手术疗法为主。①药物治疗：常选用非甾体消炎药如吲哚美辛、布洛芬等，以及醋酸泼尼松龙加利多卡因做痛点局部封闭注射。②运动疗法：以主动的前臂伸肌伸展与肌力增强训练为主，也可做前臂被动伸展练习。③理疗：如超短波或微波疗法、超声波疗法、直流电药物离子导入疗法等都可采用。对非手术疗法无效或痊愈后又反复发作影响肘部功能者，可行手术治疗。

5. *腕关节扭伤*　腕关节包括桡腕关节和腕骨间关节，结构复杂，软组织众多，既有从前臂来的长肌腱，亦有很多起自腕骨和掌骨处的短小的手肌。腕部除桡、尺骨外尚有8块腕骨，骨与骨之间韧带繁多。因此，腕部直接或间接受外力影响，可引起扭伤。因腕关节受直接或间接暴力影响易导致软组织损伤并发腕关节骨折，故腕部急性损伤必须明确有无腕骨骨折或桡骨、尺骨下端骨折。

急性损伤的症状可见腕部肿胀疼痛，功能活动受限，活动时疼痛加剧，局部有明显压痛。慢性劳损的症状可见腕关节疼痛不甚，无明显肿胀，做较大幅度活动时伤处可有疼痛感，腕部常有“乏力”和“不灵活”感。

检查时，如果将腕关节用力掌屈，在背侧发生疼痛，则为腕背侧韧带与伸指肌腱损伤，反之则为腕掌侧韧带或屈肌腱损伤。如果将腕关节向尺侧倾斜，在桡侧茎突部发生疼痛，则为桡侧副韧带损伤，反之则为尺侧副韧带损伤。如果向各种方向均发生疼痛，且活动明显受限，则多为韧带和肌腱等的复合损伤。

腕部解剖结构复杂，临证时必须注意与桡、尺骨远端骨折，手舟骨骨折，月骨骨折或脱位，三角骨背侧撕脱骨折，手舟、月骨无菌性坏死等鉴别，可进行X线检查以资鉴别。

腕关节扭伤的主要治疗方法以非手术疗法为主。①冷敷：急性损伤后立即冰敷患处，以防止继续出血。②局部固定、制动：经局部冷疗约30 min后应对腕部进行固定。腕部弹力带固定较为常用，固定时间为 2～3 周。③理疗：48 h 后局部采用热疗，如蜡疗、超声波、磁疗等。④推拿及关节运动：伤后 2～3 d 可进行推拿和关节主动活动，促进局部血液循环，减少粘连，改善关节活动度。可用轻手法按压痛点或外关、阳溪、鱼际、合谷等穴位，然后将患腕在轻度拔伸下旋转数次。被动屈伸腕关节，在每一方向保持最大的屈伸活动，然后做轻度负重的腕关节屈伸，每日可做 1～2 次，直到疼痛缓解。手法宜轻柔，活动腕关节时避免重复损伤。⑤局部封闭治疗：疼痛严重者，常用局麻药物与激素混合液 2～3 ml 做腕关节痛点注射，每周 1 次，1～3 次即可。

6. 膝关节侧副韧带损伤　膝关节侧副韧带主要起稳定膝关节的作用。当外部力量作用于膝部并超过韧带或其附着点所能承受的极限时，导致韧带损伤。侧副韧带损伤分内侧副韧带损伤和外侧副韧带损伤，部分损伤和完全损伤(或称断裂)。临床上以内侧副韧带损伤最多见，严重的膝关节外伤可使内侧副韧带损伤与交叉韧带损伤、半月板损伤同时发生，称为膝关节损伤三联症。

侧副韧带损伤一般都有明显外伤史。受伤时可听到韧带撕裂的响声，膝部患侧局部剧痛、肿胀，有时有瘀斑，膝关节不能完全伸直。韧带损伤处压痛明显。内侧副韧带损伤时，压痛点常在股骨内上髁或胫骨内侧髁的下缘处；外侧韧带损伤时，压痛点在股骨外上髁或腓骨头处。可进行侧向活动试验(侧压试验)检查，即患者膝关节伸直，检查者一手握住患肢踝部，另一手掌的大鱼际顶住膝上部的内侧或外侧，强力内收或外展小腿，如内侧副韧带部分损伤，外展时疼痛；如完全断裂，则有异常外展活动度。反之，如外侧副韧带部分损伤，内收时疼痛；如完全断裂，则有异常的内收活动度。

侧副韧带损伤的治疗根据损伤程度的不同而异。侧副韧带部分损伤，早期可采用冰敷、局部制动、固定；损伤后 24～48 h 后，可采用局部温热治疗如红外线疗法、短波或微波疗法等。恢复期可用音频电疗法、超声波疗法、药物离子导入疗法等。运动疗法对膝关节损伤后的功能恢复有效，尤其对恢复膝关节屈伸肌肌力有重要作用，故在损伤后应尽早开始功能练习。侧副韧带完全断裂者，应行手术修复断裂韧带。

7. 膝关节脂肪垫损伤　脂肪垫位于髌骨下面、髌韧带后面与胫股关节之前。主要作用是加强膝关节稳定和减少摩擦。髌下脂肪垫损伤多发生于运动员及膝关节运动较多者，膝关节过度伸展是易发生损伤的因素。主要表现是伸膝痛及髌韧带两侧肿胀与压痛，劳累后症状加重。膝关节屈伸障碍大多不明显。膝关节过伸试验及髌腱松弛压痛试验可为阳性。

本病一般采用以下方法治疗。①一般处理：症状较明显时，应适当减少膝关节活动量，使局部暂时休息、制动。②物理疗法：可采用局部热敷、短波、超短波及微波疗法。早期应适当做幅度较小的膝关节屈伸练习，但避免做过度伸膝动作。当症状有所减轻时，应加强股四头肌肌力训练及膝关节活动度训练。③手术治疗：保守治疗无效，可考虑手术治疗，切除部分增生肥厚组织，术后应加强膝关节功能练习。

8. 踝关节韧带损伤　临床多称踝关节扭伤，一般分内翻扭伤和外翻扭伤两大类，其中内翻扭伤多见。

踝关节扭伤的治疗方法主要有以下方法。①冷敷：伤后立即冰敷患处，以防止继续出血。②局部固定、制动：经局部冷疗约 30 min 后应对患部进行固定。损伤较轻时，采用胶布或弹力绷带固定。外翻损伤采取内翻位固定，内翻损伤则外翻位固定，固定时间为 2～3 周。损伤严重或伴有内、外踝撕脱骨折者应采用石膏固定，固定时间为 4～6 周。③理疗：48 h 后局部采用热疗，如蜡疗、超声波、磁疗等。④推拿及关节运动：伤后 2～3 d 可进行推拿和关节主动运动，促进局部血液循环，减少粘连，改善关节活动度。手法宜轻柔，活动踝关节时应避免重复损伤。

9. 跟腱损伤　急行军、多次弹跳、登山运动等活动，反复牵拉跟腱，可以造成跟腱水肿、充血，严重者可在跟骨结节上方 3 cm 处撕裂跟腱。暴力损伤也可造成跟腱断裂。跟腱损伤后在跟骨结节处有压痛，疼痛肿胀，足跖屈无力，不能踮脚站立，行走时抬足跟困难、跛行。跟腱断裂者踝关节跖屈、背伸无力或不能，断裂处常可触及凹陷，步行时全足跖着地，不能抬起足跟。

轻度跟腱损伤的治疗原则是局部制动休息，积极进行物理治疗和功能锻炼，以改善症状，促进功能恢复。损伤早期，出现组织水肿时，可用局部封闭治疗以助消肿止痛；急性期过后，可以用热敷、理疗及跟腱推拿。跟腱不全断裂者，用前后长石膏托固定踝关节于跖屈位，3 周后改为直角位再固定 2 周。完全断裂经缝合、修补后，以长腿石膏托屈膝并屈跖位固定 6 周。解除固定后，应逐步进行踝关节的伸展活动及行走练习，并辅以物理治疗、推拿和关节松动技术等。

（胡　斌）

## 第七节　颈椎病的康复

### （一）概述

1. 概念　颈椎病是一种常见的中老年疾病。随着年龄的增长，颈椎间盘发生退行性病变，影响颈椎的稳定性而产生一系列病理性改变。这些变化直接刺激、压迫或通过影响血运使颈部脊神经根、脊髓、椎动脉及交感神经发生功能或结构上的损害，引起相应的临床症状。

颈椎病为中老年人的常见病和多发病，男多于女。有调查表明，50 岁左右的人群中有 25% 的人患过或正患本病，而 60 岁则达 50%，70 岁以后几乎是 100%。

近年来，由于临床对该病的病理机制有了深入的了解，以及先进的诊断手段，特别是影像学的发展，使该病的发现（诊断）率不断提高，罹患该病的年龄也渐年轻化，已不单属中老年常见疾病。本病的发生与退行性病变、慢性劳损、头颈部外伤、咽喉部炎症和发育性椎管狭窄等因素有关。

2. 分型和临床表现　对颈椎病的分型，目前在国内多分为颈型、神经根型、脊髓型、椎动脉型、交感神经型和混合型。

（1）颈型颈椎病：是颈椎病中较轻的类型，急性发作时常被俗称“落枕”。其症状以颈部酸胀不适、疼痛、活动受限为主。约半数患者出现颈部活动受限或强迫体位，个别患者出现上肢短暂的感觉异常。体征可见颈僵直、颈肌紧张、颈椎活动受限及受累节段棘突旁压痛等。

（2）神经根型颈椎病：神经根型颈椎病是颈椎病最常见的类型，其症状表现以根性痛、颈部僵硬感、颈椎活动受限、上肢肌力减弱为主。体征有棘突、棘旁或肩胛区有压痛；颈神经根牵拉试验、叩顶试验为阳性；肱二头肌或肱三头肌腱反射可减弱或消失；颈、肩部肌肉张力增高或痉挛；部分患者由于运动神经受损而引起上肢肌肉萎缩无力，手部活动不灵，持物不得力、容易脱落等。

（3）脊髓型颈椎病：脊髓型的发病率较低。患者上肢症状不典型，主要为沉重无力，根性痛并不多见。下肢症状与功能障碍表现为两下肢的波浪型、进行性麻木和运动障碍，患者感觉下肢无力，行走不稳，步态笨拙，常有"脚下踩棉花"的感觉。检查可见下肢肌张力增高，肌力减退，膝、踝关节反射亢进，可有髌阵挛及踝阵挛，病理反射阳性。感觉障碍一般是痛、温觉障碍明显而触觉障碍较轻或正常。

(4) 椎动脉型颈椎病：椎动脉型颈椎病是由于椎动脉受压迫或刺激而引起其供血不足所产生的一系列症状，最常见的表现是头痛、眩晕和视觉障碍等，还可出现精神委靡、乏力嗜睡、耳鸣、耳聋及视力降低。

(5) 交感神经型颈椎病：慢性头痛是交感神经型颈椎病最突出的症状。头痛往往呈持续性，主要出现在额部，特别是眼窝和眉棱骨处。如果影响到眼睛时，由于交感神经兴奋，房水的分泌受到抑制，眼压升高，患者往往出现眼珠疼痛，伴恶心、呕吐。累及咽喉、食管黏膜时，由于黏膜腺体分泌及平滑肌活动紊乱，可产生咽喉不适、干渴和异物感、嗳气等症。干扰心脏交感神经紧张性时，则可引起所谓的"类冠心病综合征"，患者感到胸前区憋闷，心悸怔忡；心电图检查有窦性心律不齐、室性早搏、阵发性心动过速等异常心电活动。导致全身性交感神经紧张时，可引起颈性高血压。

(6) 混合型颈椎病：临床上出现两型或两型以上症状者，为混合型。

(二) 康复评定

1. 临床评定

(1) 颈椎活动度的评定：包括前屈、后伸、侧曲及旋转。

(2) 肌力的测定：对易受累的肌肉，如胸锁乳突肌、斜方肌、冈上肌、三角肌、肱二头肌、肱三头肌、骨间肌等的检查。

(3) 感觉和反射的测定：对神经受损阶段的定位有重要意义。感觉检查包括手部及上肢痛觉、触觉及深感觉等检查，反射检查包括相关的浅反射、深反射及病理反射的检查。

(4) 特殊检查：常用的特殊检查有以下几种。

1) 前屈旋颈试验：令患者头颈部前屈，嘱其向左右旋转活动，如颈椎处出现疼痛即为该试验阳性，提示颈椎骨关节病，表明颈椎关节突关节多有退行性病变。

2) 叩顶试验：患者端坐位，颈部自然挺直。医生左手放在患者的头顶，以右手握拳轻轻叩击左手背，造成椎间孔突然缩小，使神经根受刺激而出现根痛或麻木即为阳性，提示有神经根型颈椎病。

3) 颈椎间孔分离试验：对疑有根性病变者，让其端坐，检查者双手分别托住患者下颌，并以胸或腹部抵住患者枕部逐渐向上行颈椎牵引，以逐渐扩大椎间孔。如上肢麻木、疼痛等症状减轻或有颈部松快感则为阳性，此多为神经根型颈椎病。

4) 颈神经根牵张试验：该试验因同时可检查臂丛神经，故又称为臂丛神经牵张试验。患者取坐位或站位，头稍低并转向健侧。检查者立于患侧，一手抵于患侧顶部，并将其推向健侧，另一手握住患者手腕部将其牵向相反方向，如患者肢体出现麻木或放射痛时，则为阳性。说明颈神经或臂丛神经损伤。

5) 椎动脉扭曲试验：令患者取坐位或站位，并快速做仰头转颈动作(即先仰头到最大限度紧接着转颈)，使椎动脉突然产生扭曲。如出现明显的头昏、头晕、视雾、闪光、恶心、呕吐或倾倒，即为阳性。除颈椎病外，椎动脉硬化、血栓形成、椎动脉炎等亦可出现阳性。试验阳性者，应进一步做脑血流图、脑电图检查，根据几种结果做出综合判断。

6）影像学检查：X线平片显示受累的活动节段存在退行性征象；CT与MR显示和临床表现具有明确因果关系的神经、血管压迫与刺激。脊髓型颈椎病CT、MRI片显示脊髓受骨赘及膨出的颈椎间盘组织压迫。

2. 功能性评定　由日本骨科学会(Japan Orthopedic Association，JOA)推荐对脊髓型颈椎病的评定方法(表4－10)。表中最高分为17分，17分为正常，分数越低则功能越差。以此可以评定手术或治疗前后功能的变化。

**表4－10　JOA17分评定法**

| |
|---|
| Ⅰ上肢运动功能(4分) |
| 0分：患者不能用筷子或匙进食 |
| 1分：患者能用匙但不能用筷子进食 |
| 2分：尽管不容易，患者能用筷子进食 |
| 3分：患者能用筷子进食，但笨拙 |
| 4分：正常 |
| Ⅱ下肢运动功能(4分) |
| 0分：患者不能走路 |
| 1分：在平坦区域内患者需扶持才能走路 |
| 2分：患者在平坦处无需扶持，但上下楼梯需要 |
| 3分：患者能无需支持走路，但笨拙 |
| 4分：正常 |
| Ⅲ感觉功能(6分) |
| ⅰ上肢 |
| 0分：有明显感觉障碍 |
| 1分：轻度感觉障碍 |
| 2分：正常 |
| ⅱ下肢 |
| 0分：有明显感觉障碍 |
| 1分：轻度感觉障碍 |
| 2分：正常 |
| ⅲ躯干 |
| 0分：有明显感觉障碍 |
| 1分：轻度感觉障碍 |
| 2分：正常 |
| ⅳ膀胱功能(3分) |
| 0分：尿潴留 |
| 1分：严重的排尿紊乱 |
| 2分：轻度的排尿紊乱 |
| 3分：正常 |

## (三) 康复治疗

1. 休息　各型颈椎病的急性发作期或初次发作的患者，要适当注意休息。病情严重者宜卧床休息2～3周，可减少颈椎负荷，有利于椎间关节炎症的消退。

2. 颈椎牵引　可取坐位和卧位进行，牵引时必须掌握好牵引的角度、时间和力量三要素，从而达到牵引的最佳效果。

(1) 牵引角度：通过颈屈角度体现，角度愈小则最大作用力愈近颈椎上段，角度愈大则愈近颈椎下端。通常C5～6颈屈角约15°，C6～7约20°，C7～T1约25°。

(2) 牵引力量：以不超过体重的1/8为宜，通常以4 kg开始，根据患者体质及颈部肌肉情况逐渐加量。

(3) 牵引时间及疗程：每次 10～30 min，每日 1～2 次，15～20 次为 1 个疗程。

脊髓型颈椎病和影像学检查脊髓、硬膜囊受压及椎管内压增高、炎症水肿期的患者禁用颈椎牵引；对年老、骨质疏松症患者应以轻负荷、短时间为宜。

3. *手法治疗*　以澳大利亚 Maitland 的方法为主。治疗时患者取卧位，依次采取以下手法：①分离牵引；②屈伸摆动；③侧屈摆动；④旋转摆动；⑤垂直按压棘突；⑥侧方推棘突；⑦垂直按压横突；⑧垂直松动椎间关节。

上述治疗中，①～④为仰卧位操作，⑤～⑧为俯卧位操作。每日或隔日 1 次，每次 15 min，5 次为 1 个疗程。

4. *物理因子治疗*　可以镇痛，缓解颈部肌肉痉挛，消除神经根及其周围组织的炎症水肿，减轻粘连，改善局部组织与脑、脊髓的血液循环，调节自主神经功能，促进肌肉恢复。常用方法有：

(1) 离子导入疗法：是一种利用直流电场作用和电荷同性相斥、异性相吸的特性，将各种中、西药物(普鲁卡因、碘化钾、威灵仙、醋等)作用于颈部的理疗方法。

(2) 中药电熨疗法：是一种在祛风散寒、活血通经为主的中药热敷基础上，再叠加直流电或低频脉冲电流的方法。它兼有中药熏蒸、温热疗法和低频电疗法的共同治疗作用，故有较好的止痛、消炎，改善神经、关节和肌肉功能的治疗效果，对神经根型、颈型效果明显。

(3) 低频电疗法：如感应电疗法、经皮电刺激疗法以脉冲方式作用于颈背部肌肉，可以镇痛，增强肌力，使长期、反复发作所致颈背肌力减弱的患者得到恢复。

(4) 高频电疗法：目前常用的有超短波、短波、微波等方法。利用深部电热作用改善椎管、椎间孔、横突孔内的脊髓、神经根、椎动脉等组织的血液供应，以利于受刺激、压迫的脊髓、神经根、椎动脉等组织恢复。对脊髓型和椎动脉型疗效较好。

(5) 磁疗法：脉冲电磁疗，作用于颈部或患侧上肢，对颈椎病伴有肌肉劳损、肌肉筋膜炎和少数神经根型颈椎病疼痛较明显的患者有效。

5. *运动治疗*　运动疗法的形式很多，但治疗原则基本相同，即通过运动颈椎关节和肩关节，保持关节的灵活度，锻炼颈部肌群的伸缩功能，增强颈肌肌力，维系颈部软组织的自然弹性，避免或松解粘连，纠正颈椎关节突关节的错位，恢复或改善颈椎的生理力线平衡，增进颈椎的稳定性。可根据颈椎病的不同类型、不同阶段分别选择运动方法。急性期选择小剂量的主动运动，慢性期或缓解期选择较大剂量的主动运动。

常用的运动方法为“米”字操，即以头为笔头，用颈作笔杆，按下述顺序反复书写“米”字：先写一横，头尽量由左到右划一横线，头回到正位；再写一竖，头颈尽量向前上方拉伸，自上而下划一竖线，头回到正位；头颈尽量向左上方拉伸成 45°角，头回正位；同法书写米字右上点，头回正位；头颈尽量向右前上方拉伸，向左下方划一撇，头颈回到正中位；头尽量向左前上方拉伸，向右下方划一捺，恢复头颈正位。每次书写 5～10 个“米”字。但“米”字操动作较大，病情较重者应循序渐进，逐步加大运动量，可先活动颈部，后做“米”字操。动作宜柔和，切忌用力过猛。每日做 1～2 次，以操后感觉头、颈、肩轻快和舒适为度。

6. *中医传统康复方法*

(1) 针灸疗法：常取悬钟穴和后溪穴，再配以局部穴位的大椎、风府、天柱等，一般每日 1 次，每次留针 20～30 min，2 周为 1 个疗程。因为悬钟穴属足少阳胆经，为髓之会穴；后溪穴属太阳小肠经，是八脉交会穴之一，通督脉。而颈后部正是督脉、足太阳膀胱经、足少阳胆经必经之路，侧颈部有手太阳小肠经和手少阳三焦经通过，故能起到疏通经络、调理气血、疏筋止痛等功效。

（2）推拿疗法：颈椎病推拿应分期分型治疗。推拿操作常规由松解手法、颈椎调整手法和整理手法三部分组成，松解手法宜在逐步放松的情况下用轻缓柔和的刺激性手法。当患者颈肩背部肌肉逐渐放松之后，宜在颈椎拔伸状态下小幅度旋摇颈椎，以调整颈椎微小错移。整理手法主要采用拿法刺激两侧风池穴、两侧颈椎诸夹脊穴和两侧肩井穴等。

（赵　琛）

## 第八节　腰椎间盘突出症

（一）概述

1. 概念　腰椎间盘突出症是指退变的腰椎间盘纤维环破裂和髓核突出，压迫和刺激脊神经根或马尾神经，引起腰痛、下肢痛等一系列症状和体征。腰椎间盘突出患者中，有一半以上患有不同程度的腰部慢性损伤史，如从事重体力劳动、经常做弯腰工作等。腰椎间盘突出症是骨科常见病之一，约 1/5 的腰腿痛患者是腰椎间盘突出造成的。

腰椎间盘突出症发病率为 4%～7%，约占门诊腰腿痛的 15%，男性常见，易发生于 20～40 岁，占 80%，好发部位在 L4～5 和 L5～S1 椎间盘，约占 98%。1934 年 Mixterher 和 Barr 提出此病，目前从国内外流行病分析来看，其发病率的人口比率和绝对数值均呈上升趋势，发病年龄呈下降趋势。构成椎间盘突出的基本因素是椎间盘退变，但导致椎间盘突出症的诱发因素尚未有明确的定论。一般认为脊柱畸形或脊柱生理曲度的改变、过度负荷、急性损伤如腰背扭伤或挨伤、长期震动与本病的发生关系密切。

2. 临床表现

（1）症状

1）腰痛、下肢放射痛：腰痛常发生于腿痛之前，也可两者同时发生。大多有外伤史，也可无明确之诱因。疼痛具有以下特点：①放射痛沿坐骨神经传导，直达小腿外侧、足背或足趾。如为 L3～4 间隙突出，因 L4 神经根受压迫，产生向大腿前方的放射痛。②一切使脑脊液压力增高的动作，如咳嗽、喷嚏和排便等，都可加重腰痛和放射痛。③活动时疼痛加剧，休息后减轻。多数患者采用侧卧位，并屈曲患肢；个别严重病例在各种体位均疼痛，只能屈髋屈膝跪在床上以缓解症状。并发腰椎管狭窄者，常有间歇性跛行。

2）麻木及感觉异常：常有患肢的麻木、感觉迟钝、发凉等症状。

3）肌肉萎缩：腰椎间盘突出较重者，常伴有患侧下肢的肌萎缩。

4）马尾综合征：中央型巨大腰椎间盘突出症，常压迫突出平面以下的马尾神经。早期表现为双侧严重坐骨神经痛，会阴部麻木、排便、排尿无力。在女性患者可有假性尿失禁，男性患者则表现为阳痿。

（2）体征

1）脊柱侧弯畸形：侧弯主要在下腰部，前屈时更为明显。侧弯的方向取决于突出髓核与神经根的关系。如果突出物在神经根前外侧时，脊柱则凸向患侧；突出物在神经根内侧时，脊柱则凸向健侧。

2）脊柱活动受限：髓核突出，压迫神经根，使腰肌呈保护性紧张，可发生于单侧或双侧。

3）腰部压痛伴放射痛：腰椎间盘突出部位的患侧棘突旁有局限的压痛点，并伴有向小腿或足部的放射痛，此点对诊断有重要意义。

（二）康复评定

1. 腰椎活动度的评定　包括前屈、后伸、侧曲及旋转。

2. 肌力的测定　对易受累的肌肉如髂腰肌、臀大肌、臀中肌、股四头肌、胫前肌、腓肠肌和比目鱼肌、踇长伸肌、踇长屈肌、趾长屈肌等的评定。

3. 感觉和反射功能的测定

（1）皮肤感觉检查：腰椎间盘突出症的感觉可以是主观的麻木，也可以是客观的麻木，两者都有参考价值。主观麻木为患者感觉小腿外侧发麻，但用针刺小腿外侧皮肤时，其痛觉和其他部位完全一样，并无减退或消失。这是因为皮肤痛觉由几根神经重叠支配，单一的神经根损害并不一定能够查出痛觉减退区。中央型椎间盘突出症的麻木感觉区则较广泛。

（2）膝腱反射：膝关节反射弧为支配股神经的 L2～4 神经，L3～5 椎间盘突出症患者膝腱反射增强或减弱。

（3）踝反射：踝反射弧在 S1～2 神经，患者 L5～S1 椎间盘突出，此反射增强或较弱。

4. 神经牵拉试验

（1）直腿抬高试验：该检查主要应用抬高下肢牵拉坐骨神经诱发坐骨神经痛的原理诊断腰椎间盘突出症。

（2）直腿抬高加强试验：该试验可以清楚地鉴别神经根和肌源性疼痛。

（3）屈颈试验：阳性说明屈颈牵拉硬膜囊，刺激神经根，提示患者可能有椎间盘突出。

（4）股神经牵拉试验：患者取俯卧或侧卧位，患肢膝关节伸直 180°，检查者将患肢小腿上提，使髋关节处于过伸位，患者出现大腿前侧或大腿根部疼痛即为阳性，提示上腰部椎间盘突出累及 L2～4 神经根损伤。

（5）坐位伸膝试验：患者于检查床坐直，双腿尽量伸直，并向前弯腰。如果患者一侧下肢不能伸直，同时也不能弯腰，疼痛侧膝盖下压诱发后侧疼痛加重，说明椎间盘突出牵拉坐骨神经。

5. 日常生活活动能力的评定　对病情较重，影响到日常生活活动能力者进行 ADL 评定。如 Berthel 指数对患者进食、洗澡、修饰、穿衣、大便控制、小便控制、使用厕所、床与轮椅转移、平地行走、上下楼梯等 10 项功能进行评定，根据评定结果确定功能障碍的程度。

6. 肌电图检查　有利于判断神经损害的程度。可根据需要选择应用。

7. 影像学检查

（1）腰椎间盘突出症的 X 线检查：主要表现为腰椎生理前凸减少，腰椎侧弯；病变椎间隙和对照上下椎体平面的平行差距减小；腰椎出现椎间隙变窄，或者椎间隙前宽后窄。

（2）腰椎间盘突出症的 CT 检查：主要表现椎间盘超出椎体边缘的突出物征象，硬膜囊、神经根受压的压迫征象及其他伴发征象。

（3）腰椎间盘突出症的 MRI 检查：主要表现是含水量的改变，$T_2$ 矢状面加权像显示椎间盘退行性变更为明显，容易鉴别高信号的脑脊液和低信号的纤维环影像，特别在矢状面和冠状面能清楚地显示硬膜囊前间隙和椎间盘膨出或突出形成的压迹影像；$T_1$ 矢状面加权像对椎间盘间隙的改变最为直观，在椎间盘突出部位后纵韧带多有程度不同的增生肥厚或崩裂，特别在 $T_1$ 加权像矢状面可以清楚地显示椎体后方有纵形中等信号条索状影像。

（三）康复治疗

1. 卧床休息　大多数患者对卧床休息反应良好，最好是仰卧位，这样既减轻患者身体的机械压迫，又能减轻椎间盘之间的压力。椎间盘突出症患者最理想的卧床时间尚有争论，一般推荐为 2～7 d。然而有研究指出，完全靠 2 d 卧床休息与愈后康复无关，有人提出保持适当活动习惯较完全卧床休息更有益于迅速恢复。过度依赖卧床休息可能导致椎体骨代谢物质丢失，使病情恶化。

2. 腰椎牵引　腰椎牵引是治疗腰椎间盘突出症的有效方法。根据牵引力的大小和作用时间的长短，将牵引分为慢速牵引和快速牵引。

（1）慢速牵引：慢速牵引的重量一般为患者体重的 30%～80%，每次牵引时间 20～40 min，需多次牵引，是临床治疗腰椎间盘突出症的常用方法，包括骨盆牵引、自身体重牵引等。

（2）快速牵引：该型牵引源于中医的“人工拉压复位”法。牵引重量大，多在牵引的同时加中医的正骨手法。近几年将中医的斜扳和旋转手法与机械快速水平牵引相结合研制出了多用多方位牵引床，即三维多功能牵引床，该类牵引床在治疗时可完成水平牵引、腰椎屈曲或伸展、腰椎旋转三个基本动作。牵引重量为患者体重的 1.5～2 倍，作用时间短，多为 1～3 s，多数一次治疗即可，若一次未愈，可间隔 1 周后再次牵引。

但腰椎牵引禁用于重度腰椎间盘突出症、脊椎结核和肿瘤、椎弓崩裂、重度骨质疏松症、较严重的高血压病、心脏病患者及孕妇。对于后纵韧带钙化和突出的椎间盘钙化者也要慎用。

3. 手法治疗　以 Maitland 的脊柱关节松动技术和 Mckenzie 脊柱力学治疗法最常用。Maitland 松动技术的主要手法有脊柱中央后前按压、脊柱中央后前按压并右侧屈、横向推压棘突、腰椎旋转、纵向运动、腰椎屈曲、直腿抬高和腰椎牵伸等。Mckenzie 脊柱力学诊断治疗中将脊柱疾患分为姿势综合征、功能不良综合征和椎间盘移位综合征。其相应治疗原则是姿势综合征需矫正姿势；功能不良综合征出现力学变形时用屈曲和伸展原则；椎间盘后方移位时若伸展使疼痛向心化或减轻，则用伸展原则；椎间盘前方移位时，若屈曲使疼痛向心化或减轻，则用屈曲原则。

4. 物理因子治疗

（1）温热疗法：红外线、蜡疗于腰部及患侧下肢后侧，每次 20～30 min，每日 1 次，20 次为 1 个疗程，多用于慢性期。

（2）磁疗法：腰骶部及坐骨神经分布区，旋磁法、贴敷法均可选用。

（3）超声波疗法：下腰部及患肢后侧，接触移动法，1.0～1.5 $W/cm^2$，每次 15～20 min，每日 1 次。

（4）微波疗法：圆形辐射器置于下腰部，50～100 W，每次 15 min，每日 1 次，20 次为 1 个疗程。

（5）超短波疗法：腰腹部对置和（或）腰与患侧小腿后并置，无热量，每次 10 min，每日 1 次。

5. 运动治疗

(1) 急性期

五点支撑法:仰卧位,用头、双肘及双足跟着床,使臀部离床,腹部前凸如拱桥,稍挺放下,重复进行。

三点支撑法:仰卧位,双手抱头,用头和双足跟支撑身体抬起臀部。

飞燕式:俯卧位,双手后伸置于臀部,以腹部为主支撑点,胸部和双下肢同时用力后伸如飞燕,维持片刻后放下,重复 3～5 次。

(2) 缓解期

伸腰:身体直立,双腿分开,两足同肩宽,双手扶腰,身体做后伸动作,逐渐加大幅度,还原休息后再做,重复 5～10 次。适应后可逐渐增加练习次数。

后伸腿:俯卧位,双手扶于床头或桌边,挺胸抬头,双腿交替后伸摆动,要求摆动幅度逐渐增大,每次 3～5 min,每日 1～2 次。

提髋:仰卧位,左髋及下肢尽量向身体下方送出,同时右髋、右腿尽量向上牵引,使髋骶关节做大幅度的上下扭动,左右交替,重复 1～8 次。

蹬足:仰卧位,右髋、右膝关节屈曲,膝关节尽量接近胸部,足背勾紧,然后足跟用力向斜上方蹬出,蹬出后将大、小腿肌肉用力收缩 1 次,约 5 min。然后放下还原,左、右腿交替进行,每侧下肢做 20～30 次。

6. 中医传统康复方法

(1) 针灸疗法:治疗根据病变的部位选穴,采用近部选穴和远部选穴的方法。腰椎间盘突出症所致的腰腿痛主要涉及足太阳膀胱经、足少阳胆经,可选大肠俞、关元俞、秩边、委中、环跳、阳陵泉、悬钟等腧穴为主,并配合病灶局部压痛点。高位(L1～3)腰椎间盘突出症涉及足阳明胃经,选髀关、伏兔、足三里。针刺手法采用提插捻转为基本手法,可配合温针灸、电针,在针刺后加拔火罐。每日针刺 1 次,10 次为 1 个疗程,疗程间隔 1 周。

(2) 推拿疗法

1) 解除腰臀部肌肉痉挛:患者俯卧位。在患侧腰臀部及下肢用轻柔的㨰、按等手法治疗,使紧张痉挛的肌肉放松,为下一步治疗创造条件。

2) 拉宽椎间隙,降低椎间盘内压力:患者仰卧位。用手法或机械进行骨盆牵引,使椎间隙增宽,从而降低椎间盘内压力,同时可扩大椎间孔和神经根管,减轻突出物对神经根的压迫。

3) 增加椎间盘外压力:患者俯卧位。用双手有节奏地按压腰部,使腰部振动。然后在固定患部的情况下,用双下肢后伸扳法,使腰部过伸。

4) 调节后关节、松解粘连:用腰部斜扳或旋转复位手法,以调整后关节紊乱,从而相对扩大神经根管和椎间孔。

5) 促使受损伤的神经根恢复功能:沿受损神经根及其分布区域用㨰、按、点、揉、拿等法,促使气血循行加强,从而使萎缩的肌肉及麻痹的神经逐渐恢复正常功能。

对于腰椎间盘突出症重在预防,注意平时的站姿、坐姿、劳动姿势以及睡姿的合理性,纠正不良姿势和习惯,加强锻炼,尤其加强腰背肌的功能锻炼,因为适当的锻炼能改善肌肉血液循环,增加肌肉的反应性和强度,松解软组织的粘连,纠正脊柱内在平衡与外在平衡的失调,从而达到良好的治疗效果及预防作用。

(赵　琛)

# 第九节 冠心病的康复

(一) 概述

1. 概念　冠状动脉粥样硬化性心脏病(coronary artery disease)又称冠心病,是最常见的心血管疾病,是指冠状动脉粥样硬化或血管痉挛,使冠状动脉狭窄或闭塞,导致心肌缺血、缺氧而引起的心脏病。因此,冠心病又称缺血性心脏病。其发病率高,病死率高,严重危害着人类的身体健康。冠心病康复治疗是冠心病治疗的基本医疗组成部分。

2. 临床表现　冠心病的主要临床表现是心绞痛、心律失常。目前国际上根据冠心病的临床特点将其分为心绞痛型、心肌梗死型、无症状型、心力衰竭和心律失常型、心源性猝死型 5 种类型。

(1) 心绞痛型:表现为胸前区的剧烈疼痛,常有压迫、憋闷和紧缩感,可放射至左肩、左上肢内侧、左颈部、上腹部等部位,持续时间一般为数分钟,很少超过 30 min。常见的诱因为过度用力、情绪激动、饱食等。休息或用硝酸酯制剂后症状消失。

心绞痛可分为稳定型和不稳定型两类,稳定型心绞痛(劳力性心绞痛)是由于劳累、情绪激动或其他增加心肌耗氧量的情况下诱发,休息或舌下含服硝酸甘油后消失,病情相对稳定。不稳定型心绞痛与心肌耗氧量增加无明显关系,而与冠状动脉血流贮备量减少有关。一般疼痛程度较重,时限较长,并且含服硝酸甘油后不易缓解。其包括卧位型心绞痛、变异性心绞痛、急性冠状动脉功能不全、梗死后心绞痛。

(2) 心肌梗死型:是因为冠状动脉供血急剧减少或中断,导致局部心肌坏死所致,是冠心病中比较严重的类型。症状表现为持续的胸骨后剧烈疼痛、发热,甚至心律失常、休克、心力衰竭。此外,还有心电图动态性改变和心肌坏死的血清心肌标志物浓度的动态改变。根据病程可分为急性心肌梗死和陈旧性心肌梗死。

(3) 无症状型(隐匿型):有明确心肌缺血的实验室表现和冠心病危险因素,但无临床症状。

(4) 心力衰竭和心律失常型:以心力衰竭和心律失常为主要表现。

(5) 心源性猝死型:常突发心脏骤停而死亡,多为心脏局部发生电生理紊乱或起搏、传导功能发生障碍引起严重心律失常所致。

近年来提出急性冠脉综合征(ACS)的概念,包括不稳定型心绞痛、非 Q 波心肌梗死和 Q 波心肌梗死,可分为 ST 段抬高和 ST 段不抬高两类。

(二) 康复评定

1. 心电运动试验　是指通过逐步增加运动负荷,以心电图为主要检测手段,并通过试验前、中、后的心电图、症状和体征的反应来判断心肺功能的试验方式。

(1) 常用运动试验

1) 活动平板试验:又称踏板试验,是一种常见的逐级运动试验,采用症状限制性运动试验,以运动诱发呼吸或循环不良的症状和体征、心电图异常及心血管运动反应异常作为运动终点,来帮助评定心功能和体力活动能力、筛选参加Ⅲ期康复的患者,制订患者的运动处方,评定治疗效果等。常用的方案是改良 Bruce 方案(表 4 - 11)。

表 4-11 改良Bruce方案

| 分 级 | 速度(km/h) | 坡度(%) | 时间(min) | METs |
|---|---|---|---|---|
| 0 | 2.7 | 0 | 3 | 2.0 |
| 1/2 | 2.7 | 5 | 3 | 3.5 |
| 1 | 2.7 | 10 | 3 | 5.0 |
| 2 | 4.0 | 12 | 3 | 7 |
| 3 | 5.5 | 14 | 3 | 10 |
| 4 | 6.8 | 16 | 3 | 13 |
| 5 | 8.0 | 18 | 3 | 16 |
| 6 | 8.9 | 20 | 3 | 19 |
| 7 | 9.7 | 22 | 3 | 22 |

注:坡度 1°=1.75%。

2) 踏车运动试验:是患者坐在功率自行车上进行踏车运动,通过增加蹬车的阻力而加大患者的运动负荷。运动负荷:男性 300 (kg · m)/min 起始,每 3 min 增加 300 (kg · m)/min;女性 200 (kg · m)/min 起始,每 3 min 增加 200 (kg · m)/min。

3) 简易运动试验:①定时运动法。用于体能无法进行活动平板或踏车的患者,患者尽力行走 6 min 或 12 min,计算所走的距离。行走的距离越长,说明体力活动能力越好。②定距离运动法。以特定的心率、血压和临床症状为终止指标的试验方法,用于确定重症或急性心肌梗死患者出院安全性。患者能安全行走 200 m 就可以安全出院。

(2) 运动试验的禁忌证

1) 绝对禁忌证:急性心肌梗死,近期内安静时有心电异常改变,不稳定型心绞痛发作,严重心律失常,心内膜炎,严重的主动脉瓣狭窄,左心室严重功能障碍,急性肺动脉栓塞,急性或严重的非心脏疾病,严重的下肢疾患。

2) 相对禁忌证:较轻的非心脏性疾病,较重的高血压病或肺动脉高压症,心动过速或心动过缓,中度瓣膜病变或心肌病,完全性房室传导阻滞及高度窦房阻滞,冠状动脉主干狭窄或类似病变,肥厚型心肌病,严重贫血,精神病发作期间。

2. *超声心动图运动试验* 可以直接反映心肌活动的情况,从而揭示心肌收缩和舒张功能。还可反映心肌内血液变化的情况,有利于提供运动心电图所不能显示的重要信息。运动超声心动图比安静时检查更加有利于揭示潜在的异常,从而提高试验敏感性。检查一般采用卧位踏车的方式,运动方案可以参照心电运动试验。

(三) 康复治疗

冠心病的康复是综合应用积极主动的医疗性运动、心理治疗、作业治疗、行为治疗和危险因素纠正等方法,以帮助患者缓解临床症状,改善心血管功能,使患者在生理、心理、社会、职业和娱乐等方面达到理想状态,提高生活质量,阻止和延缓疾病的发展。由于运动训练对心血管疾病有一定的风险,故要严格掌握康复治疗的适应证和禁忌证,国际上将康复治疗分为三期。

1. *Ⅰ期的康复治疗措施* 指急性心肌梗死或急性冠脉综合征住院期间的康复,经皮冠状动脉内支架植入术或经皮腔内冠状动脉成形术后早期康复也属于此期。康复目标是低水平运动试验阴性,可以按正常节奏连续行走 200 m,或上下一层楼而无症状和体征。运动能力达到 3～

5 METs。能够适应家庭生活，使患者理解冠心病的危险因素和注意事项。

(1) 适应证和禁忌证

1) 适应证：患者生命体征平稳，无明显心绞痛，安静状态下心率＜110 次/min，无心力衰竭、严重的心律失常及心源性休克，血压和体温正常。

2) 禁忌证：不稳定型心绞痛；血压异常、严重的心律失常、心力衰竭、心源性休克；严重并发症，如体温超过 38 ℃、急性心肌炎或心包炎、未控制的糖尿病、新发生的血栓或栓塞；手术切口异常；新出现的心电图心肌缺血改变；患者不理解或不配合康复治疗。

(2) 康复方案：根据患者的自我感受不同，以循序渐进地增加活动量为原则，尽量进行患者可以耐受的日常活动。治疗以团队合作的模式，由心脏科医师、康复科医师、康复治疗师、护士、营养师等共同治疗。

1) 床上活动：康复训练一般从床上的肢体活动开始，配合呼吸训练。肢体活动从肢体远端的小关节减重活动开始。强调活动时呼吸平稳、自然，然后开始徒手体操训练和轻微的抗阻力训练。吃饭、洗脸、刷牙、穿衣等日常生活活动可以早期进行。

2) 呼吸训练：主要是训练腹式呼吸。即吸气时腹部鼓起，让膈肌尽量下降；呼气时腹部收缩，把肺部的空气尽量排除。呼气与吸气之间要均匀连贯，不可憋气。

3) 坐位训练：坐位是康复重要的起始点，应该从病情平稳后的第一天起就开始训练。开始坐时可以有依托，如把被子放在背后，或者将床头摇起。有依托坐位的能量消耗与卧位相同，但由于上身直立位使回心血量减少，同时射血阻力降低，故心脏负荷实际上低于卧位。在有依托坐位适应之后，患者可以逐步过渡到无依托独立坐位及床边坐位。

4) 步行训练：步行训练从床边站立开始，先克服体位性低血压。在站立无不适之后，开始床边步行(1.5～2.0 METs)，以便在疲劳或不适时及时能够上床休息，训练开始时最好进行若干次心电监护活动。此阶段患者的活动范围明显增大，故监护需要加强。要特别注意避免上肢高于心脏水平的活动，如患者自己手举盐水瓶上厕所。此类活动的心脏负荷增加很大，常是诱发意外的原因。

5) 排便：患者大便务必保持通畅。卧位大便时由于臀部位置提高，回心血量增加，使心脏负荷增加，同时由于排便时必须克服体位所造成的重力，需要额外用力。因此，卧位排便对患者不利。而在床边放置简易的坐便器，让患者坐位大便，其心脏负荷和能量消耗均小于卧位大便。应该尽早让患者坐位大便，但是禁忌蹲位排便或在大便时过分用力。如果出现便秘，应该使用通便剂。患者有腹泻时也需要注意严密观察，因为过分的肠道活动可以诱发迷走反射，导致心律失常或心电不稳。

6) 上、下楼：上、下楼的活动是保证患者出院后在家庭活动安全的重要环节。下楼的运动负荷不大，而上楼的运动负荷主要取决于上楼的速度，必须保持非常缓慢的上楼速度。一般每上一级台阶可以稍事休息，以保证呼吸平稳，不产生任何症状。

7) 心理康复与健康教育：患者在急性发病后，往往有显著的焦虑和恐惧感。护士和康复治疗师必须安排对患者进行医学常识教育，使其理解冠心病的发病特点、注意事项和预防再次发作的方法，特别强调戒烟、低脂低盐饮食、规律的生活、个性修养等。

2. Ⅱ期的康复治疗措施　指自患者出院开始，至病情稳定性完全建立为止，时间为 5～6 周。康复目标是逐步恢复一般日常生活活动能力，包括轻度家务劳动、娱乐活动等，使运动能力达到 4～6 METs，以提高生活质量。

(1) 适应证和禁忌证：与Ⅰ期相似。患者运动能力≥3 MET，家庭活动时无明显症状和体征。

(2) 康复方案

1) 运动方式：室内外散步、医疗体操(如降压舒心操、太极拳等)、气功(以静功为主)、作业治疗、家庭卫生、厨房活动、园艺活动或在邻近区域购物。

2) 运动量：活动强度为 40%～50% $HR_{max}$，活动时主观劳累程度(RPE)分级量表中 11～15 为推荐的运动强度，一般活动无需医务检测。

3) 训练实施：无并发症的患者可在家属的帮助下逐步过渡到无监护活动，可以参考Ⅱ期的康复程序进行(表 4－12)。注意循序渐进，禁止过分用力，活动时不可有气喘和疲劳。所有上肢超过心脏平面的活动均为高强度活动，应该避免或减少。训练时要注意保持一定的活动量，但日常生活和工作时应采用能量节约策略，如制订合理的工作和日常生活程序，减少不必要的动作和体力消耗等，以尽可能地提高工作和体能效率。每周需要门诊随访 1 次。任何不适均应暂停运动，及时就诊。

**表 4－12　冠心病Ⅱ期的康复参考方案**

| 活动内容 | 第一周 | 第二周 | 第三周 | 第四周 |
|---|---|---|---|---|
| 门诊宣教 | 1 次 | 1 次 | 1 次 | 1 次 |
| 散步 | 15 min | 20 min | 30 min | 30 min×2 次 |
| 厨房工作 | 5 min | 10 min | 5 min×2 次 | 5 min×3 次 |
| 看书或电视 | 15 min×2 次 | 20 min×2 次 | 30 min×2 次 | 5 min×3 次 |
| 降压舒心操 | 保健按摩学习 | 保健按摩×1 次 | 保健按摩×2 次 | 保健按摩×2 次 |
| 缓慢上下楼 | 1 层×2 次 | 2 层×2 次 | 3 层×1 次 | 3 层×2 次 |

3. Ⅲ期的康复治疗措施　病情处于较长期稳定状态的冠心病患者，或Ⅱ期康复结束的患者。包括陈旧性心肌梗死、稳定劳力型心绞痛、隐性冠心病、经皮冠状动脉内支架植入术和经腔内冠状动脉成形术后、心脏移植术后、安装起搏器后的患者。康复目标是巩固Ⅱ期康复治疗成果，控制危险因素，改善和提高体力活动能力、心血管功能，尽可能恢复至发病前的生活和工作。

(1) 适应证和禁忌证

1) 适应证：稳定的心肌梗死、稳定劳力型心绞痛、隐性冠心病、经皮冠状动脉内支架植入术和经腔内冠状动脉成形术后、心脏移植术后、瓣膜置换及心脏起搏器植入后等患者。

2) 禁忌证

绝对禁忌证：主要是临床情况不稳定的患者，包括未控制的心力衰竭、严重的左心功能障碍、严重心律失常(室性或室上性心动过速、多源性室早、快速性房颤、Ⅲ度房室传导阻滞等)、急性冠脉综合征、急性心包炎、心肌炎、心内膜炎、严重的未控制的高血压病(安静血压＞210/100 mmHg)、急性肺动脉栓塞或梗死、肺水肿、传染病、全身急性炎症、发热、确诊或怀疑主动脉瘤、严重主动脉瓣狭窄、血栓性脉管炎、精神疾病发作期间或严重神经症的患者。

相对禁忌证：严重高血压病(安静血压＞180/100 mmHg)，运动时低血压或其他严重血压反应异常，明显心动过速或过缓，中度瓣膜病变和心肌病，肺动脉高压症，心脏明显扩大或代偿期心力衰竭，高度房室传导阻滞及高度窦房结阻滞，严重冠状动脉左主干狭窄或类似病变(安静时

ST 压低>0.2 mV)，严重肝、肾、甲状腺疾病及严重糖尿病，血电解质紊乱，慢性感染性疾病，运动而导致病情恶化的神经-肌肉疾病、骨骼肌肉疾病或风湿性疾病，晚期妊娠或妊娠有并发症者，严重贫血，严重骨关节功能障碍，明显情绪激动或压抑。

(2) 康复方案

1) 运动方式：适用于心脏病康复治疗的运动方式有有氧训练、力量练习、作业训练、平衡训练、柔韧性训练、医疗体操等。

2) 运动量：运动治疗只有达到一定"量"的阈值才能产生训练效应。每周的总运动消耗热量应在 2 928.8～8 368 kJ(700～2 000 kcal)(约相当于快速步行或慢跑 10～32 km)。如少于 2 928.8 kJ(700 kcal)，则不能提高运动能力，但可以起到维护身体活动水平作用，且需要持续更长时间才能起到对危险因素的调控作用。合适运动量的主要标志：运动时稍出汗，轻度呼吸加快但不影响对话，早晨起床时感觉舒适，无持续疲劳感和其他不适感。无加重或出现原有疾病症状的现象，饮食、睡眠良好。运动量的基本要素为强度、时间和频率。①运动强度：运动训练所必须达到的基本训练强度称之为靶强度，可以用心率($HR_{max}$)、最大吸氧量($VO_{2max}$)、METs 和 RPE 来表示。靶强度一般为 70%～85% $HR_{max}$，或 40%～80% $VO_{2max}$，40%～80% METs)。②运动时间：对心脏病患者来说，达到靶强度的运动时间不应少于 10～20 min，而每次运动总时间宜掌握在 1 h 以内。在运动总量不变的情况下，训练时间与强度成反比。③运动频度：每周 3～5 次的运动次数为宜。

3) 训练实施：每次训练必须包括准备活动、训练活动和结束活动，而充分的准备和结束活动能够防止训练意外和预防运动损伤。①准备活动：目的是让肌肉、关节、韧带和心血管系统逐步适应训练期的运动应激，方式有医疗体操、太极拳、牵张练习和慢跑步等，强度宜小。②训练活动：指达到靶训练强度的活动，常用的有持续训练法、间断训练法和循环训练法。持续训练法即选用一种运动在规定的时间内持续进行，中间不休息；间断训练法指选用多种运动方式，依次完成，每完成一项可休息 3～5 min；循环训练法是将一组运动如健身跑、乒乓球、骑自行车组成一组，然后循环反复进行。期间可休息，也可不休息。③活动结束：目的是让高度兴奋的心血管应激状态逐步降低，以适应运动停止后的血流动力学改变。运动方式可以与训练方式相同，但强度逐步减小。也可以做一些整理运动，如散步、按摩等。

4) 注意事项：①选择适当的运动，避免竞技性运动。②感冒或发热后，要在症状和体征消失 2 d 以上才能恢复运动。③注意环境因素对运动反应的影响，如寒冷和炎热气候要相对降低运动强度和运动量，饭后不宜剧烈活动等。④注意患者个人能力的限制，应定期检查，便于医生修改运动处方，避免训练过度。药物调整后也要注意相应地调整运动方案。⑤运动时如果出现上身不适(如胸、臂、颈或下颌部位的酸痛、烧灼感、缩窄感或胀痛)、无力、气短、骨关节不适等症状，应停止运动，及时就医。

(3) 康复治疗与药物治疗的关系

1) 硝酸甘油类：如硝酸甘油、二硝酸异山梨醇酯等，具有较强的扩张血管作用，少数患者可因过分血管扩张而导致体位性低血压，故运动训练时准备和结束部分要充分。血管扩张性头痛是常见的不良反应。

2) β 受体阻滞剂：如普萘洛尔、酒石酸美托洛尔等。其作用为减慢心率和降低心肌收缩力，降低心肌耗氧量。运动时常因心率减慢而不能达到靶强度心率，此时宜改用 PRE(主观劳累程度分级)，或运动后心率增快 20 次/min 即可。

3) 血管紧张素转换酶抑制剂(ACE 抑制剂)：如卡托普利等，主要不良反应为体位性低血压及不明原因的干咳，故运动训练时宜进行较充分的准备和结束活动，同时避开药物高峰时间。

4) 钙拮抗剂：如硝苯地平、尼群地平等。其作用主要是降低外周血管阻力和心肌收缩力。典型不良反应与血管扩张有关，如头痛、脸面潮红、心悸等。宜在用药反应期过后，并做充分准备和结束运动，来预防出现体位性低血压等。

(4) 性功能障碍的康复：Ⅲ期康复应该将恢复性生活作为目标之一，判断患者是否可以进行性生活的简易试验有：

1) 上二层楼试验(可同时做心电监测)：通常性生活中心排血量约比安静时提高 50%，这与快速上二层楼的心血管反应相似。

2) 观察能否完成 5～6 METs 的活动：因为采用放松体位的性生活最高能耗为 4～5 METs。应该教育患者采用放松姿势和方式，且避免饱食后做爱。

(齐　瑞　赵　琛)

## 第十节　慢性阻塞性肺疾病的康复

(一) 概述

1. 概念　慢性阻塞性肺疾病(chronic obstructive pulmonary disease，COPD)是一组中老年慢性呼吸道疾病，包括具有气流阻塞特征的慢性支气管炎、哮喘和肺气肿。本病以不完全可逆性及持续进展性气流受限为特征。其病理基础为气管壁和肺实质的慢性炎症及结构破坏，最终导致气管管腔狭窄、肺气肿形成及气流阻力增加。吸入有害气体或颗粒可导致肺部炎症，可伴气管高反应性；吸烟可诱导炎症并直接损害肺脏；各种原因导致气管壁水肿、平滑肌收缩及分泌物潴留则可引起部分可逆性气流受限，最终导致 COPD 的发生。本病是呼吸系统疾病中的常见病和多发病，患病率和病死率均高，到目前为止尚无有效的治疗方法。

2. 临床表现

(1) 症状：COPD 与慢性支气管炎、哮喘和肺气肿密切相关，主要有呼吸困难、慢性咳嗽、咳痰、喘息、胸闷等症状。同时，出现活动的范围、种类和强度减少甚至不活动等运动耐力的下降。

(2) 体征：早期体征不明显。随着疾病进展可以出现桶状胸、呼吸变浅、呼吸频率增快、辅助呼吸肌活动增加。重症患者可以出现呼吸困难和紫绀。叩诊肺界扩大，呈过清音。听诊呼吸音减低，平静呼吸时闻及干啰音，肺底部和其他部位闻及湿啰音。心音遥远。

(二) 康复评定

1. 呼吸困难评分　大多数 COPD 患者都不同程度存在呼吸困难，常用的呼吸困难评价方法有 Borg 评定法和美国胸科协会评定法。其中美国胸科协会的呼吸困难评分法较为简单，将呼吸困难分为 6 级(表 4-13)。

2. 肺功能测试

(1) 肺活量(vital capacity，VC)：是指尽力吸气后缓慢而完全呼出的最大空气容量，是反映通

表 4-13　呼吸困难评分法

| 分　级 | 表　现 |
| --- | --- |
| 0 级 | 虽有不同程度的阻塞性肺气肿，但活动时无气短，活动能力正常，疾病对日常生活无明显影响 |
| 1 级 | 一般活动时出现气短 |
| 2 级 | 平地步行无气短，速度较快或登楼、上坡时，同龄健康人不觉气短而自己有气短 |
| 3 级 | 慢走不及百步即有气短 |
| 4 级 | 讲话或穿衣等轻微动作时即有气短 |
| 5 级 | 安静时出现气短，不能平卧 |

气功能的基本指标，COPD 时随病情严重程度的增加而下降。肺活量指数＝肺活量(ml)÷体重(kg)。正常值：男性＞60，女性＞50。而用力肺活量(forced vital capacity，FVC)指深吸气至肺总量位，然后用力快速呼气直至残气位时的肺活量。

(2) 第一秒用力呼气量(forced expiratory volume in one second，$FEV_1$)：指尽力吸气后尽最大努力快速呼气，第一秒所能呼出的气体容量，是肺功能受损的主要指标。

临床上评价通气功能障碍的两项主要指标是 $FEV_1$ 占 FVC 的百分比及 $FEV_1$ 占预计值的百分比($FEV_1$%)。这两项指标用来判断气流阻塞的程度，用于 COPD 肺功能的分级(表 4-14)。

表 4-14　肺功能分级标准

| 分　级 | $FEV_1$ | $FEV_1$/FVC(%) |
| --- | --- | --- |
| 基本正常 | ＞80 | ＞70 |
| 轻度减退 | 80～71 | 70～61 |
| 显著减退 | 70～51 | 60～41 |
| 严重减退 | 50～21 | ≤40 |
| 呼吸衰竭 | ≤20 | |

3. 运动能力评定

(1) 活动平板试验或功率车运动试验：通过活动平板或功率车进行运动试验获得最大吸氧量、最大心率、最大 METs 值、运动时间等相关量化指标来评定患者的运动能力，也可以通过平板运动试验中患者主观劳累程度分级(Borg 分级量表)等半定量指标来评定患者的运动能力。

(2) 定量行走评定：适用于不能进行活动平板试验的患者使用，让患者行走 6 min 或 12 min，记录其所能行走的最长距离，以判断患者的运动能力及运动中发生低氧血症的可能性。

4. 日常生活活动能力评定　可根据需要进行 Barthel 指数、Katz 指数、修订的 Kenny 自理指数和 Pulses 等评定。

(三) 康复治疗

康复治疗可以改善 COPD 患者的生活质量，延缓病程进展，降低住院率，减轻经济负担，预防并发症。

1. 呼吸训练　旨在重建生理呼吸模式。

(1) 放松训练：由于 COPD 患者因惧怕呼吸急促症状出现，无论精神上还是肌肉均处于紧张状态，并形成恶性循环，故放松练习是康复治疗内容之一。放松练习首先是精神上放松，树立对康复治疗的信心是减少心理负担的重要措施。放松练习可以降低耗氧量，减慢呼吸频率，可采取合适的体位进行，如前倾依靠位、舒适坐位、前倾站立位等。如果在这些体位中仍不能放松，则采取诱导方法，如对比法，先使要放松的肌群紧张，然后再松弛。

（2）腹式呼吸训练：腹式呼吸主要是靠腹肌和膈肌收缩而进行的一种呼吸方式，关键在于协调膈肌和腹肌在呼吸运动中的活动。吸气时放松腹肌，膈肌收缩，位置下移，腹壁隆起；呼气时，腹肌收缩，膈肌松弛，回复原位，腹部凹下，增加呼气潮气容积。呼吸运动中，尽可能减少肋间肌和辅助呼吸肌作功，使之保持松弛和休息状态。

（3）缩唇呼气法：由于慢性炎症对支气管壁的侵袭，破坏管壁纤维环、软骨环，因此在呼气时不能对抗胸内压的改变而过早塌陷、闭塞。缩唇呼气法能够增加呼气时的阻力，使阻力可向内传至支气管，而防止支气管及小支气管被增高的胸内压过早压瘪的现象，并增加肺泡内气体排除，从而减少残气量，缓解缺氧症状。此外，用缩唇呼气法后能使患者不适症状得到缓解。其方法是用鼻吸气、口呼气，呼气时将唇缩紧，如吹口哨样，在 4～6 s 内将气体缓慢呼出。

（4）缓慢呼吸：对于肺功能损害较轻的 COPD 患者可以采用慢而深的呼吸，呼吸时间延长，有助于减少解剖无效腔，提高肺泡通气量，有利于肺内气体的均匀分布和通气、血流/灌注比例的改善。但过度缓慢呼吸会增加呼吸功，反而增加耗氧量。因此，呼吸频率应控制在 10 次/min 左右，每次练习不宜超过 10 min。

2. 排痰训练　排痰训练包括体位引流和胸部叩击、振动、挤压及直接咳嗽。目的是促进呼吸道分泌物排出，降低气流阻力，减少支气管、肺部感染。

（1）体位引流：主要利用重力促进各个肺段内积聚的分泌物排出，不同的病变部位采用不同的引流体位，目的是使此病变部位肺段的分泌物向主支气管垂直引流。引流频率视分泌物的多少而定，分泌物少者每日上、下午各引流 1 次，痰量多者宜每日引流 3～4 次，餐前进行为宜。每次引流一个部位，时间为 5～10 min。如有数个部位，则总时间不超过 30～45 min，以免疲劳。

（2）胸部叩击、振动、挤压：有助于黏稠、脓痰脱离支气管壁。叩击法为治疗师手指并拢，掌心成杯状，在呼气时双手轮流快速叩击拍打胸壁 30～45 s；振动法是治疗师的手置于胸壁，在让患者深呼气时振动胸壁；挤压法是治疗师手按住胸壁部加压。以上方法可单独应用，也可以组合应用。重复几次后，再嘱患者咳嗽以排痰。患者可自由呼吸。

（3）咳嗽排痰训练：咳嗽是呼吸系统的防御功能之一，COPD 患者咳嗽机制受到损害，最大呼气流速下降，纤毛活动受损，痰液本身比较黏稠。因此，应教会患者正确的咳嗽方法，以促进分泌物排出，减少反复感染的机会。具体方法是患者坐位或立位，上身可略前倾，缓慢深吸气，屏气数秒钟，然后张口连咳 3 次，咳嗽时收缩腹肌，或用自己的手按压在上腹部，帮助咳嗽，停止咳嗽后将余气尽量呼出，再缓慢深吸气，重复以上动作，连做 2～3 次，休息和正常呼吸数分钟后再重复开始。

（4）理疗：如超短波治疗、超声雾化治疗等，有助于消炎、抗痉挛，利于排痰，保护纤毛功能。超短波治疗方法是应用无热量或微热量，每日 1 次，15～20 次为 1 个疗程。超声雾化治疗每次 20～30 min，每日 1 次，7～10 次为 1 个疗程。

3. 运动治疗　对 COPD 患者进行运动训练，可以明显提高运动耐力和机体免疫力，减少日常活动中产生气短、气急症状，从而显著提高生活质量。主要采用有氧训练和医疗体操。

（1）下肢训练：下肢训练可明显增加 COPD 患者的活动耐量，减轻呼吸困难症状，改善精神状态。常采用有氧训练方法，如快走、慢跑、骑车、划船、登山等。或者先进行活动平板试验或功率车运动试验，得到实际最大心率及最大 METs 值，然后确定运动强度。运动后以能引起轻度呼吸急促为限。训练频率为每周 2～5 d，靶强度时间为 10～45 min，4～10 周为 1 个疗程，患者需要长期坚持训练以保持训练效应。每次训练前和训练后必须做肢体牵张或体操作为准备和结束活动。严重患者可以边吸氧边活动，以增强活动信心和能力。

COPD 患者常有下肢肌群的软弱，使患者活动受限，故下肢也应进行力量训练，以循环抗阻力训练为主。

(2) 上肢训练：由于日常生活中更多需要活动上肢，而上肢肌既是上肢活动肌，又是辅助呼吸肌，如胸大肌、胸小肌、背阔肌、前锯肌、斜方肌等均起于肩带而止于胸背部。当躯干固定时，起辅助肩带和肩关节活动的作用；而上肢固定时，这些肌群又可作为辅助呼吸肌群参与呼吸活动。COPD 患者在活动上肢时即丧失辅助呼吸肌的功能，因而易于出现呼吸急促的症状。而日常生活活动的很多活动如做饭、洗衣、清扫等都离不开上肢活动，故活动上肢有利于提高对上肢活动的适应性。

上肢运动的方法通常有：①抗重力练习。患者手持重物，开始 0.5 kg，以后逐渐增加至 2～3 kg，做上肢高于肩水平的各个方向活动，每活动 1～2 min 后休息 2～3 min，每日 2 次。②按改良的神经-肌肉本体感觉促进技术方法进行上肢体操训练，要求肩关节屈曲时必须超过头部水平。③上肢功率车训练，一般从无阻力开始，按照 5 W/级增加运动负荷，运动时间 20～30 min，速度为 50 r/min，以运动时出现轻度呼吸急促为度。

(3) 呼吸肌训练：通过有效的呼吸肌锻炼，可明显增强呼吸肌的肌力和耐力，结合其他康复治疗措施可预防呼吸肌疲劳和通气功能衰竭的发生。因此，呼吸肌锻炼是 COPD 患者稳定期治疗的一个非常重要的内容。

1) 吸气训练：采用口径可以调节的呼气管，在患者可以接受的前提下，将吸气阻力增大，吸气阻力每周逐步递增 −4～−2 $cmH_2O$。开始每次练习 3～5 min，每日 3～5 次，以后练习时间可增加至每次 20～30 min，以增加吸气肌耐力。

2) 呼气训练

腹肌训练：腹肌是最重要的呼气肌。COPD 患者常有腹肌无力，使腹腔失去有效的压力，从而减少膈肌的支托及减少外展下胸廓的能力。训练时患者取仰卧位，腹部放置沙袋做挺腹练习（腹部吸气时隆起，吸气时下陷），开始为 1.5～2.5 kg，以后可以逐步增加至 5～10 kg，每次腹肌练习 5 min；也可以仰卧位做两下肢屈髋屈膝、两膝尽量贴近胸壁的练习，以增强腹肌。

吹蜡烛法：将点燃的蜡烛放在口前 10 cm 处，吸气后用力吹蜡烛，使蜡烛火焰飘动。每次训练 3～5 min，休息数分钟，再反复练习。每 1～2 d 将蜡烛与口的距离加大，直到距离增加到 80～90 cm。

吹瓶法：用两个有刻度的玻璃瓶，瓶的溶剂为 2 000 ml，各装入 1 000 ml 水。将两个瓶用胶管或玻璃管连接，在其中的一个瓶插入吹气用的玻璃管或胶管，另一个瓶再插入一个排气管。训练时用吹气管吹气，使另一个瓶的液面提高 30 mm 左右，休息片刻后可以反复进行，通过液面提高的程度作为呼气阻力的标志。每日可以逐渐增加训练时的呼气阻力，直到达到满意的程度为止。

4. *吸氧治疗*　由于通气功能障碍和通气/血流比例失调，COPD 患者常出现缺氧和二氧化碳潴留。慢性低氧血症可增高肺动脉压，诱发肺心病和全身性低氧症状。患者因缺氧而惧怕运动，而不恰当运动又加重缺氧症状，故常常限制了整体的活动。氧疗可以明显降低肺动脉压，减轻组织缺氧，改善血流动力学，提高整体健康水平和生活质量。若患者在清醒状态下出现低氧血症（即 $PaO_2$ < 80 mmHg），则宜进行吸氧治疗。吸氧方法：通常用持续经鼻双腔导管，低流量纯氧和大气氧相混，昼夜间断吸氧持续 15 h 以上（包括睡眠中吸氧），以纠正低氧血症（但对二氧化碳潴留者，$PaO_2$ 宜控制在 60～85 mmHg）。

5. 中医传统康复治疗　中医学认为 COPD 的发生、发展与肺肾亏虚的病因病机有密切关系，本虚标实贯穿疾病发展的始终，主张补肺益肾以治本，化痰止咳平喘以治标。太极拳、八段锦、气功等对 COPD 有较好的治疗作用，穴位按摩、针灸、拔罐等也有一定的治疗作用。

(1) 针灸疗法：常取天突、膻中、肺俞、定喘、膏肓、大杼、风门、尺泽、外关、列缺、太渊、鱼际、合谷、足三里、丰隆穴等穴，每次选取 8～10 个穴位，针刺手法以平补平泻为主，留针 20～30 min，每 10 min 行针 1 次，10 次为 1 个疗程。疗程间隔 4～5 d。

(2) 推拿疗法：常取天突、膻中、中府、云门、身柱、大杼、风门、肺俞、定喘等胁肋与胸背部穴位；尺泽、外关、列缺、太渊、鱼际、合谷穴及上肢手太阴经循行部位。主要手法为一指禅推法、揉法、推法、擦法。

6. 日常生活指导

(1) 能量节省技术：患者在日常生活中要采用能量节约技术，避免不必要的耗氧和呼吸负担，以减轻和避免呼吸困难。①物品摆放有序化：即事先准备好日常家务杂事或活动所需的物品或材料，并按照一定规律摆放。②活动程序合理化：按照工作特点或生活任务的规律，确定最合理的流程或程序，以减少不必要的重复劳动。③操作动作简单化：尽量采用坐位，并减少不必要的伸手、弯腰等动作。④劳动工具化：搬动物品或劳动时尽量采用推车或其他省力的工具。

(2) 营养：COPD 患者多因长期精神紧张、压抑、呼吸肌疲劳、机体耗能过多而致营养不良、抵抗力差、全身代谢障碍，指导患者应摄入充足高蛋白质、高热量、易消化的食物，如瘦肉、蛋、鸡、鱼、豆制品、蔬菜、水果等。应少食多餐，预防便秘和肠内积气。美国胸科学会（ATS）与欧洲呼吸病学会（ERS）共同制订的 2004 年 COPD 诊断治疗新指南中提出，当患者符合以下一种或多种情况时，应考虑营养治疗：① 体重指数（BMI）< 21 $kg/m^2$；②体重减轻（6 个月内体重下降 > 10% 或者 1 个月内下降 > 5%）；③ 去脂体重（FFM）下降（男性 < 16 $kg/m^2$，女性 < 15 $kg/m^2$）。对于不能耐受胃肠道营养的重危患者要采用胃肠外营养（PN）；而对处于缓解期、具有一定胃肠功能的患者，及早进行胃肠内营养（EN）有助于促进肠道内膜修复、改善胃肠道动力和免疫活性，减少胃肠道出血；吞咽困难的患者一般采用鼻胃管方式进行胃肠道营养。

7. 心理指导　COPD 患者因病程长，反复加重，而导致经济负担过重，常伴有抑郁、焦虑、悲观、失望行为，甚至出现性格方面变化，如暴躁、挑剔、不配合治疗等现象。应为患者创造良好的治疗环境，倡导人性化服务，多与患者交谈，根据不同症状采取针对性心理护理，稳定情绪，耐心疏导，减少不良情绪干扰。家属在精神和生活上给予支持和照顾。有活动能力的患者要适当安排家务劳动，鼓励进行正常的社交活动，使其感到自我能力和价值的体现，以平和的心态对待疾病。

8. 教育和宣教

(1) 氧气的正确和安全使用：低流量吸氧治疗可以有效改善低氧血症，明显延长生存率。氧疗时还要防止失火及爆炸等，吸氧时禁止吸烟。

(2) 戒烟：向患者及家属讲解吸烟和被动吸烟对机体的危害，劝导戒烟，帮助患者制订戒烟方案，指导家属协助、监督戒烟，或采用替代疗法，转移患者的注意力，同时避免油烟、油漆等异味刺激，以减少发病诱因。

(3) 用药指导：患者平时无感染症状时尽量避免使用抗生素，以免产生菌群失调和耐药性。

(4) 疾病预防：COPD 患者因呼吸道感染而进一步加重症状，呼吸功能也更趋受损。因此，提高抗病能力、防止感冒及下呼吸道感染至关重要。可采取：①耐寒锻炼。在入冬前坚持冷水洗脸，每日 2～3 次，自我按摩鼻部、迎香穴等以预防感冒。有条件者每年定期接种流感疫苗，以提高机体免疫力，减少呼吸道感染机会。②提高呼吸道免疫功能。核酪每周皮下或肌注 2 次，每次 2～4 周，在发病季节前用 2～3 个月，可减少感冒和慢性支气管炎急性发作，以免诱发COPD。

（齐　瑞　赵　琛）

## 第十一节　糖尿病的康复

(一) 概述

1. 概念　糖尿病(diabetes mellitus)是一种以胰岛素分泌异常或功能缺欠等因素引起的全身性、以糖代谢障碍为主要特征的综合征，是复合病因的综合征，与遗传、自身免疫及环境因素有关。从胰岛 β 细胞合成和分泌胰岛素，经血循环到达体内各组织器官的靶细胞，与特异受体结合，引发细胞内物质代谢的效应，在这整个过程中任何一个环节发生变异均可导致糖尿病。糖尿病临床主要分 4 型，而以 1 型糖尿病、2 型糖尿病为主。1 型糖尿病的特征是胰岛素绝对不足，葡萄糖刺激后血胰岛素分泌功能仍然低下。2 型糖尿病的特征是胰岛素相对不足，占糖尿病的 85% 左右。

1997 年 WHO 报告，全世界约有 1.35 亿糖尿病患者，预计到 2025 年糖尿病将达到 3 亿患者。糖尿病并发症及致残率日趋严重，约 9% 的失明患者与糖尿病有关，约 35% 的糖尿病患者新发生终末期肾病，50% 的糖尿病患者死于冠心病；2 型糖尿病中神经病变患病率比非糖尿病高 5 倍；在非创伤性截肢中，糖尿病患者占 50% 以上。因此，进一步开展预防和综合康复治疗糖尿病及其并发症，减少糖尿病的致残率是十分重要的。

2. 临床表现　糖尿病的临床表现可归纳为糖、脂肪及蛋白质代谢紊乱综合征和不同器官并发症及伴发病的功能障碍两方面，典型病例出现多尿、多饮、多食、体重减轻并发或伴随感染、心血管病变、神经病变和其他病变。

(二) 康复评定

糖尿病的评定包括临床明确诊断和分类、残疾程度和功能障碍程度。出现致残的并发症时，则做相应的功能评价，如并发白内障时做视力评价，并发神经及血管病变时做肢体功能评价，并发心脏病变时做心功能评价等。

1. 诊断要点　有糖尿病症状，一日中任何时候血糖≥11.1 mmol/L(200 mg/dl)；空腹血糖≥7.0 mmol/L(126 mg/dl)；口服 75 g 葡萄糖耐量试验(OGTT)2 h 血糖≥11.1 mmol/L(200 mg/dl)者；具备以上任何一项即可诊断为糖尿病。空腹血糖≥6.1 mmol/L(110 mg/dl)，但<7.0 mmol/L(126 mg/dl)，称为空腹血糖受损。OGTT 2h 血糖≥7.8 mmol/L(140 mg/dl)，

但<11.1 mmol/L(200 mg/dl)，称为糖耐量异常。

2. *血糖控制目标* 血糖水平的监控是治疗的主要目标之一，表 4－15 可作为糖尿病控制程度良好与否的目标。

**表 4－15 糖尿病患者血糖控制目标**

| 项目 | 理想 | 尚可 | 差 |
|---|---|---|---|
| 血糖(mmol/L，空腹) | 4.4～6.1 | ≤7.0 | >7.0 |
| 血糖(mmol/L，非空腹) | 4.4～8 | ≤10.0 | >10.0 |
| 糖化血红蛋白(%) | <6.2 | 6.2～8.0 | >8.0 |

（三）康复治疗

糖尿病的康复治疗以运动疗法为核心，包括饮食治疗、药物治疗、心理治疗等综合措施，实行将临床治疗与康复治疗密切结合的合理方案。

1. *运动治疗* 运动能改善胰岛素抵抗，加强葡萄糖的转运和利用，并能促进机体的新陈代谢，减轻精神紧张和焦虑情绪，增强机体的抵抗力。运动疗法在糖尿病的康复中起着重要的作用。

(1) 运动方式：为了使血糖得到适当控制，一般在开始运动疗法之前，常先实施饮食控制和药物治疗。运动治疗以有氧运动为主，从小运动量开始，逐步增加。随着病情好转，逐步减少药物用量或放宽饮食控制，尽量维持血糖的相对平衡状态。

2 型糖尿病患者：在从事运动治疗前应进行轻度至中度的有氧锻炼，相当于 50%～60% 最大吸氧量的运动水平，并能维持较长时间，以达到总的运动量，逐步完成全运动康复计划。常用的运动种类有步行、慢跑、游泳、骑自行车、爬山等耐力运动，或有中等运动强度的医疗体操，如哑铃或医疗球的四肢和躯干的体操。

1 型糖尿病患者：运动治疗并非为了改善代谢，而是维持运动能力，促进健康，改善生活质量。大多数从事运动的患者有身心愉快感，这种良好的感觉对慢性消耗性疾病的作用不可低估。1 型糖尿病患者应在一定程度上了解糖尿病的病理知识，对代谢情况作自我监护，能对各种强度和时间的体力运动作出适宜的反应，并在医生的指导下有处理运动与使用胰岛素及饮食的关系和防止低血糖的经验。

(2) 运动量的掌握：运动量由运动的强度、时间和频度三个因素决定。适合糖尿病患者的运动强度通常选择相当于 50%～60% 最大摄氧量，或以 70%～80% 最大心率($HR_{max}$)作为运动中的靶心率。无条件做运动试验时，可用以下公式推算：运动靶心率＝安静心率＋安静心率×(50%～70%)。运动时间可自 10 min 开始，逐步延长至 30～40 min，达到靶心率的累计时间一般以 20～30 min 为佳。运动时间过短，体内代谢效应不能有效完成；而运动时间过长，易产生疲劳后诱发酮症和加重病情。运动的频度为每日 1 次或每 2 d 1 次，需根据运动强度的大小而定。一般间隔时间不超过 3～4 d，因间隔时间过长则运动效果的蓄积作用下降，难以产生疗效。运动后应及时了解患者的自我感觉，以调整运动量。通常运动后的心率应在休息后 5～10 min 内恢复到运动前水平。若运动后 10～20 min 心率仍未恢复，则说明运动量过大。此外，若每次运动后感觉良好，精神、睡眠均佳，说明运动量合适或可适当增加运动量。若出现相反情况，应停止运动，需进一步检查，待身体情况好转后再进行运动锻炼。

(3) 运动锻炼的时机：糖尿病患者应选择合适的锻炼时间，并注意与胰岛素、降糖药物及饮食等治疗相互配合、相互协调，通常糖尿病患者以餐后运动为宜。因餐后摄入食物，加上餐前使用了胰岛素或降糖药物，既阻止肝糖原分解，又能促进肌肉组织利用外源性葡萄糖，从而达到血糖平衡。但糖尿病患者在餐后进行运动，应避开药物作用高峰期，以免发生低血糖。使用普通胰岛素或格列本脲的患者，运动时间一般以餐后 30～60 min 为宜。但要进行长时间运动时，应在运动前适当减少胰岛素剂量，或在运动前后增加食物的摄入。

(4) 运动疗法的注意事项

1) 运动量要适当，过度劳累会引起酮症，使病情加重。重型糖尿病患者空腹血糖在 16.8 mmol/L(300 mg/dl)以上，运动可出现高血酮，有显著糖尿和酮尿，说明胰岛素不足时，运动会使血糖升高，故应禁忌运动。

2) 运动治疗必须与饮食治疗、药物治疗相结合，合理地处理好这三者的关系，以期获得最佳疗效。运动中易发生低血糖，可将运动前的胰岛素剂量适当减少，或者在运动前后适当增加食物的摄入量或运动时随身携带饼干或糖果，以防低血糖的发生。清晨空腹未注射胰岛素之前血浆胰岛素水平很低，活动可使病情加重引起酮症，应予避免。

3) 避免在将要进行运动的肢体上注射胰岛素。有报道因活动肢体血流增加，有可能加快胰岛素吸收，出现低血糖反应。

4) 糖尿病的运动治疗应强调循序渐进，运动量从小开始并逐步增加，同时密切注意观察血糖、尿糖及症状的改变，不断调整运动方案。运动治疗必须持之以恒，长期坚持才能达到理想的效果。

5) 有明显自主神经病变体征、严重消耗体征、严重心肾并发症、严重高血压病或增生性视网膜病变的患者应禁忌运动。糖尿病患者运动治疗一定要在医务人员指导下进行，不要鼓励患者盲目运动。

2. 药物治疗

(1) 磺脲类口服降血糖药治疗：主要适应于中年以上的 2 型糖尿病患者，经饮食、运动等基本治疗未能控制者。而糖尿病酮症酸中毒或高渗性昏迷患者，有严重感染、高热、较大手术或创伤、妊娠、分娩，各种严重心、肾、肝、脑和血液等急、慢性病变者均不宜应用。

(2) 双胍类口服降血糖药治疗：主要适用于轻、中度 2 型糖尿病，体胖者尤宜。糖尿病并发酮症酸中毒或高渗性昏迷，或有其他重度并发症及应激状态时不宜采用，糖尿病并发肾脏、眼底、心、脑血管等器官器质性病变者，不宜使用。高龄患者慎用。

(3) 胰岛素治疗(此系补充糖尿病患者胰岛素不足的替代疗法)：适应于 1 型糖尿病患者、2 型糖尿病经饮食及口服降糖药物治疗未能良好控制者。

3. 饮食治疗

(1) 总热量：所有糖尿病患者，无论采用降血糖药与否，均必须控制饮食，这是糖尿病治疗的基本原则。而控制饮食首先要了解个体所需的总热量，总热量应根据患者标准体重、生理条件、劳动强度及工作性质而定。成人需要热量(每日每千克体重)，休息者为 105～125 kJ(20～25 kcal)，轻体力劳动或脑力劳动为主者为 125.5～146.4 kJ(30～35 kcal)，中度体力劳动者为 146.4～167.36 kJ(35～40 kcal)，重体力劳动者为 167.36 kJ(40 kcal)以上。儿童需要热量(每日每千克体重)，0～4 岁为 209.4 kJ(50 kcal)，4～10 岁为 188.28 ～167.36 kJ(45～40 kcal)，10～15 岁为 146.4～167.36 kJ(35～40kcal)。孕妇、乳母、营养不良及低体重者总热量可适当增加 10%～20%；肥胖者除增加运动量外，还应酌情逐渐减少进食量，使体重下降至标准体重以上5%左右。

(2) 饮食中成分及分配

1) 蛋白质：富有蛋白质的食物如肉类、蛋类及豆类。成人一般以每日每千克体重0.8～1.2 g计算，约占总热量的15%，孕妇、乳母、营养不良及有消耗性疾病者可酌情增加至1.5 g左右，个别可达2 g，占总热量的20%。最好每日摄取的蛋白质1/3来自动物食物，其中含有丰富的必需氨基酸，以保证人体营养中蛋白质代谢所需的原料。

2) 碳水化合物：主食中如米、面都含有丰富的碳水化合物，也是植物性蛋白质的主要来源，是供给热量和蛋白质最经济、最迅速的来源。按我国人民生活习惯，糖尿病患者每日可进食碳水化合物200～350 g或更多，占总热量的50%～60%。

3) 脂肪：一般每日脂肪总量为40～60 g，占总热量的30%～35%。

4) 高纤维饮食：每日10～20 g，包括树胶、果胶、植物纤维素等。这些成分在一般蔬菜中含量为20%～60%，水果和谷类含10%左右。饮食中增加高纤维成分，可改善高血糖和减少胰岛素或口服降糖药物的使用剂量。

5) 三餐总热量分配：根据患者进食习惯，一般为1/5、2/5、2/5，或1/3、1/3、1/3；也可按四餐分为1/7、2/7、2/7、2/7。

以上饮食治疗方案仅是原则估算，在治疗过程中尚需根据实际效果做必要的调整。如肥胖患者体重下降不理想而其他治疗措施是适当的，则应进一步减少饮食总热量。又如在治疗过程中体型消瘦患者体重已恢复，饮食方案也应做适当调整，以免体重继续增加。

(3) 中医饮食疗法：中医认为糖尿病是三焦气化不利所致的消渴证，治宜调节三焦的气化功能，并根据患者证候表现，确定病变部位。同时，在饮食上予以对证治疗。可采用的糖尿病药膳有：

1) 下消双耳汤：白木耳10 g，黑木耳20 g，瘦肉丝100 g，枸杞子10颗，嫩姜、葱适量。适用于治疗糖尿病伴肾虚者。

2) 黄芪炖鲈鱼：黑皮黄芪50 g，红枣20颗，鲈鱼1条，鲜香菇4朵，胡萝卜1条，姜葱适量。适用于糖尿病患者伴有伤口难以愈合者，而黄芪对伤口的排脓也有所帮助。

3) 玉竹乌梅茶：玉竹、北沙参、石壶、麦门冬各25 g，乌梅5颗。适用于糖尿病患者伴口渴甚者。本法具有生津止渴的作用，其中的玉竹有补益作用，北沙参能滋阴润燥。

4) 人参知母茶：参须半束，知母50 g，煮茶饮。本法既能补气清热，又能止咳润燥，非常适合口干舌燥的人饮用。

5) 耳聪目明粥：山药20 g，菟丝子10 g，覆盆子10 g，枸杞子20 g，良质米半杯。适用于长期的糖尿病造成视力退化的患者。本法不但能明目，还具有壮阳补精、健脾益肾的功能；不但适合糖尿病患者食用，也适合青少年补眼力。

*4. 糖尿病并发症的康复治疗*　糖尿病常见的并发症主要是心脑血管疾患、周围神经病变以及周围血管病变引起顽固性疼痛，从而引起肢体功能及认知功能障碍、下肢缺血溃疡等。如并发心脑血管疾病、截肢等，此类病变引起的功能障碍仿照相应疾病的康复运动治疗方法，此处不再赘述。糖尿病足是下肢远端周围神经病变和周围血管病变相关的糖尿病并发症之一，其导致的严重后果是足部溃疡和截肢。糖尿病足的康复治疗如下。

(1) 预防：对于糖尿病足的发生应以预防为主，对下肢远端周围神经病变并发感觉丧失的患者，要每日坚持温水洗脚，洗后擦干，保持足部干爽清洁并检查足部及鞋袜整洁。

(2) 运动治疗：对足部保护性感觉丧失的患者推荐坐式运动及手臂的锻炼，如游泳、划船、骑自行车等。患者可做患肢抬高运动、踝关节及足趾关节的主动、被动活动等，每次 30 min，每日 1～2 次，坚持训练对下肢循环的改善有帮助作用。对并发肌无力的糖尿病患者，应进行肌力增强训练(辅助运动、抗阻力运动)或神经-肌肉电刺激治疗，以改善患者的站立平衡功能。

(3) 物理因子治疗：可以进行感觉恢复训练和促进神经再生的物理治疗，如 He－Ne 激光照射、脉冲短波、低频电疗法等，从而改善肢体功能及认知功能障碍。

(4) 矫形器的应用：糖尿病足患者的鞋应柔软舒适，鞋的上部设计要容纳足趾背部畸形，鞋尖部分有足够的空间让足趾活动，足前部损伤的可选用只允许足后部负重行走的"半鞋"或"足跟开放鞋"。或选用特殊的支具靴(把足装入固定型全接触模型，该模型不能移动)，以减轻溃疡部分压力。必要时借助拐杖或轮椅。一旦发现水疱、抓破或疼痛，应及时就医。

(5) 外科治疗：足部感染的患者应收治入院，局部用锐器清创或切开排脓，或敷料包扎、局部用药和皮肤移植等。同时，应用广谱抗生素。必要时施行截肢术。

5. 预防　预防康复在糖尿病康复治疗中是非常重要的环节，主要目的是未病先防、已病防变。因为糖尿病病程长，并发症和致残率日趋严重，主要表现在多系统损害，导致眼、肾、神经、心脏、血管等器官和组织的慢性进行性病变，引起功能缺陷及衰竭。病情严重或应激时可发生急性代谢紊乱，如酮症酸中毒、高渗性昏迷等，严重影响了人民群众的生活质量。因此，进一步开展预防和综合康复治疗糖尿病及后遗症，减少糖尿病的致残率是十分重要的。主要的预防措施有保持健康的生活方式，合理的膳食结构，适当的体力活动，防止肥胖和过度紧张等，以减少诱发因素。做到早期发现、早期诊断、早期治疗，防止急、慢性并发症的发生和发展。

（李　丽）

## 第十二节　老年痴呆的康复

(一) 概述

1. 概念　老年痴呆是由于脑退行性病变和脑血管病变导致的，以认知功能障碍、情感障碍及精神行为异常为主要临床特点的一种慢性进行性精神衰退性疾病，如阿尔茨海默(Alzheimer disease，AD)、血管性痴呆(vascular dementia，VD)或多发性梗死性痴呆(Multi infarct dementia，MID)。目前，随着全球人口的老龄化，痴呆的患病率逐年上升。该疾病在老年疾病谱和病死谱中占有重要的地位，严重威胁着老年人的健康长寿和生活质量。全世界范围内 65 岁以上老年人中痴呆患病率达 8.4%，给社会和家庭带来沉重的负担，也给医疗服务提出了严峻的课题。在发病机制和治疗方面国内外虽做了大量研究，但至今尚未取得满意结果。

2. 主要临床表现

(1) 记忆缺损：尤其近事失忆，故难以学习和掌握新资料，日常生活中忘记物体放置地方，对时间、地点和人物失忆或错认，外出时迷途不知如何返家。

(2) 智力缺损：抽象思维障碍，判断能力减退。

(3) 情绪性格改变:抑郁、淡漠、自我封锁,又或暴躁、出现错乱行为,或有恐惧、焦虑、情绪低落。

(4) 社会功能缺损:性格退缩,不愿与人交谈,不愿和不能参加家庭及社区活动。

(二) 康复评定

基于老年痴呆是一种获得性、持续性智能障碍和大脑多方面高级精神功能减退的综合征,对老年痴呆的康复评定要在多方面进行全面评估,从而得出老年痴呆的康复评定结果。

1. 认知功能评定　痴呆患者有明显的智力残疾的同时多伴有思维、情感及行为障碍,因而直接影响其社会和生活能力。常用的痴呆患者认知功能评定方法有韦氏成人智力量表、韦氏记忆量表、临床记忆量表、老年画线追踪量表、卡片分类测验等。

2. 精神症状评定　痴呆患者的精神症状直接影响到患者的认知、情绪、生活功能,主要表现在错觉、幻觉、思维内容和思维形式障碍,以及行为障碍,可用简明精神病量表(BPRS)进行评定。

3. 社会活动能力评定　对于痴呆患者的社会活动能力的评估,既可以了解患者目前社会活动能力的水平,又可以评估痴呆患者康复治疗效果,可采用日常生活活动能力与社会功能评定的相关量表。

(三) 康复治疗

早期康复治疗以提高疗效为原则。只有通过综合性的康复措施,针对病因治疗并延缓临床症状,如认知、精神和行为水平的恶化,才能取得最大限度的生活自理和回归社会。康复治疗的重点在于躯体康复和精神康复。躯体康复要针对病因治疗,消除不利因素;精神康复需早期进行认知能力和 ADL 训练以巩固其原有的良好日常生活习惯,增强其认知功能;适当进行作业训练,以利于患者的社会交流;加强心理支持,不断提高患者的自信心。康复治疗措施是在药物治疗的前提下,精心护理,进行心理教育,提高战胜疾病的信心,加强言语、肢体的功能锻炼。包括中药、针灸在内的中医传统康复疗法在康复中有确切的疗效。

1. 药物治疗　给予促脑代谢剂如吡拉西坦、脑活素、阿米三嗪-萝巴新、爱维治等;改善脑血液循环药物如钙离子拮抗剂、巴曲酶、降纤酶、阿司匹林、尿激酶等;对抗自由基和兴奋性氨基酸药物如甘露醇、镁制剂、维生素 E 和维生素 C 等。

2. 中医传统康复治疗　从中医学角度认为本病是由于气、血、痰、郁、火等病邪,造成精气亏损、脑髓空虚、元气不足、阴阳失调所致。治疗宜填精补髓,健脑益智,熄风止颤,祛痰醒脑,开窍通络。可以用胞二磷胆碱穴位注射于神庭、头临泣(双)、头维(双)、眉冲(双)和合谷、风池(双)注射,或用人参注射液、复方丹参注射液于肾俞(双)、足三里(双)、三阴交(双)注射。同时,可以将具有醒脑开窍、补益肝肾、活血化瘀作用的中药与氧气制成药雾吸入治疗,使针刺、中药、氧气三者同步发挥作用,以提高疗效。

3. 预防　建立良好的生活习惯是防治老年痴呆或保证康复治疗疗效的前提条件。应起居有时,戒酒戒烟,低盐低脂低糖饮食,多食蔬菜、豆类制品和五谷杂粮等。防止过度疲劳和紧张,坚持有规律的生活,积极参加集体活动。定期体检,积极控制不利因素。钙和微量元素对老年痴呆发生、发展过程中所起的作用已经越来越引起医学研究人员的重视,应多食贝壳类、鱼类、乳类、豆类、坚果类、蚕蛹、大蒜、蘑菇等富含钙、锌、锰、硒等元素的食物,以预防老年痴呆。

4. 康复训练　老年痴呆患者的康复效果与病情的轻重、并发症、康复介入时间和介入方式、患者对康复治疗的积极性以及社会和家庭的支持程度等多种因素有关。老年痴呆康复训练治疗，一般在痴呆恢复期。主要目的是促进神经功能的恢复，对于多发性脑梗死性痴呆，要尽早对瘫痪肢体进行康复训练治疗，以预防关节挛缩及足下垂，应由被动运动和推拿治疗开始到主动运动直至患者早期获得运动功能；若有言语功能障碍的患者应同时给予言语功能训练及环境适应性训练，从而使患者得到全面康复等。

（1）认知功能的训练：首先对患者进行本体感觉和躯体感觉等方面的刺激，使患者认识环境和周围的人或事。继而进一步对患者进行记忆、注意力和思维能力的训练，主要训练其对语言的组织（分类、排列顺序、补缺填空）和学习能力。通过不断的反复训练，使患者对周围环境的适应能力和独立性不断提高。在训练过程中对患者表现出的进步应及时给予肯定和表扬鼓励，不断调动患者的主动性和积极参与的热情。同时，应不断对患者的记忆、注意力以及思维能力进行评估，及时制订新的认知训练内容并不断提高各种功能的技巧，并鼓励患者在日常生活中主动应用所提高的能力。训练过程力求由简到易，循序渐进，具体方法有 PQRST 法、编故事法等。

（2）运动功能的训练：对伴有运动功能障碍的患者应早期进行功能训练，主要训练如下。

1）关节活动度训练：功能位关节活动度的维持是保证患者日后运动功能恢复的先决条件，在患者肢体关节未出现主动运动的时期应对没有主动活动能力的肢体给予被动关节活动度的维持训练，在维持关节活动度的同时逐步扩大关节活动度到生理位。通过神经-肌肉本体感觉促进技术、易化训练使患者由被动活动到主动运动，并不断纠正姿势。

2）坐位平衡能力训练：主要包括由卧位到坐位、坐位平衡能力完成训练。

3）协调功能训练：在患者最终达到的躯体位置阶段，对患者进行肢体、躯体的应用能力的协调性训练，如扔球训练、拍手训练。对能够完成行走的患者进行十字左右、前后行走训练。

4）步行训练：主要训练患者步行的姿势、协调性、稳定性和平衡能力训练。如原地高抬腿踏步训练，在利用步行线、步行脚印、步幅横线训练的同时增加视觉刺激或方向改变的变化以提高上、下肢的协调动作。

（3）言语治疗：对于老年痴呆患者并发言语功能障碍者在进行言语训练的同时，应对其构音器官、呼吸活动度等进行训练，以配合发声与呼吸协调过程的完成。然后，要求患者有意识地大声发音，训练时由单音节到多音节、由单字到单词、由单词到句子练习。训练时要尽量要求患者发音准确并对着镜子训练，保证发音的准确和构音器官的正确位置。结合音乐练习不仅能训练言语的协调性，还能提高患者的训练兴趣。

（4）作业治疗：主要目的是改善关节活动度，改善手功能，提高日常生活能力。同时，激发患者的兴趣。作业疗法训练也应遵循由简到难、循序渐进的原则，主要的训练内容包括捏橡皮泥、做实物模型、编织等手功能训练。此外，还要对患者进行穿脱衣裤、洗脸、梳头、进食、写字等日常生活技能训练，也可根据患者的爱好安排作业活动。

（李　丽）

## 第十三节　截肢后的康复

### （一）概述

1. 概念　截肢是截除没有生存能力和（或）功能的或因局部疾病严重威胁生命的肢体。截肢后的康复是从截肢手术到术后处理、残肢的康复训练、临时和永久假肢的安装及使用，到重返社会以及防止或减轻截肢对患者身心造成的不良影响的全过程。

常见的截肢原因有严重创伤、严重感染、其他疾病（如肿瘤、周围血管疾病所致的肢体缺血坏死，常见于并发或不并发糖尿病的闭塞性动脉炎）、先天性肢体的发育异常等所致。

2. *主要功能障碍* 截肢后首先使患者蒙受的是巨大的心理打击和创伤，主要表现为抑郁、焦虑、易怒、暴躁、自悲自卑。此外，截肢给患者身体带来局部和全身性的肌力下降、体力减弱等影响，造成身体功能和日常生活能力的障碍。

截肢后的康复治疗是改善和提高截肢者功能障碍的有效手段之一，适应证主要包括外伤性截肢、肿瘤截肢、血管病性截肢、糖尿病性截肢、先天性畸形截肢、感染性截肢、神经性疾病截肢和烧伤、冻伤后肢体坏死截肢。

（二）康复评定

1. *截肢患者全身状况的评定* 主要目的在于判断患者能否承受假肢的负担及配戴假肢后的康复训练，以防意外。

2. *残肢的评定* 对于残肢局部的评估有以下几个方面。

(1) 皮肤情况：注意瘢痕的位置，尽量避开负重和易摩擦的部位，注意皮肤有无粘连及皮肤的活动度，而皮肤瘙痒及渗出物将影响假肢的装配。

(2) 残肢长度：包括骨的长度和软组织的长度。应注意测量方法，通常膝下截肢测量时从胫骨平台内侧开始，而膝上截肢应从坐骨结节开始。残肢过长、过短均可影响假肢的安装及装配后的功能恢复。

(3) 残端形状：这对于假肢的制作和装配是很重要的，因残端形状影响残肢的功能及血运，若不当会产生并发症。最新医学研究表明，残端如呈近圆柱形则比较好。

(4) 关节活动度：对发挥假肢的功能非常重要，可作为假肢安装、制订训练计划时的参考。

(5) 肌力：在安装假肢前应仔细检查主要肌群的肌力，至少有 2 级以上的肌力方可满足配戴假肢的需要。

(6) 神经痛：残肢有无神经痛直接影响假肢安装后的康复训练，必要时进行手术处理。

3. *其他肢体的评定* 其他肢体的状况可影响截肢后的康复，应全面评估。

4. *假肢的评定* 假肢分为临时和正式假肢。临时假肢是在截肢手术后，残肢尚未定型良好，为穿着训练而制作的接受腔，也称之为训练用临时接受腔。正式假肢是在残肢状态稳定后，使用耐久性强的材料制作接受腔，且支持部和外装饰也选择长期使用的材料，又称永久假肢。

(1) 穿戴临时假肢后的评定：截肢术后切口拆线，愈合良好时，术后 3 周即可安装临时假肢。评定内容有：①临时假肢接受腔适合情况的评定。②假肢悬吊能力的评定。③假肢对线的评定。④穿戴假肢后残肢情况、残端承重能力评定。⑤步态的评定。⑥上肢假肢背带与控制系统的评定。⑦假手功能的评定。

(2) 穿戴永久假肢后的评定：当残肢基本稳定和定型良好，且经过穿戴临时假肢的功能训练良好，可改换永久假肢。除去对临时假肢的评定内容外，还应强调以下评定内容。

1) 上肢假肢的评定：假肢长度，接受腔适合度；肘关节屈伸活动范围；前臂旋转活动范围；肘关节完全屈曲所需要的肩关节屈曲角度；肘关节屈曲所需要的力量；上肢假肢日常生活活动能力的评定等。

2）下肢假肢的评定：残肢站立位是否完全纳入接受腔内，残肢长度，足底的内外侧是否完全与地面接触，膝关节前后方向及内外侧方向的稳定性；坐位时接受腔是否有脱出现象；膝关节90°屈曲时，假肢侧膝部比健侧高出的最小量，小腿部分是否垂直。

3）下肢假肢代偿功能评定

平衡功能评定：可以利用平衡功能检测仪进行定量评定。

步态评定：分析产生异常步态的原因，针对原因进行认真的处理和矫正。

行走能力评定：一般以行走的距离、上下阶梯、过障碍物等指标对行走能力进行评定。

（3）假肢部件及质量的评定：对假肢部件及整体质量进行评定。

（4）皮肤过敏试验：将截肢后需要使用的材料直接接触皮肤，如腹部、大腿内侧等敏感度高的地方贴 48 h，如果出现红肿、水疱等症状，禁止使用此材料。

（三）康复治疗

截肢康复每个阶段都有特有的评定和治疗内容，截肢的康复程序如表 4－16。

**表 4－16　截肢康复的各个阶段和主要内容**

| 阶　段 | 主　要　内　容 |
|---|---|
| 手术前期 | 身体状态评定，截肢水平的确定，术后假肢计划，患者教育 |
| 截肢和重建术 | 截肢具体长度的确定，肌肉成形，骨端软组织包裹，神经的处理，加压包扎 |
| 术后早期 | 促进伤口愈合及镇痛措施，初步活动，心理支持 |
| 假肢前期 | 增加肌力，恢复局部控制的训练 |
| 假肢处方和制作 | 设计，取模，制造与装配，调试，试用和修整 |
| 假肢训练 | 掌握假肢穿戴技巧，带假肢的 ADL 或行动功能训练 |
| 重返社会 | 恢复在家庭和社会环境中的相互适应，心理康复，健身计划，文娱活动 |
| 职业康复 | 职业能力的评定，再教育和再就业的训练，再就业安排 |
| 随访 | 假肢情况随访，心理支持，功能评定和其他医学检查 |

1. *手术前期的康复治疗措施*　术前康复教育对患者了解手术、手术并发症及术后尽快接受和参与康复治疗是非常必要的。然而，截肢对于患者在心理上是一次重大打击，一般经过震惊、回避、承认和适应等过程。在患者未承认和接受之前为不接受期，往往表现出悲观、沮丧、自我孤立的态度，对生活、工作等问题忧心忡忡。应采取心理康复治疗帮助患者迅速度过不接受期，认识自我的价值，重新确立自尊，接受现实状态，积极参与恢复自身功能的康复训练。

此外，术前康复训练主要包括增强患肢及其他肢体肌力的训练；肺功能训练使患者学会正确的深呼吸及咳嗽，以有效预防卧床引起的肺部感染；术后应用的训练方法，如转移训练、各关节的主动和被动活动训练、助行器的应用训练等。

2. *手术后的康复治疗措施*

（1）早期康复训练：如手术后情况稳定、手术区疼痛减轻，术后第一日可以开始在床上进行辅助的转移训练，早期活动也有利于预防并发症；保持适当体位姿势，防止关节挛缩；适当的包扎可以防止肿胀，促进残肢的收缩。

（2）临时假肢的安装：对因非血管病变截肢而体力好、残肢长度合适的青年患者，可考虑安装临时假肢。残肢血液循环不佳者，不宜装配临时假肢。

（3）心理指导：截肢初期患者的情绪低落，此时要让患者接受现实，早日理解疾病的存在及截肢手术的必要性。积极地配合康复治疗，早期装配合适的假肢，尽早生活独立。

截肢术后中期截肢者多考虑的是工作、生活、婚姻等问题，此时鼓励患者树立自信心和生活勇气，使患者理解这阶段加强残肢训练及安装假肢后训练的重要性。

3. 假肢前期的康复治疗措施　这是安装永久假肢之前的时期。此期的康复目标包括改善残肢关节活动度、增强肌力；增强残端皮肤的强度；消除肿胀；增强健侧上肢、下肢和躯干的肌力；提高平衡能力；增强全身体能。

(1) 残端训练：首先促进残端角质化训练，提高残端皮肤的耐磨性；然后进行残端负重训练，用保护垫将残端包扎后练习残端适应负重。

(2) 关节活动度训练：训练应注意在无痛范围内进行，不可采用粗暴手法；体位避免频繁翻动，能在同一体位运动的尽量集中；在该关节活动度全范围内进行。

(3) 肌力训练：截肢手术后患者要尽快安装假肢，而安装假肢要有足够的肌力。术后残端以上的肌肉在短时间内会出现萎缩，为了避免残肢肌肉萎缩，应在术后第二日开始进行肌力强化训练，包括残肢的等长运动和等张运动。

4. 假肢期的康复治疗措施　安装假肢后，除继续肌力、关节活动度等训练外，应根据假肢的设计逐渐掌握假肢的穿脱和操纵技巧。训练目标是减少异常步态；跌倒后站立；对突然的意外有做出反应的能力；提高步行能力。

(1) 迈步训练：患侧迈步训练可在平行杠内进行，双足间隔保持 10 cm 左右，从假肢侧过渡到健肢侧。

(2) 平衡训练：脚的基本动作训练及破坏平衡训练。

(3) 步行训练：在完成迈步和平衡训练后，可由在平行杠内步行训练逐渐过渡到单独步行或借助手杖进行步行训练。

(4) 穿戴假肢后的注意事项

1) 保持适当的体重：现代假肢接受腔形状、容量十分精确，一般体重增减超过 3 kg 就会引起接受腔的过紧或过松。

2) 防止残肢肌肉萎缩：对残肢肌肉进行训练以防止萎缩是非常重要的。

3) 防止残肢肿胀或脂肪沉积：残肢应该用弹力绷带包扎，只要脱掉假肢就要包扎。

5. 截肢并发症及处理

(1) 残端肿胀：截肢术后的残端由于组织损伤，造成血液循环差，会有不同程度的肿胀。治疗以改善血液循环、消除肿胀、控制感染为原则。常用电疗法、红外线疗法等。

(2) 瘢痕、粘连及滑囊炎：瘢痕形成后易造成疼痛，局部组织粘连及滑囊炎影响功能活动，必须注意预防并给予对症治疗。

(3) 坏死、感染和溃疡：皮肤坏死后会继发感染和溃疡，甚至造成骨髓炎。预防措施包括截肢前尽可能消除感染源，彻底的外科清创，及时发现血肿及软组织感染，并妥善处理。

(4) 皮肤病：由于残端皮肤较长而形成皱褶，造成细菌和真菌易于繁殖生长所致，应予以对症处理。

(5) 幻肢感、幻肢痛：幻肢感无需处理，甚至有时还有利于假肢训练。幻肢痛的处理，临床上可使用药物治疗如麻醉镇痛剂、物理疗法、心理支持治疗。

(6) 残肢痛：其形成的原因较多，要注意与幻肢痛的区别。残肢痛不仅影响假肢的安装和使用，而且给患者带来很大的痛苦，应采取积极的预防措施。

(7) 关节挛缩：关节挛缩畸形，会影响假肢的装配。一般采用保守治疗，如不能完全矫正畸形，则需考虑手术治疗。

6. 残肢的保健

(1) 残端的皮肤应保持清洁和干燥，注意防止皮肤擦伤、水疱、汗疹和白癣菌、细菌的感染。每日晚上睡前要仔细清洁并擦干残肢，最好使用中性的沐浴用品。残端套应保持清洁、干燥，每日至少更换 1 次。穿戴残端套时一定认真，防止皱褶出现。如出现皮肤损伤应及时采取措施，局部用药涂抹，暂时不穿戴假肢。

(2) 注意接受腔的适合情况。

(3) 控制原发病，防残肢变形。

（李　丽）

## 第十四节　人工关节置换术后的康复

(一) 概述

1. 概念　人工关节置换术是指用人工关节替代病变关节结构以恢复关节功能的方法。全关节置换是将关节两侧的骨关节部分都用假体置换，其关节结构由两个不同材料的半关节组成。关节的骨干端多采用金属干髓腔插入式，关节面多采用超高分子聚乙烯假体。人工关节置换术后康复的目的是最大限度地恢复患者的关节功能及日常生活活动能力，减少手术并发症，使患者最终回归正常人的生活。

2. 术后常见的功能障碍

(1) 疼痛：关节置换术的主要目的是缓解疼痛、重建关节功能，其中缓解疼痛尤为重要，绝大多数患者因为疼痛而要求行关节置换术，但是术后早期疼痛仍然是最常见的并发症，多因手术创伤、血肿、组织反应和功能康复锻炼引起。

(2) 关节活动度受限：术前缺乏活动的关节，关节液不能有效循环，使纤维蛋白沉积，同时滑膜细胞活跃增生，产生大量黏液和纤维蛋白组织，使得关节粘连和僵硬。术后如不及时活动患肢，新生胶原组织在术后第二日即开始迅速沉积在关节周围，肌腱滑膜组织肥厚粘连，必将限制关节活动。

(3) 肌力低下：术前患者由于关节疼痛、水肿、关节活动受限，常导致关节周围肌肉不同程度的萎缩、肌力下降，加上手术损伤关节周围组织，进一步削弱了关节周围的肌肉力量。

(二) 康复评定

1. 整体评定　对患者原发疾病、全身健康状况、精神状态进行评估。

2. 手术情况　手术入路；选择假体的类型；固定方法（骨水泥或非骨水泥）；术中有无截骨、植骨、骨折；术后伤口愈合情况等。

3. 肌力评定　患肢的肌力。

4. 关节活动度评定　对手术关节进行主动和被动的关节活动度测定，以寻找关节活动障碍的原因，指导康复训练。

5. 步态分析　主要进行一般步态分析，包括步长、步频、行走速度、步态周期。全髋关节置换术后患者常见的异常步态为步长、步频、步速明显变小，患肢支撑相缩短、摆动相延长，双支撑相延长，髋关节活动范围减小。

6. 功能独立性评定　具体参见相关章节。

(三) 康复治疗

1. 人工全髋关节置换的康复治疗措施

(1) 术前康复指导和训练：术前康复训练是为术后关节和全身功能恢复建立基础的预防性训练。术前康复训练主要包括以下内容。① 体位指导，说明术后为防假体脱位要采取正确的体位。② 训练引体向上运动。③训练床上排便习惯。④ 指导下肢肌肉锻炼方法，包括等长和等张收缩训练。⑤关节活动度训练。⑥指导正确使用拐杖等的训练程序。

(2) 术后康复治疗

1) 术后第一周：康复重点是减轻患者症状，促进创口愈合，防止肌肉萎缩，改善关节活动范围。

特殊体位：髋关节轻度外展 20°～30°，避免术侧髋关节伸髋外旋和屈髋内旋，可用箱型足夹板或“丁”字鞋防止。患者翻身时伸直术侧髋关节，保持旋转中立或在两腿之间垫一枕头。

术后第二日：根据伤口引流液量进行适应性训练，即引流液量≤50 ml 时，①半坐位：其中外侧入路切口患者，应将床头抬高 30°～45°，每次 10～15 min，每日 3 次；后侧入路切口患者，不宜过早坐起。②按摩髌骨、髌周、膝关节后侧、小腿后侧。③患侧踝关节主动屈伸或抗阻力活动，每次 10～15 min，每日 3 次。

术后第三日起：①股四头肌、腘绳肌、臀大肌等静力性收缩。②术后第三日开始被动屈髋，外侧路入口患者为 15°～30°，后侧路入口患者被动屈髋<10°，被动屈髋可借助吊带或健肢带动患肢或膝下垫枕或用 CPM 机完成。③术后第三日起开始床上转移训练以锻炼髂腰肌，即向侧方移动。注意在他人帮助抬患髋或患膝时，患髋勿内收。早期一般不允许翻身，必要时可向健侧翻身，翻身时两腿间需夹垫枕。④膝下垫枕直腿抬高，持续 10 s，每日 10～20 次。此动作是为了加强股四头肌的肌力训练，注意在早期不宜用直接的直腿抬高进行股四头肌的力量训练。⑤抬臀训练，一般在术后第五日完成。在完成此动作时应注意在膝下垫枕使髋关节屈曲 10°～20°。治疗师双手托住双侧髋关节，防止动作完成的过程中出现髋关节的旋转。⑥患膝下垂摆动，以增加膝关节的活动范围和肌力，防止膝关节周围软组织粘连。

2) 术后第二周：加强患侧下肢不负重下的主动运动，改善关节活动范围，进一步提高肌力，增加床上自主活动能力。

关节活动度训练：在无痛范围下进行主动的患侧髋、膝关节屈伸能力训练或逐渐抬高床头高度，直至患者能在床上半坐位。侧入路切口患者屈髋 45°～60°，后入路切口患者屈髋<30°，有条件的患者做直立床训练。

股四头肌肌力训练：①助力下直腿抬高 30°，持续 10 s，重复 20～30 次，每日 3 组。②小腿自然垂于床边，做主动伸膝运动。活动中避免髋部的旋转。

加强床边体位转移：①半坐位→仰卧位→半坐位转移练习。利用双上肢和健腿支撑力向侧方移动身体，并与床边成一定角度。患侧下肢抬离床面与身体同时移动，使得双小腿能自然垂于床边。然后双上肢及健腿用力支撑半坐起。要求身体重量尽量落在患侧，患髋关节弯曲不要超过 70°(后入路切口)或 90°(侧入路切口),并保持两腿分开。半坐起后可在背部用支持垫稳定住,仰卧位则是上面动作的逆向重复。要求高床脚、硬板床,以减轻患者坐起时患髋关节的屈曲程度。②坐起→站立→坐的转换练习。患者在高床边坐位下,健腿着地,患腿朝前放置(防止内收及旋转),利用健腿的蹬力和双上肢在身体两侧的支撑力挺起臀部并借助他人的拉力站起;注意在转换过程中避免身体向两侧转动。有条件时,利用直立床帮助患者从卧位→站位→卧位的体位转换。在站立位下健腿完全负重,患腿可不负重触地。

平衡训练:练习健腿支撑站立平衡(患肢为不负重触地)。

步行训练:首先利用平行杆或四脚助行器,再扶双拐行走或健腿支撑三点式步行。练习时以不疲劳为度。

3) 术后第三周:继续巩固以往的训练效果,提高日常生活自理能力,患腿逐渐恢复负重能力,加强步态训练。

仰卧位空踩自行车:可进行 20～30 次,注意患髋关节屈曲应在 90°以内,每 10 次为 1 组,中间休息 1 min,每日 3 组。

关节肌肉训练:站立位髋关节前屈、后伸、外展和内收肌群的等长收缩练习。

四点支撑半桥运动:保持 10 s,每日 10～20 次,要求缓慢进行。

抗阻力训练:继续加强患侧股四头肌渐进抗阻力训练。

改善及提高日常生活自理能力:可利用辅助支具。

进行适当的环境改造,以方便患者完成动作。

4) 术后第四周至 3 个月:康复的重点是进一步改善和提高第三周的治疗效果,逐渐改善患髋关节的活动范围,增加患髋关节的负重能力,使人工置换的髋关节功能逐渐接近正常水平,达到全面康复的目的。

步行训练:从扶拐杖步行逐渐到扶手杖步行,但要求具备下面两个条件。①患者能在手杖的帮助下,有足够的支撑力完成步行中静止期患肢的负重。②患侧股四头肌能完成渐进抗阻的阻力至少 8 kg 以上。注意 3 个月内持拐步行、过障碍时患腿仅为触地式部分负重。上、下楼梯活动,早期主要是扶拐下楼,健腿支撑上楼。患腿从不负重到部分负重,但要求健腿先上,患腿先下,以减少患髋关节的弯曲和负重。还可以在运动平板上进一步改善步态、步速和步行的距离,提高患者实际步行能力(上下坡、过障碍、过马路等)。最后过渡到弃杖步行。

平衡训练及练习:在平衡器上训练身体重心转移,逐渐增加患腿的负重量(从身体重量的 1/3 开始过渡到全部重量)。

下肢肌力训练和转移训练:让患者自己能正确掌握,以便出院后按要求练习。

(3) 注意事项:人工关节的活动范围有限,患者需要特别注意避免关节移位,包括:①卧位时,在双腿之间放一个枕垫,使关节保持在适当的位置。②在坐、站、躺时避免腿和膝关节交叉。③坐位时保持双足分开 152.4 mm(6 英寸)。④坐位时保持双膝在髋关节以下水平,避免坐太矮的椅子。加高厕位,使如厕时膝盖保持在髋关节以下。⑤避免弯腰动作。患者可以考虑购买长柄鞋拔或软鞋,以免穿脱鞋袜时弯腰。⑥避免在双膝并拢、双足分开的情况下,身体向术侧倾斜取物、接电话。

2. 人工全膝关节置换的康复治疗措施

(1) 术前康复指导和训练:①指导患肢进行股四头肌的静力性收缩练习,以及踝关节的主动运动。②指导患者进行患肢的直腿抬高运动及踝关节抗阻力屈伸运动练习，次数可根据患者自身情况而定，每日重复 2～3 次。③指导患者使用步行器或拐杖，为术后执杖行走作准备。

(2) 术后康复治疗

1) 术后第一周：此期的目的为了减轻患者的症状，促进伤口愈合，防止肌肉萎缩，改善关节活动范围，提高肌力。

术后第一、第二日：①维持关节功能位，用石膏托固定膝关节，并保持足高髋低位。②采用冷疗以减轻和消除肿胀、疼痛，用低频调制中频电流作用于患肢，以改善局部血液循环，促进伤口愈合。③做患侧踝关节的背伸和旋转运动，每次重复 15 次，每日完成 2～3 次。④患肢做肌四头肌静力性收缩，每次保持 10 s，每 10 次为 1 组，每日 10 组。⑤进行术侧下肢从远端至近端缓和的推拿。

术后第三至第七日：患者坐于床上，患肢做直腿抬高运动，不要求抬起高度，但要有 10 s 左右的滞空时间。应用持续被动运动(CPM)机给予患肢在无痛状态下的被动运动，起始角度为 0°，终止角度为 20°，每日 4 h，以后每日增加 10°，在 1 周内尽量达到或接近 90°。

2) 术后第二周：重点加强患侧肢体不负重状态下的主动运动，改善关节主动活动范围，预防膝关节周围肌肉组织肌力丧失和挛缩。

关节活动度训练：采用 Maitland 手法第Ⅰ级训练，使患膝在无痛范围内和在关节活动的起始端进行小范围有节律的活动。

肌力训练：进行股四头肌、腘绳肌渐进性肌力训练。

直腿抬高运动：进一步加强患肢直腿抬高运动，可由辅助运动逐步过渡到主动完成直腿抬高运动。

负重练习：在平行杠内练习站立，前半周训练时重点在健侧，患侧不负重触地；后半周训练时重点逐渐向患侧过渡，直至直立于平行杠内。

CPM 机使用：角度增大至 90°～100°。

牵伸训练：牵伸腘绳肌以防止膝关节屈曲挛缩，被动牵伸股四头肌以增加膝关节的屈曲度。

3) 术后第三周：继续训练膝关节周围肌力，恢复患肢负重能力，加强行走步态训练，训练患者平衡能力，进一步改善关节活动范围。

肌力和肌耐力训练：进行股四头肌、腘绳肌的肌力和肌耐力的训练，可从主动训练过渡到抗阻力训练。

平衡训练与步行训练：解除石膏托板后，可利用各种平衡装置或在治疗师帮助下练习站立平衡。步行训练可先在平行杠内进行，逐渐过渡到平行杠外扶拐练习(三点式步态)。拐杖或手杖应在健侧手，这样可以提供最佳平衡和缓解术侧下肢负重。随后在跑步器上进行行走训练，患者目视前方，抬头挺胸，臀部不能翘起。

膝关节活动：采用 Maitland 手法第Ⅳ级训练。

训练蹬车动作：在固定自行车上进行蹬车动作训练，坐垫由最高开始逐渐下调以增加屈膝角度。

ADL 训练：独立完成穿裤、穿袜、如厕、洗澡等日常生活活动。

4) 术后第四周至 3 个月：进一步加强提高前面的训练效果，增加患肢活动范围及负重能力，以及生活自理能力。

继续进行屈膝、伸膝训练：如果有膝关节屈曲或伸展挛缩，可以采用低强度、较长时间的自我牵拉练习，也可以借助治疗师或其他外力训练。

允许患者完全负重时，可进行膝关节微蹲短弧度训练：患者站立位背靠墙，缓慢屈曲髋和膝关节（双侧膝关节屈曲控制在30°～45°范围），使背部靠墙面下移，然后再向上移动身体。

膝关节小弧度刺激动作训练（short-arc lunge）：患者双足并立，然后术侧足向前呈小弓箭步，使膝关节微屈，再伸直膝关节，接着术侧足回复于原开始位置。注意：患者屈曲的膝关节应与足趾呈一直线，不可超越足趾上方的垂直线。

上、下楼梯训练：初期依靠拐杖上下楼梯，健腿支撑，逐步过渡到患腿部分负重，要求健腿先上，患腿先下，待患者适应后脱离拐杖。

步行训练：可在轻度倾斜坡面上独立行走、单腿站立、侧步走、跨越障碍物，以改善在不同方向和地面上的活动能力。

其他运动：采用固定自行车或游泳等非冲撞性活动以改善心肺功能和肌耐力，使患者获得重返社会所需的力量和耐力。

(3) 注意事项：① 利用低频调制中频电流作用患肢时，治疗电流量不能为耐受量，要严格遵照0.3 mA/$cm^2$的标准，以免组织损伤。②每日训练前询问患者情况，有无局部不适，以掌握运动量的大小。并注意浮髌试验的结果，如浮髌试验阳性则抽液减压。③训练量由小到大，循序渐进，以不引起患膝关节不适为宜。

(4) 几种特殊情况康复的注意点

1) 膝关节的完全伸直是保证良好功能与正常步态的重要条件，若膝关节屈曲挛缩仅10°，就会明显影响膝关节功能。因此，要求术后患者能够伸膝正常，但屈膝达105°就可以保证膝关节的良好功能。不过，某些活动如骑自行车，则屈膝要求大于105°。

2) 膝关节屈曲挛缩即使手术中纠正了屈膝挛缩畸形，但术后仍易复发。术后要坚持将术侧膝关节置于伸直位的处理原则。屈曲挛缩若使用CPM机治疗，宜在手术后4 d或5 d后进行，但夜间术侧下肢仍置于伸直位支架。

3) 伸膝肌腱装置断裂或者胫骨结节切骨后，患者的膝关节要固定于伸直位，但这样易造成膝关节屈曲受限，不过这种缺点的影响要小于伸膝受限导致的步态不稳。临床上，在膝伸肌腱装置愈合之前应小心被动活动膝关节，以预防软组织挛缩。

（齐　瑞）

# 主要参考书目


1. 缪鸿石.康复医学理论与实践.上海:上海科学技术出版社,2000.
2. 周士枋,范振华.实用康复医学.南京:东南大学出版社,1998.
3. 中华人民共和国卫生部医政司.中国康复医学诊疗规范.北京:华夏出版社,1998.
4. 胡永善.新编康复医学.上海:复旦大学出版社,2005.
5. 南登崑.康复医学.第3版.北京:人民卫生出版社,2004.
6. 恽晓平.康复评定学.北京:华夏出版社,2004.
7. 周士枋,丁伯坦.运动学.北京:华夏出版社,2004.
8. 恽晓平.康复疗法评定学.北京:华夏出版社,2005.
9. 励建安.康复医学.北京:科学出版社,2002.
10. 王玉龙. 康复评定.北京:人民卫生出版社,2000.
11. 于兑生,恽小平.运动疗法与作业疗法.北京:华夏出版社,2006.
12. 卓大宏. 中国康复医学.北京:华夏出版社,2003.
13. 李晶.物理医学与康复科诊疗常规.北京:中国协和医科大学出版社, 2002.
14. 卫芳盈,胡忠亚,刘海霞.康复医学[M].南京:东南大学出版社,2006.
15. 胡学强.社区康复医学[M] .长春:吉林科学技术出版社,2000.
16. 刘克敏.物理疗法与作业疗法研究.北京:华夏出版社, 2005.
17. 窦祖林.肌张力评定量表,痉挛——评估与治疗.北京:人民卫生出版社,2004.
18. 殷秀珍,黄文禧.现代康复医学治疗手册.北京:北京医科大学出版社,1995.
19. 燕铁斌.现代康复治疗技术[M].合肥:安徽科学技术出版社,1994.
20. 杜建,陈立典.中西医结合康复医学.北京:人民卫生出版社,2006.
21. 徐俊冕,季建林.认知心理治疗.贵阳:贵州教育出版社,1999.
22. 解亚宁,戴晓阳. 实用心理测验. 北京:中国医药科技出版社,2006.
23. 吴汉荣. 医学心理学.第2版.武汉:华中科技大学出版社,2005.
24. 姜乾金. 医学心理学. 北京:人民卫生出版社,2005.
25. 贺丹军.康复心理学.北京:华夏出版社,2005.
26. 周士枋.冠心病的康复治疗(六).中国康复理论与实践,1999,5(1):38~43.
27. 中华医学会.临床诊疗指南——物理医学与康复分册.北京:人民卫生出版社,2005.

28. 周士枋. 冠心病的康复治疗(八). 中国康复理论与实践,1999,5(3):137～140.
29. 刘洪,张弛,刘素蓉. 慢性阻塞性肺疾病康复治疗近况. 现代临床医学,2006,32(2):148～150.
30. 燕铁斌. 现代康复治疗学. 广州:广东科学技术出版社, 2004.
31. 北京协和医院. 物理医学康复科诊疗常规. 北京:人民卫生出版社, 2004.
32. 李胜利. 高等医学院校康复治疗学专业教材——言语治疗学. 北京: 华夏出版社,2004.
33. 大西幸子. 摄食・吞咽障碍康复实用技术. 北京: 中国医药科技出版社,2000.
34. 王茂斌. 康复医学. 北京:人民卫生出版社,2002.
35. 汤晓芙. 临床肌电图学[M]. 北京:北京医科大学中国协和医科大学联合出版社,1995.
36. 关骅. 临床康复学. 北京:华夏出版社,2005.
37. Patricia M. Davies. 刘钦刚主译. 循序渐进:成人偏瘫康复训练指南. 第 2 版. 北京:华夏出版社,2007.
38. 王强. 脑卒中康复治疗技术. 北京:人民军医出版社,2003.
39. 谈跃,任惠. 脑卒中现代临床与康复. 昆明:云南科学技术出版社,1999.
40. 励建安,王彤. 康复医学. 北京:中国科技出版社,2002.
41. 马奎云,王玉龙. 康复医学. 郑州:郑州大学出版社,2000.
42. 成鹏. 简明康复医学. 上海:上海第二军医大学出版社,2002.
43. 张超佑. 人体解剖学. 第 2 版. 北京:人民卫生出版社,1998.
44. 张励才. 麻醉解剖学. 北京:人民卫生出版社,2000.
45. 李仲廉. 临床疼痛治疗学. 第 2 版. 天津:天津科学技术出版社,2000.
46. 赵宝昌,崔秀云译. 疼痛学. 沈阳:辽宁教育出版社,2000.
47. 潘之清. 实用脊柱病学. 济南:山东科学技术出版社,1999.
48. 李仲廉,郑宝森,王子千,等. 神经阻滞学——100 种神经阻滞术图解. 郑州:郑州大学出版社,2001.
49. 胡有谷. 腰椎间盘突出症. 第 2 版. 北京:人民卫生出版社, 1995.
50. 郭世绂. 临床骨科解剖学. 天津: 天津科学技术出版社,1988.
51. 赵定麟. 脊柱外科学. 上海:上海科学技术文献出版社,1996.